我的自述

朱屺瞻

我的一生是平凡的，也似乎是顺坦的。作为一句话来说，我一直遵循先严广陶昇公"职徒行善"的遗生人的嘱咐，先师童次公先生的友导"发皇古义，融会新知"，从这几点来看我总是尽力践行，但由于学养浅随，成就不多，遗憾不少，有此些歉意。经验也有不少教训，反该回顾自省，争取在有生之年有所弥补，聊尽善心。乙未正月

崇寅斋

国医大师

朱良春全集

访谈选录卷

中南大学出版社
WWW.csupress.com.cn

历年来报刊、电视等新闻单位记者以及作家、友人前来访问畅谈，进行报道，或赐增诗词。今由女儿建华搜集，按发表时间排列，聊以窥见客观对愚人生掠影之评价，以作回顾自省之参考，争取对治学、为人、工作之不足予以弥补，尽量减少遗憾，则愚心可以稍安，于愿足矣！谨对各位记者、作家、友人致以诚挚之敬意，衷心之感谢！

图书在版编目（CIP）数据

国医大师朱良春全集.访谈选录卷／朱良春编著
. --长沙：中南大学出版社，2017.12
ISBN 978 - 7 - 5487 - 3106 - 1

Ⅰ.①国… Ⅱ.①朱… Ⅲ.①朱良春－访问记 Ⅳ.
①R2

中国版本图书馆 CIP 数据核字（2017）第 312631 号

国医大师朱良春全集·访谈选录卷
GUOYI DASHI ZHULIANGCHUN QUANJI·FANGTAN XUANLU JUAN

朱良春　编著

□**责任编辑**　张碧金
□**责任印制**　易红卫
□**出版发行**　中南大学出版社
　　　　　　　社址：长沙市麓山南路　　　　邮编：410083
　　　　　　　发行科电话：0731 - 88876770　　传真：0731 - 88710482
□**印　　装**　长沙超峰印刷有限公司

□**开　　本**　710×1000　1/16　□**印张** 22.5　□**字数** 313 千字
□**版　　次**　2018 年 3 月第 1 版　□2018 年 3 月第 1 次印刷
□**书　　号**　ISBN 978 - 7 - 5487 - 3106 - 1
□**定　　价**　78.00 元

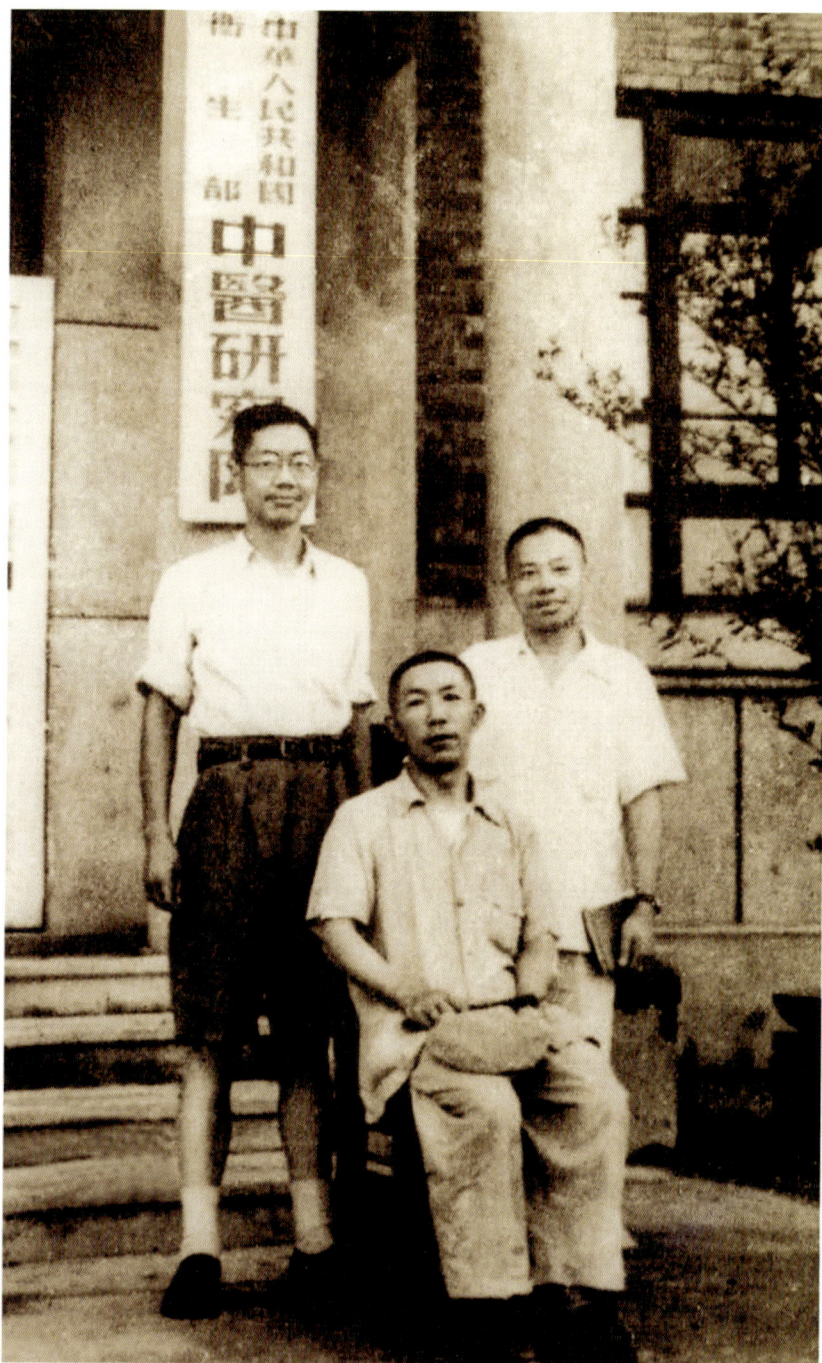

1956年7月敬侍章次公老师摄于中国中医研究院（右立者为同学萧熙，左为朱良春）

發皇古義

融會新知

良春賢弟鑒之

章次公 戊寅年

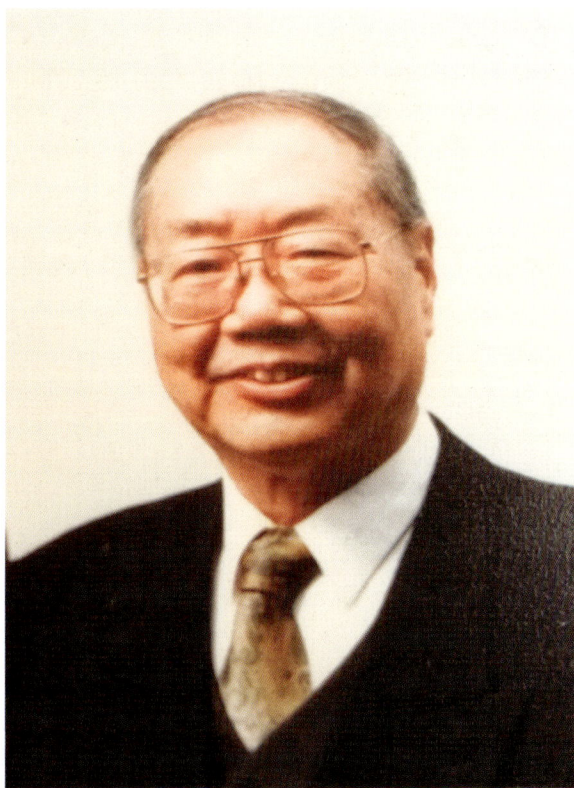

朱良春先生摄于1997年（80岁）

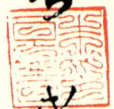

讀書以明理，勤了解以珠弓博觀
而約取；厚積實蓄發。法古而泥
古，師以勿踏迹，求新而求奇
思變不思邪，稻光以峯賢賞，
慎行勿守拙，健承當以發揚，
厚古不薄今。盡心宜盡責善始
雪善終，知之多亦宜樂五華事
竟亦雄。是君子修子做人之道也

額与
目仁友如荧勉之
九二重未 戊戌友

弘揚岐黃
傳承薪火

賀《朱良春
全集》梓行

陳竺

二〇一五年
七月二十三日

全国人大常委会副委员长陈竺院士题词

發揮朱氏世學之淵源

之基礎為造就一代名醫

以顯示中醫藥學的治

病優勢屹立于世界

祝賀朱良春中醫藥研究所創建

壬申年菊月 呂炳奎

原国家卫生部中医司司长吕炳奎题词

祝

朱良春医学全集出版

良医良师传薪火

春风春雨育英才

二〇一五年春

邓铁涛敬贺

国医大师邓铁涛教授题词

朱老的九十九高龄尚勤於笔著之整

青囊潛志七十载
仁術澤被蒇家春
百歲壽星勤著述
安度天年福臨門

理就其養生有術為國家多作贡献

廣州督菁路志正

二〇一五年中秋宏度九十五歲

国医大师路志正教授题词

發皇古義憑底氣

融會新知不染塵

薪火相續明艷屢

章門立雪到朱門

為朱良春醫學全集出版題

諸國本

原国家中医药管理局诸国本副局长题词

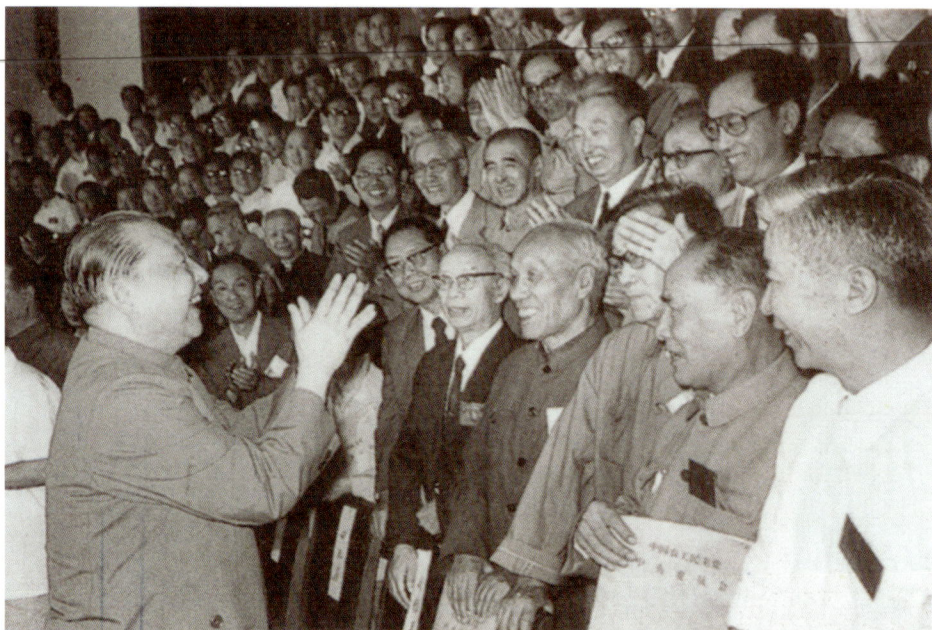

1985年参加农工民主党中央全会。习仲勋副主席亲切接见与会代表。（前排右六为朱良春）

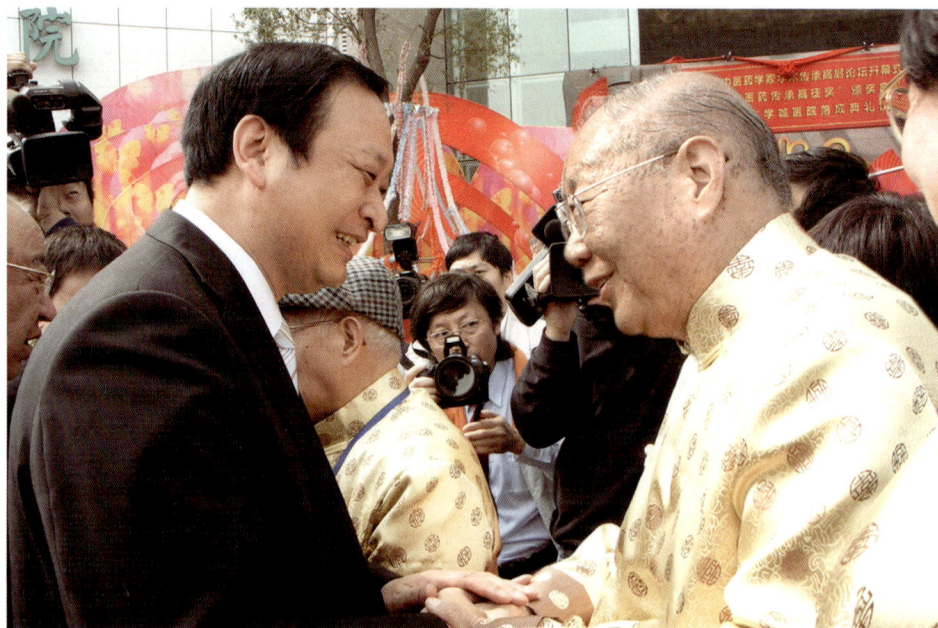

2007年中国第三届著名中医药学术传承高层论坛大会上，朱老代表名老中医发言，会后王国强副部长亲切问候朱老并交谈

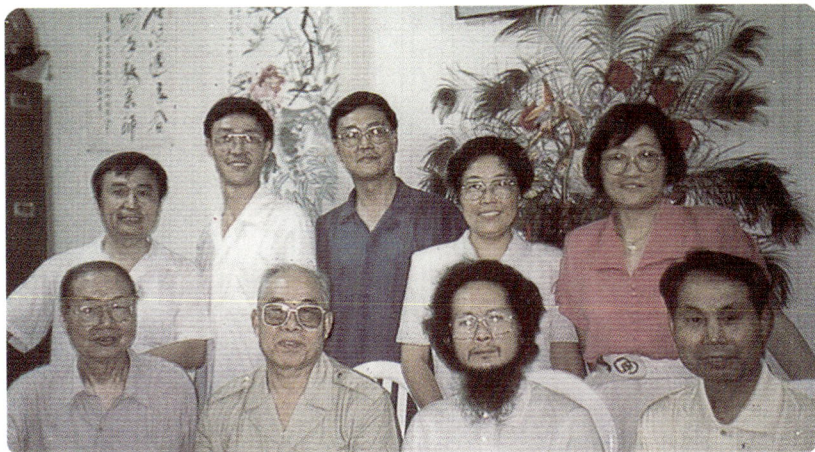

1994年（前排左二起）张明将军、张兴全易经大师和朱清泽大校来良春中医药临床研究所视察指导，与子女合影（二排左起：蓝绍颖 朱幼春 朱晓春 朱胜华 朱婉华）

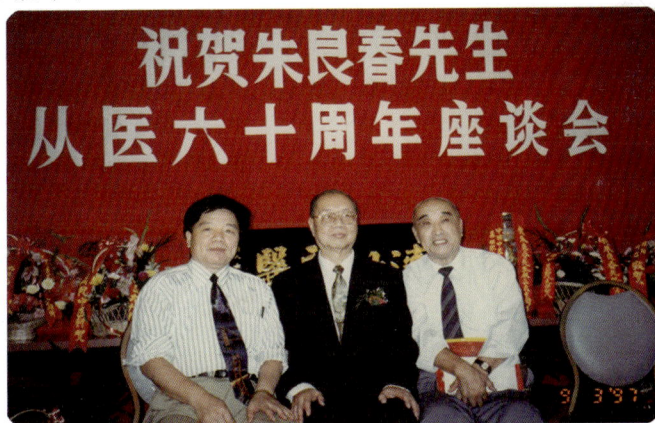

1997年朱老从医六十周年北京的谢海洲教授（右一）和李建生董事长前来祝贺

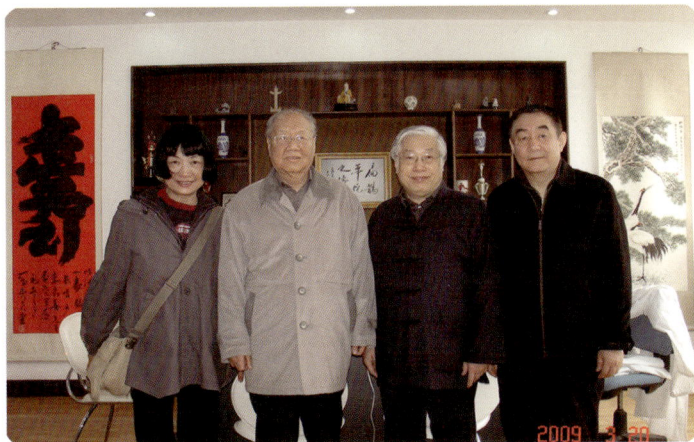

2009年名作家陈祖芬、刘梦溪夫妇及南通市政协袁瑞良主席（右一）在良春中医药门诊部拜访朱老并合影

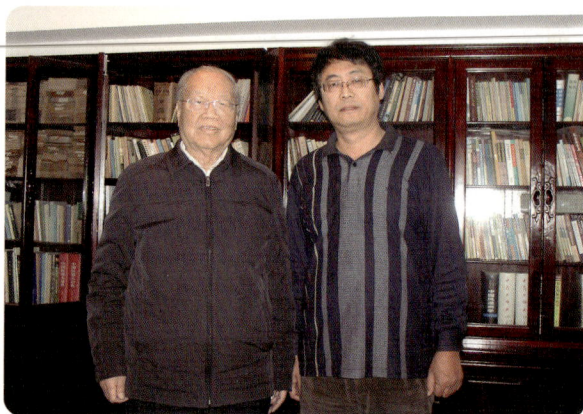

《人民日报》海外版潘衍习
主任在朱老书房与朱老合影

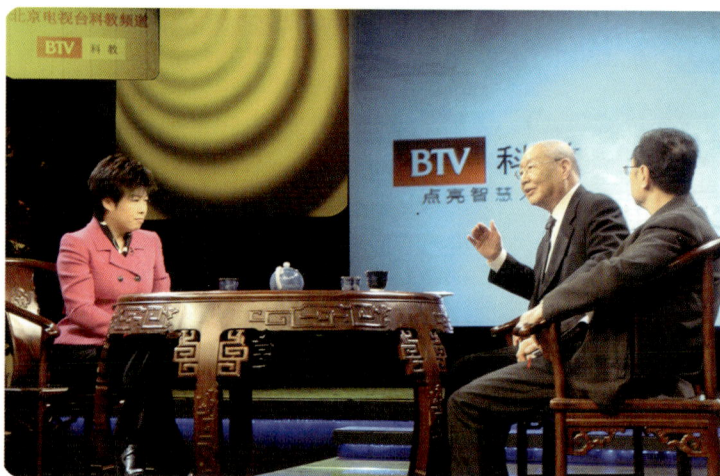

2009年3月与
陆广莘教授作
客北京电视台
畅谈养生

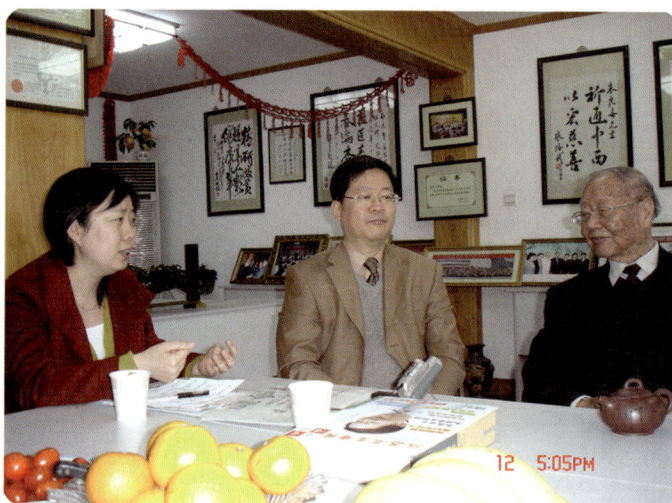

2008年，中国中医
药报记者常宇（左
一）、江苏省中医
院孙伟主任等拜访
朱良春先生

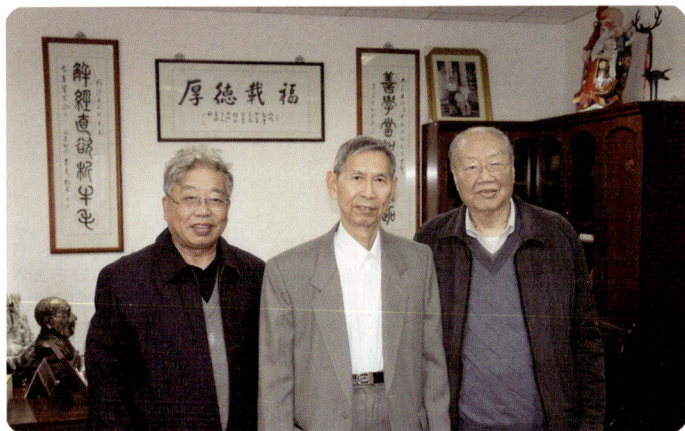

著名医史学家傅维康教授(中)多次拜访朱老,并结下芝兰之交。图为2010年11月合影(左一为两人的老朋友赵宗普先生)

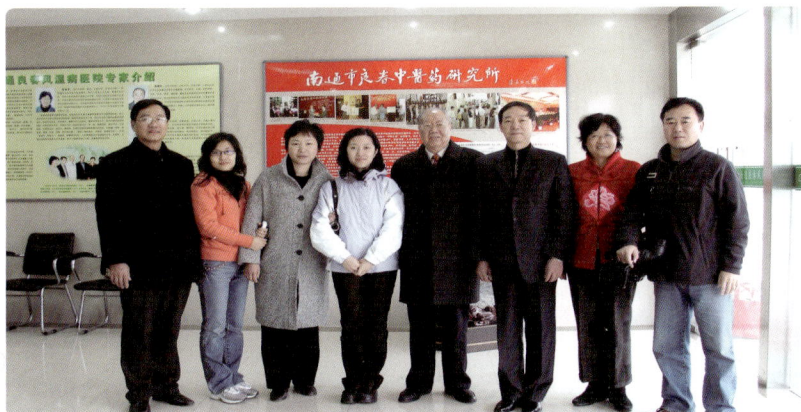

2007年3月与央视四套摄制组(右起一、五、七者)及施春辉夫妇(右起三、六者)合影

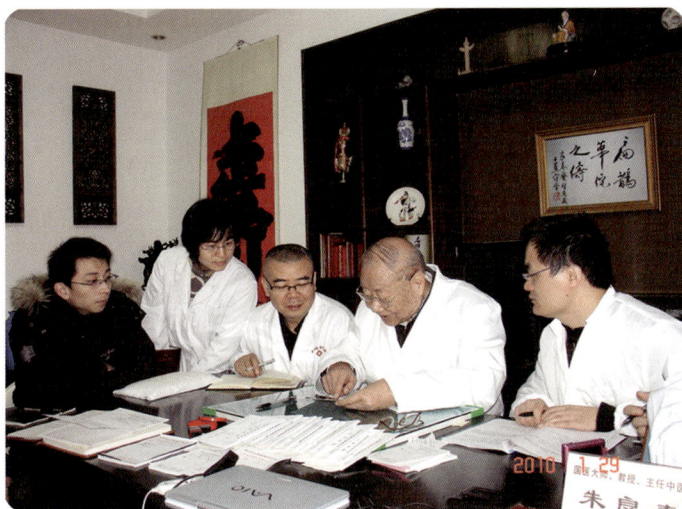

2010年在良春门诊部,朱老带教同济大学"国医大师中医传承班"的学生(左二起兰智慧,陈煜辉,右一郭建文)

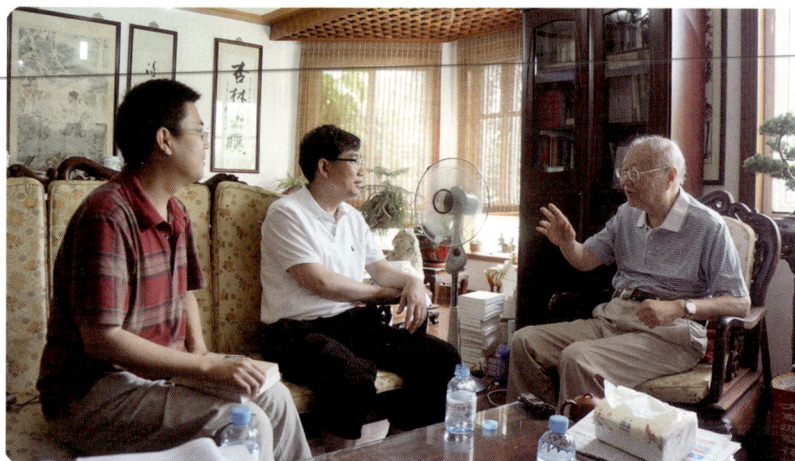

2013年8月与北京中医药大学徐安龙校长（中）畅谈中医药大学
教育改革（左一为陪同来的邱浩博士）

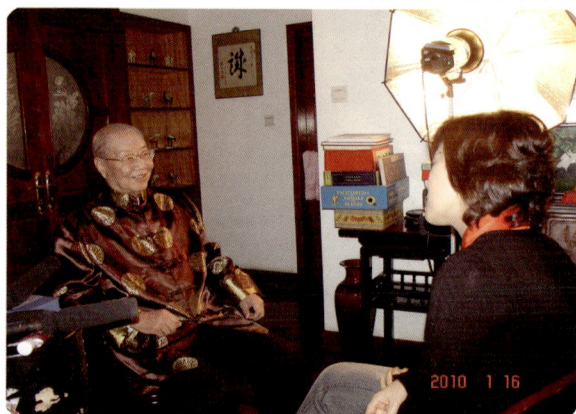

2010年1月 央视《大家》
栏目采访朱老

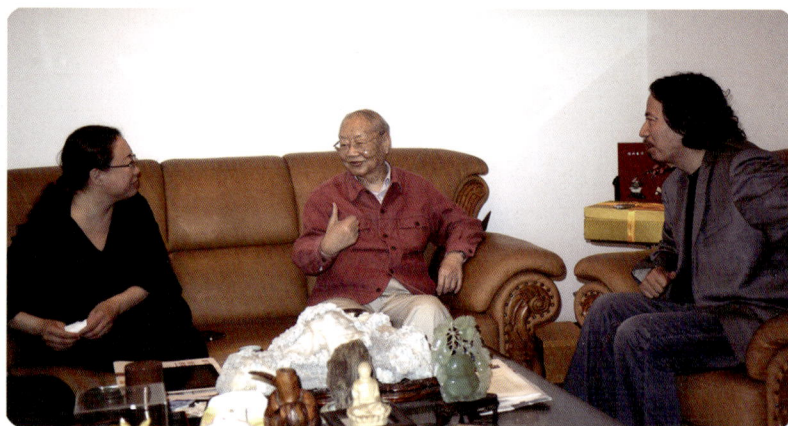

2012年5月朱老赞扬著名中医文化传播人田原主任（左一）与赵中月
主编（右一）为传播中医药文化作出的贡献

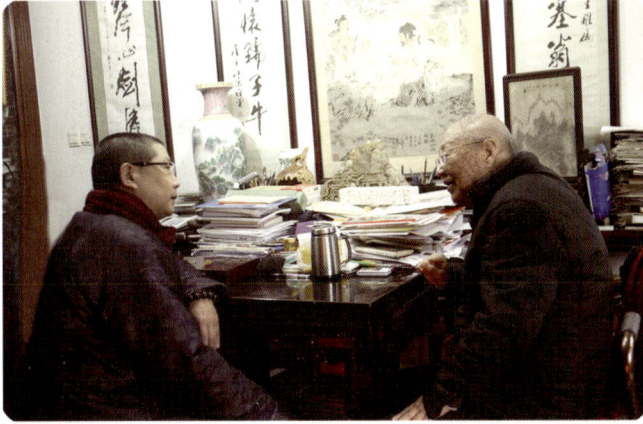

《文化中国》主编陈毅贤主任在采访朱老

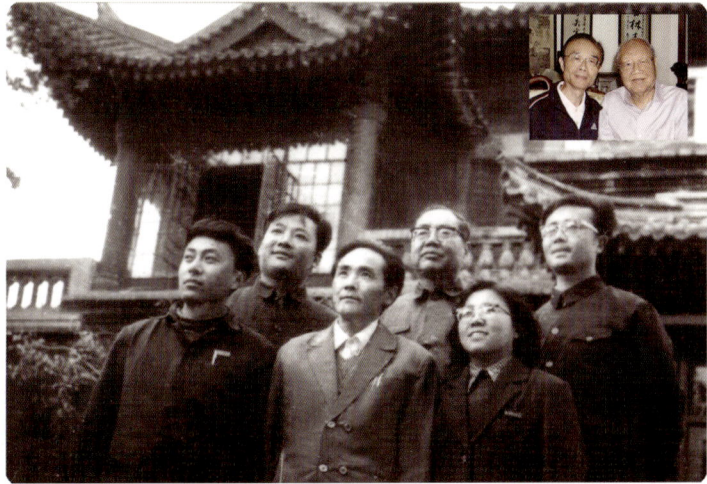

1982年在西安的全国学术研讨会后与慕名而来的青年医生谢英彪（二排右一）、程聚生（前排中）等合影；42年后已成才的谢英彪再度拜访感恩朱老（右上图）

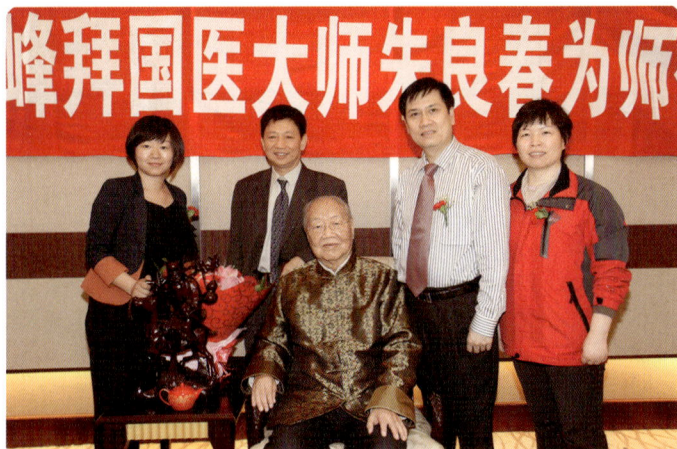

广东省中医院吕玉波名誉院长（后左二）、陈达灿院长（后右二）高度重视中医传承人才培养，在陈党红博士（后右一）出师、潘峰博士生（后左一）拜师仪式上专访朱老

中《医案选按卷》《养生益寿卷》为朱老新作，其他各卷收录自《朱良春医集》（中南大学出版社）、《朱良春虫类药的应用》（人民卫生出版社）、《走近中医大家朱良春》（中国中医药出版社）以及部分报刊杂志新发表的论文和采访报道。对中医药事业赤诚对学术认真对读者负责一以贯之的朱老，不仅逐字逐句地修订旧文，还夜以继日地撰写新稿，年近百岁高龄的老人就是这样以"知识不带走，经验不保守"的高尚情怀为《全集》而殚精竭虑。责任编辑则按现行学术规范对其进行全面梳理并统稿完善。总体来说，《全集》齐集了朱良春教授从医80年的重要著作，对其学术思想、治学理念、临证经验、科研成果以及医德医风等作了全面系统的总结提炼，较《朱良春医集》而言收录更完整、内容更广泛、编排也更合理，堪称集朱老学术之大成。

此外，《全集》也是首次从侧面悉数展现了一代名医的成长轨迹和心路历程。朱老是目前学界唯一一位僻居地市一隅却名闻天下的中医大家，被誉为"朱良春现象"。而探究这一"现象"背后的成因，恰是践行了当今提倡的"读经典、做临床、跟名师"名医培养模式的结果。朱老一生勤求古训，师古不泥，博采众长，济世活人，孜孜不倦，为中医药事业的传承与发展作出了巨大的贡献。因此，《全集》不仅对繁荣中医学术、积累中医文化有重大的意义，更是一部研究与探求中医药人才培养方式的文献通鉴，对中医药人才的储备与建设提供了实例，这对指导青中年中医的成长有一定的现实意义。由此，我们不仅希望藉由《全集》的出版保存名老中医的宝贵财富以丰富中医药宝库，更祈盼能为探索中医药学的前进方向和人才的培育模式提供借鉴，贡献绵力。

然而，正值《全集》中的《医理感悟卷》《临证治验卷》准备付梓,《用药心悟卷》《常用虫药卷》清样也经朱老亲自审订,《杏林贤达卷》《薪火传承卷》《良春小传卷(附年谱)》《访谈选录卷》各卷书稿修改、撰编工作业已完成正待配图之际,于2015年12月13日,朱老不幸因病仙逝。为此,我们感到十分痛心和惋惜!对朱老不能亲自见证这一巨著的面世深表遗憾和歉疚!好在,老先生辞世前已见到《医理感悟卷》《临证治验卷》两卷的打样书,这恐怕是目前唯一的一丝安慰。先生在病榻前分秒必争,不仅审定完样书并增订补遗,对其余六卷《用药心悟卷》《常用虫药卷》《薪火传承卷》《杏林贤达卷》《良春小传卷(附年谱)》《访谈选录卷》也已定稿完成,这份敬业精进的精神无不让人动容与钦佩!在此,中南大学出版社全体参与《全集》出版的工作人员谨向朱老致以最崇高的敬意!他老对中医药事业的这份执着付出与初心是吾辈后学之典范!我们更要衷心地感谢朱老及其门人子女对《全集》出版工作的理解和大力支持,他们为此付出了辛勤的劳动和大量心血。朱老辞世后,其子女门人承受着巨大的悲痛接过重任,细致耐心地全力完成后续工作,实现先生遗志,可敬可佩!而今,请允准我们藉《全集》以寄托哀思,附此志念,告慰朱老!

同时,还要感谢人民卫生出版社、中国中医药出版社等中央级出版单位的配合与帮助,使《全集》收录的作品更为完整。我们虽竭尽全力保证《全集》的学术品质,但仍可能有疏漏、遗误之处,祈望读者斧正,在此一并致谢!

中南大学出版社

2016年5月

目　录

3

皇古融新，卓然自立

——从章朱学派看《朱良春全集》

（序一）

孟庆云

在近现代中医学术史上，朱良春教授可谓是最享师承之福的大师。他是名师之徒，又是名师之师。他的老师，就是那位倡"发皇古义，融会新知"的章次公先生。他的弟子很多，其中的何绍奇、朱步先、史载祥教授等人，已是行医海内外，医名隆盛的临床家了。是他们以精诚的仁心仁术，自辟户牖创立了以皇古融新为旗帜的章朱学派。

人生就是经历与感恩。今年已经九十九虚岁的朱良春教授，最令人击节敬佩的，就是他在经历、品德、学识几方面都推至臻备。近日阅读朱良春教授颐年集篇隽献的《章次公医术经验集增补本》和《朱良春全集》，读后心向阳光催律动，令人敬仰不止。

章次公先生是近现代中医的一座高山，德艺高乘。弟子朱良春大师尊许勉学，笔底含情，悉心整理完成了乃师名山大业。而良春教授不唯垂绍，弥重推出，在辉煌中自己也耸立为一座峻丽的奇峰。我们看到，由良春教授整理的这部经验集，章次公先生之超越及其临床之卓绝尽在书中，主要有以下几点。

一是终结了千余年来的伤寒温病之争，做出了历史性的提升并具有方法论的意义。宋以前一直循《内经》"今夫热病者，皆伤寒之类也"，指认仲景六经辨证系以寒为病因统概外感。金之刘完素有所突破，言"伤寒是热病"，把热性病全归于火热之邪。元明之交的王履则寒温分立，言"伤寒自是伤寒，温病自是温病"，主张寒温分治。明末大疫流行，吴又可创"戾气"说，撰《温疫论》。清初叶天士以"温邪上受，首先犯肺"立论，创卫气营血辨证，后吴鞠通又针对温热病创三焦辨证。由是而从宋代以降，外感热病就有伤寒派、温病派、温疫派，特别是围绕寒和温，既有病因病性之争，也有治法之争，不曾消歇。甚至伤寒学派中尚有陆九芝的伤寒统温病派，温病学派中又有杨栗山等人的温病统伤寒派。章次公先生伤寒师从曹颖甫，温病师从丁甘仁，又博览群籍，对《伤寒论》《千金方》《外台秘要》《普济本事方》《世补斋医书·广温热论》等用力尤勤。他在自己的临证实践中积累了许多以伤寒经方和温病时方论治传染病的经验，并指出"叶天士等总结前人的理论与经验，阐发温病学正是对《伤寒论》的发展"，慧识寒温一体。伤寒六经、温病卫气营血和三焦是三种不同的辨证方法，其病种和病因以辨证为要务，脱却了历代以来的门户之争，冶寒温于一炉。他在总结三种辨证纲领的共性时，尤其重视病期（各阶段发病时间及病程）和维护心力。次公先生的这一炯鉴，已为当代外感热病病证论治之理则，也载入了现代医学《传染病学》中。

二是开创了中药临床实用药理学。先秦以还，中药循《墨子·贵义》"药然草之本"之论，中药概称"本草"，以其气立和神机同为元气，借药物之偏以调病盛衰为治。从《神农本草经》至清末民初，遗存的本草著作的目录就近900部，载药味9000余种。其中有综论药性、药源、用法、组方者；有注疏《神农本草经》者，如陶弘景《本草经集注》、缪希雍《本草经疏》；有颁行为药典者如唐代苏敬等人的《新修本草》；有百科全书式的《本草纲目》；也有侧重植物基源考辨的清吴其濬的《植物名实图考》，以及释义药性、取向简要的《本草备要》《本草从新》，等等。至清末，在药肆中，"本草"始称"国药"，后称"中药"，以有别于西药、东药，精进了"本草"。当时对中药的功效，又从临床和实验方面积累了很多新知识。章次公先生首开病机论药性之先河，并以明晰精减、适应教学之需，在20世纪20年代就编著了《中国药物学》(简称《药物学》)4卷，后来不断补充为6卷，在他执教的上海中医专门学校、中国医学院、新中国医学院和苏州中医专科学校讲授。他的《药物学》突破了《本草纲目》的概念模式和分类，又大异于李东垣的《用药法象》，是以临床为主旨，在对每一种药物的原植物、产地、入药部分、性味、主治、近世应用、炮制、用量、著名方剂、前代记载、近人研究，以及东洋学说等详细介绍之后，他突破了四气五味，以病机药性为重点，突出最佳主治。例如石菖蒲涤痰开窍，夜交藤引阳入阴，龙骨潜阳入阴，每种药之后都有编者按，着重说明该药的应用方法和自己的使用经验。论述简要，有裨实用，诚如他在自叙中所概言："撷其精华，汰其浮辞，旁取日本，远采欧西，剪辟宋元以来肤廓之论，发扬古医学之学效研究生药，以广种植，苦心孤诣，另辟蹊径。"此书发前人之未发，补古人之未逮，他以此勾勒出现代中药学的框架，时至今日，也以其理论和实用价值堪为中药学之佳构。

三是对辨证论治的理论突破与演进。辨证论治的提高与突破，是中医学者们的事业性永恒课题。就思维方式而言，他主张运用逻辑，晰清因果以突破"医者意也"。国学大师章太炎先生曾指引他学习印度的因明学。因明学是古代印度哲学，后来被纳为佛家通学的科目"五明"之一。五明即内明、因明、工巧明、医方明、声明。因明学是关于推理、论证、辨识之学，即逻辑学。章次公先生用因明学的方法研究仲景的辨证方药体系，结合自己对辨证论治的理解，认为因明与辨证论治思维多有契合之处，称赞道："学问极则在舍似存真，因明一学，乃印度教人以辨真似之学也。"他将因明运用于临证，每一病人必索出主证主因，按此逻辑推理而用药，他医案的按语都是按因明的轨式来书写的。这实际上是对张仲景《伤寒论》及辨证论治奥妙的一大破解：辨证论治之所以能够理法方药一线贯穿，原因在于有其内在的逻辑。次公先生在20世纪30年代即倡导"双重诊断，一重治疗"，可谓孤明先发。他主张运用中医之八纲及六经、卫气营血、三焦等各种辨证纲领，兼采西医诊断方法，既有中医诊断，也有西医诊断。正因于此，其辨证论治，才戒"有是证用是药"之偏。一重治疗就是作为中医，一定要采用中医的中药、针灸等治疗手段以施治。他强调疗效，要求一般病证必须3剂见效，这是他在实践中的体悟和选择。他是从中西医学的特点和互补性而有此认识的，这使中医学在临床上见之明而治之勇，是辨证论治规范的一大发展。

四是超然胆艺、智圆行方的医案。中医学重视医案，形成了传统、具有教学承传的特质。章太炎先生曾说："中医之成绩，医案最著。"医案有如《易》之验辞，"医有按据，尤事有征符"。对于学术体系而言，医案是传递经验、启迪思维的读本。案主的学术胆识、品德、心态皆历历在目。但也有负面者，如纪晓岚在《四库全书总目提要》中，曾批评"率多依托"的假医案，所以医案是案主品德的遗存写照。

　　章次公医案在行业中传播已久，其案例很多被援用于学人的论文之中及课堂讲述。1955年中央人民政府秘书长林伯渠，前列腺手术后呃逆连续10日不止，每日多至20余次，最长延续时间达90分钟，既不能进食，也无法休息和睡眠。经中国与苏联医学专家多法治疗无效，已下达病危通知书，经次公先生奇药奇法竟然转危为安，睡了一天一夜，进食稀饭后逐渐康复。这个故事曾有几位教授在课堂讲授过，听者皆"未尝不慨然叹其才秀也"。

　　医生司命，重在胆识。重病当用峻剂，医生对重证病人惧担责任，只能开个平和方，投"菓子药"。孙思邈说医生应"胆欲大而心欲小，智欲圆而行欲方。"次公先生对病人宅心仁厚，"见彼苦恼，若己有之"，敢用重剂担当危重，力挽垂危，章太炎称他"胆识过人"。案中以全真一气汤治肠伤寒并发出血，以大青龙汤重用麻黄，治大叶性肺炎已发生心力衰竭，等等。古往今来的名医各有风格，例如在伤寒派中，张简斋治病全用经方，而陈逊斋经方绝不加减，全用原方。甘肃的于己百先生，治病是"经方头，时方尾"。次公先生则是不论经方、时方、单方、草药，合宜而用，这体现了《灵枢·九针十二原》"任其所宜"的原则，而其具体何方何药用于何病何证，更是既擅高韵，又侥精思了。他以大剂量杏仁用为解痉药治胃溃疡；以一味蚕茧治小儿多尿症；把地方草药六轴子用于伤科镇痛；艾叶之用最为熟稔，用于解胃痛、止呕血、蠲泻痢、治崩漏。有一治痢疾的医案竟是小说《镜花缘》中的方子。他的处方笺上，都印有"博采众方"四字。这是仲景的垂训，也是他会通的风格。他对博采和会通进一步探索，概括出临证时当以"有成法无成病"的理念，走入"神用无方谓之圣"（《素问·天元纪大论》）的境界。

　　临床家们常说，阅读医案，在"接方"处最见切要。新诊时何以换方？何以增减药物？两次一对比，案主的意图和思维一目了然。次公先生的医案，在这点上交代最为清晰，堪称典范。可在一两味间识妙变之巧。例如《暑湿、湿温》[案10]，系虚人病湿温。湿热日久，化燥化火，气阴不足，脉来糊数，神识昏蒙，垂危待毙。从第十二病日接诊治疗，第五诊时用附子、党参振奋阳气，第六诊后始用高丽参，皆与大队养阴药同用，取阳生阴长之意，而无灼阴伤津之弊，九诊而愈。次公先生书案，有述原因者，有引古人语者，有述主诉及诊疗目的者，有述鉴别诊断者，有述治疗转归者。已往，有名医将误诊误治的案例集成《失手录》之类，然不曾刊刻。次公先生将自己失败的医案详述始末，汇编成《道少集》与《立行集》，不仅成编，还在课堂上与同学们一起讨论。医学，作为一门可能性的科学，误失在所难免，从对待"失手"的态度中也可见其心胸。次公先生说："对待别人固可隐恶扬善，若以对待他人之法而原谅自己学术上之错误，此必沦为无行之庸医。"从书案的形式看，他的医案最能体现中医医案的传统：实用性和选择论，这大异于西医病历以搜索论为指规者。其医案文字之简炼、救贫贱之厄折射其人格。虽然他为中央主要领导诊病，但他不以病案标引贵游，自高荣誉。他批评那种"好药不贱，药少不灵"的认识，方子用药少而精宜，每个方中都有直捣黄龙的药物。正是见证得药、见药识证、以类用药、指掌皆在的风格，是"方中有药"的典范。汉代王充在《论衡》中说："事莫明于有效，论莫明于有证。"他治病的疗效全展现在医案中，案如其人，精干务实，是一部治验擅胜、托庇福人的著作。

　　五是自树旗帜，创始了"发皇古义，融会新知"的临床学派。次公先生对中医学的发展有超前之悟。世其业的章次公对中医大业的发展有笃厚的使命感，这造因于他的学识，太炎先生的教益，乃至颜真卿书法濡润的品藻。士志于道，他开始在临床的同时教学授徒，和弟子一起创立学派，同时彰显他对中医学发展的殷念。

他毕业后在行医治病的同时，先是在上海中医专门学校留校任教，后又在中国医学院、新中国医学院、苏州国医专科学校授课。1929年，他和徐衡之、陆渊雷共同创办的上海国医学院，题写了"发皇古义，融会新知"八个大字，作为学校的校训，也是自己的座右铭，并成为他的家法师法。

"发皇古义，融会新知"，是对孙中山先生"发皇中华学术，恢复先民技能"的彝训在时空要素的引申光大。可谓扬古创新，苞新统故，不论中医西医东医，科学人文，乡邦要籍，民间单方，唯学用之。此发展观，在当世就"是以世人之语者，驰千里之外"。时至今日，不仅对于中医，在文化上也是永恒的至真名论。

《资治通鉴》谓："经师易遇，人师难求。"以医为道之大者，得人乃传。朱良春大师为朱熹后裔，朱家老祠高悬"闽婺同源"的匾额。他幼读私塾与小学、中学，因患病而喜医学医，先拜在孟河御医马培之之孙马惠卿门下，从读经背诵学起，之后诊脉唱方抄方，听老师进诊讲方。一年后报考苏州国医专科学校，又一年后因抗战爆发，校长介绍他到上海中国医学院继续完成学业。就是在这里，师徒望道相见，一个得人传，一个敏求师，手足砥砺，共同开创了以"发皇古义，融会新知"为标格的章朱学派。

在近现代医学史上，这双星同璧的两位大师太灿然卓如了。两人学路相同，都殊重人品医德，都业绩昭昭，特别是在智略特长上都口碑传信。在学路上，都有私塾、院校、拜师的经历，又都曾执教于院校，教学相长。章朱皆艺从高师。次公先生自幼随父练武习文，之后入上海中医专科学校。他服膺并受其亲炙的教师，是大刀阔斧、风格泼辣的经方家曹颖甫和纤巧缜密的丁甘仁，他以此形成了辨证准确、用药泼辣的临床风格。他还是学问博大精深的章太炎的弟子，出于对太炎先生的敬仰，取"次公"为字。章太炎生于医学世家，曾向黄体仁习医，尤嗜仲景之学。章太炎曾篆书一联语赠次公："嗜学当如食鸡跖，解经直欲析牛毛"，抬头为"书赠次公"，落款为"宗人章炳麟"，可见师生情深谊厚。朱良春因苏州国医专科学校停办转入上海中国医学院，转学后即拜次公为师，除医学外，也读文临帖。1938年从上海中国医学院毕业后，章次公将一方寿山石印章赠给他，印章镌文曰："儿女性情，英雄肝胆，神仙手眼，菩萨心肠"以为勖勉。清人唐甄在《潜书·讲学》中称："学贵得师，亦贵得友。师也者，犹行路之有导也；友也者，犹涉险之有助也。得师得友，可以为学矣。所责乎师友者，贵其善讲也。虽有歧路，导之使不迷也；虽有险道，助之使勿失也。"按学统，亲传业者称弟子，弟子复传于人为门生。他师徒二人遵之超之，良春敬次公如父，次公写信称良春为"世兄""贤弟"，一个对老师推服至极，一个视弟子为得人乃传的知己。师生之谊，犹如明代王心斋之与王阳明，清代方仁渊之与王旭高，近人陈苏生之与祝味菊，都是学术史上的佳话。良春铭记老师一言一行，珍藏老师一案一信一照片，有此儒修相业，才能有一部《章次公医术经验集》。

两位大师都是义举赡富的高士。两人在民国年间开业行医时就以侠义闻名。穷苦病人不但免收诊费，还赠药赙金，次公被称"贫孟尝"，而良春有"侠医"之美誉。次公继承乃师太炎经世济民，识略超旷，以经史为功底，重实践治医，书法学颜真卿"正襟垂绅"，外感寒温一体，杂病学张景岳、喻嘉言、王旭高，为人耿直，不阿谀，不屈从。他治医的那个年代先是洋学（西洋、东洋）涌进，中医取消之论甚嚣尘上。中医虽危机重重，但中医愈危愈奋，办学创刊。中医界又有"容新""排新"之争，他遂确立皇古融新之志。20世纪50年代，次公先生受到国家重视，应召赴京任卫生部顾问、北京医院中医科主任等要职。然而在1956年，他发表的《"从太炎先生论中医与五行说"谈起》的文章，却遭来非常之诋毁。本来，五行说自古就有常胜派、无常胜派、灾异派、江湖派等诸派流变，医学五行也逐渐演化，如向二火二水、五水五火发展，并以亢害承制、命门等不断突破，古代就逐渐符号化了。次公先生立足于"扬弃"，亘古常新地对待五行，通合道理。然而在那个缺乏弹性的时代，指拨一弹便有曲弦立应，更有跟风浪进批人以鸣高者，龙头讲章，令人寡欢。但是，运不长厄，他毕竟是以其医术与学术曾与毛泽东主席彻夜长谈，被主席誉为"难得之高士"之人，高士依然。

1956年卫生部拟调朱良春进京到中医研究院工作，在调动过程中，省市两级政府再三挽留，朱良春因担任南通市中医院院长一职，实属"一将难求，暂难调离"，请求上级允许朱良春在当地发挥中医领导骨干作用，故奉调进京未能成行。"为报寰中百川水"，他在家乡展开了他彩色斑斓的人生。他临床佳效，闻名远近。学术多创新，继承有根脉，管理卓功绩，献身于桑梓。他率先倡导弘扬民间医药遗产，挖掘单方验方。他扶育的"三枝花"已经成为传奇轶事：即季德胜的蛇药、陈照的拔核丹和成云龙的金荞麦。在这个过程中，既研发了新药，创新了疗法，还兴办了药厂，更重要的是，把三名民间医生培养成了中医院的医生。季德胜蛇药，不仅擅解蛇毒，还用于治疗肿毒、脑炎和肿瘤。今日用半枝莲、白花蛇舌草等抗肿瘤，都始于此药的推广。他的南通市中医院1959年曾被评为"全国红旗单位"。对于辨证论治，朱良春早在1962年就在《中医杂志》撰文倡导辨证与辨病相结合，并指出辨证是绝对的，辨病是相对的。其在肝炎、风湿痹证等病的治疗上，都是导夫先路，以特色和创新引领学术。对于学人学术的发展，近代以来有一个"码头效应"，国外称"康道克效应"，就是在大城市的大医院大科研机构的研究者，能甫出重大成果和引领潮流。但置身南通的朱良春恰好是能突围"码头效应"而成为领军的一流学者，一如乃师，高士者也。

朱良春对章次公先生的继承可谓"至著者像也"。他们都遵家法师法尚医德，都办学校创刊物带高徒；学术上都倡言经典是基础，师承是关键，临床是根本；对于学术大道，都以"发皇古义，融会新知"为旗帜，以传统为自我，"欲求融合，必求我之卓然自立"；其学，旧中见新，新中有根；临证都病证结合，既博采众方，又创制新方，其用药犹如杜甫之"诗律细"；在辨证论治最后环节的用药上都以"专精细"见功，都是擅用虫类药和附子的高手。章次公先生以宗师发其端，朱良春大师广其行成集其医案，或编撰为专著。就是在这个传承过程中，朱良春中年以"学到知羞"为座右铭，而到白发丹心照汗青之际，他的座右铭是为"自强不息，止于至善"。至善在他们这已经是一个道担大任，任之其能的煌煌学派了。

然而，医学毕竟是随机转进，工巧推新。次公先生的志业，不仅在良春大师那里，以其学术的挺拔超迈，灿然巨章，岿派成芩，势为承传继荣的学派重镇。

而良春大师对老师的全面发展，更是多有创新。我们从《国医大师朱良春全集》中的10个分卷编目中，就可见其学术内涵的丰富：《医理感悟卷》《临证治验卷》《用药心悟卷》《常用虫药卷》《医案选按卷》《杏林贤达卷》《薪火传承卷》《养生益寿卷》《良春小传卷

（附年谱）》《访谈选录卷》。我们在这部全集中，可以看到良春大师的学脉中，除乃师次公先生的学术传承外，还有孟河、吴医乃至海派的细流。而其人品是由儒家朱氏家训、乃师次公家风及中医医德传统等民族精神所熔铸。他对于中医人才的成长，在多篇文章中论道"经典是基础，师承是关键，实践是根本"。他对中医学人才的成长，呼唤要突破四诊。古人所云："四诊合参，可以万全"，他以自己临床的感受则认为"四诊合参，也难万全"，以此重视"微观辨证"的运用。他是迄今把痹证源流诊治、理法方药阐述得最系统的医家，在治疗多种自身免疫性疾病上所获的卓效，多是他在国内外行医时所得，更是他深入研究"虫类搜剔"的结果，从《大戴礼记》的五虫到他的《虫类药的应用》，继承了张锡纯、恽铁樵及乃师章次公先生的成就，使他在这方面的理论、临床、新药研制上都有系列的创新成果。例如，他把水蛭用于风湿性心脏病、冠心病和卒中，他创制了健脑散、仙桔汤、益肾蠲痹丸、痛风冲剂、清淋合剂等著名方剂，在当代临床被广为运用。

朱良春大师如今可谓桃李满天下，这也是他的成就之一。除他从事中医药工作的16个子女、婿媳、孙辈（朱晓春、金光彩、朱胜华、蓝绍颖、朱建华、朱韧、朱婉华、蒋熙、朱又春、陈淑范、朱剑萍、郭建文、潘峰、朱彤、蒋恬、朱泓）和前文所言及的何绍奇、朱步先、史载祥等门人外，来自南通及广东、江苏、北京、上海、浙江、安徽、福建、河南、河北、湖南、湖北、山东、山西、新疆等20余个省、市、自治区，以及香港、澳门地区和美、英、新加坡等国家，经正式拜师的入室弟子百余名；短期研修、聆听讲学、私淑、遥从弟子不计其数，遍布海内外，可谓众矣。

"书之论事，昭如日月"，从宗师创学，到弟子门人承传光大，望之俨然。不论是《章次公医术经验集增补本》，还是《朱良春全集》，真知启人，正如泰戈尔所说，美好的东西不是独来的，它伴了许多好东西同来。《素问·气穴论》说："世言真数开人意"，这就是一部开人意的真数传品。

〔原载《中医杂志》2014年第20期，2015年5月略有增补〕

研精覃思，寻本开新

——祝贺朱良春老师期颐之庆暨《全集》梓行

（序二）

朱步先

　　我的老师朱良春先生是承先启后、继往开来的一代中医名家，先生沉潜治学、济世度人逾八十载，其寿弥高，其志弥坚，其学弥醇。躬逢先生期颐之庆，衷心喜悦，虔诚祝福，先生的风仪谦谦君子，先生的风华超群出众，先生的风范源远流长！

　　综观中国医学的发展史，每一历史时期都会涌现出杰出的医家，不仅能承继前人的精粹，而且能转移一时的风气，示来者以轨则，促进学术的繁荣与提高。朱师是继章次公先生之后，在我国医坛独树新帜，推动传统中医向现代中医转变的中坚人物。他精心研究，深入思考，从经典及历代名著中抉取精华，躬身实践，推陈出新；他提出辨证与辨病相结合的主张，将中医的整体观点、辨证精神与西医学对"病"的认识结合起来，从而为中医的诊断与治疗开辟了新境；他对虫类药的应用致力颇深，见解独到，拓宽了药用领域；先生"博涉知病，多诊识脉，屡用达药"，对类风湿关节炎等顽疾的治疗取得了突破，创立的新方风行于世；其治学客观的态度、求实的理念、严谨的风格充分体现了现代的科学精神，为后学指示了门径。兹将朱师的生平与学术思想简述如次：

一、本诸传统，融合现代

朱师乃江苏镇江人，后徙居南通市。1934年，先生赴江苏武进孟河学医，师事马惠卿先生。孟河在清代名医辈出，其中费（伯雄）、马（培之）、巢（崇山）、丁（甘仁）最为著名，史称孟河四大家。他们或以平淡为宗，或以绵密见长，或以轻灵取胜，是不悖规矩准绳而自立门户者。马师乃御医马培之之裔侄孙，家学渊源，根基深厚，在传统精神的熏陶下，先生打下了扎实的基础。马师珍藏马培之的日记《记恩录》和手书方笺，先生得以观之，获益良多。初入门径，先生有此际遇，堪称胜缘。

在孟河经过一年多的学习，先生不以此为满足，考入苏州国医专科学校继续深造。抗战开始后，又转入上海中国医学院，师从章次公先生。斯时沪上新风乍起，以章次公为代表的医家引领潮流，主张中医革新。在西医学传入我国之际，立足传统，兼采西说，倡导"发皇古义，融会新知"，引起学界震动。章先生曾受经方大家曹颖甫的亲炙，对仲景之学有深入的研究，又受到国学大师章太炎先生的影响，治学严谨，朴实无华，言必有据，信而可征。不迷信，不盲从，独立思考，截伪续真，使中医学理论体系、证治方药建立在严密的逻辑之上。在今天看来，章先生研究中医运用的材料是古代的，而方法则是现代的，为传统中医向现代中医转变开辟了道路，作出了历史性的贡献。在沪上学习期间，朱师除在章先生处每日侍诊半天外，还在上海红卍字会医院门诊工作半天，直至1938年毕业回南通开业。以后的岁月证明，朱师承继了章先生的治学方法与理念，并进一步发扬光大。

朱师是张仲景"勤求古训、博采众方"的忠实实践者，上自《内经》《神农本草经》《伤寒论》《金匮要略》等典籍，下及叶、薛、吴、王和近代名家的著述，无不悉心研究，发掘其中的精义。他对张景岳《类经》十分推崇，认为张氏彰明经义，论述精辟，可资实用。又折服孙一奎《赤水玄珠》，认为孙氏引证广博，学验俱丰。他很欣赏清人俞根初《通俗伤寒论》，认为这是绍兴伤寒派的代表作，不仅为热病立法立方，且是一部很好的内科学。读该书兴至，他随笔写下批注。他很留心前人的医案，认为医案是实践的记录，可窥医家之功力、临证之心法，为今日之借鉴。例如他对同乡先贤蒋宝素《问斋医案》评价颇高，曾指导我对蒋氏的学术思想进行研究，并特别留意书中所载《椿田医话》的一些效方。

先生胸襟博大，视野开阔，治学兼收并蓄，他平时注意搜集民间验方，从中汲取丰富的营养。他的处方不拘一格，有经方之规矩，时方之灵动，还常把一些民间验方乃至刚发掘出来的草药加进去，出奇制胜，往往收到意想不到的效果。他认为学问应当与时俱进，一贯重视对西医学的学习，力求中西医的逐渐沟通与结合。已故中医学家姜春华先生说他"中西理论湛深"，当为至评。先生很推崇张锡纯，乐用张氏效方，我以为先生的革新精神与张氏是相通的。

二、精研典籍，化古为今

传统医学具有继承性，没有继承就没有发扬，而学好经典著作，则是必备的基本功。先生反复强调："经典是基础，师传是关键，实践是根本"，谆谆教诲，用心良苦。

中医学的根基在于经典著作，后来医学的发展源于经典。它揭示了中医学的内在规律，示人以规矩准绳，并经得起实践的检验，古人以为如日月经天，江河行地。譬如我们言人的生理、病理离不开阴阳；言疾病的发展、变化莫逃乎六经，故经典为后人所宗。但经文的含义又不是一成不变的，不同时期的医家都可以加以演绎，赋予新意。例如《伤寒论》的六经，与《素问·热论》六经主证不同，说明仲景对六经的含义另有悟解，这就是一个有力的证明。不变中有变，变中有不变，学者当知通权达变。

在现代科学技术日新月异的今天，我们研读经典不是发思古之幽情，而是探寻中医的本源，从中获得启示，破解今天的难题。例如先生根据《内经》"肝开窍于目"之说，用养肝明目之品治疗视神经萎缩、眼底病变；根据《神农本草经》菴䕡子主"五脏瘀血，腹中水气"，用其治疗肝硬化腹水；根据《神农本草经》泽泻"久服耳目聪明……延年……轻身"之说，用其降脂减肥、延缓衰老，等等。

《神农本草经》凝聚了先民识药知性的智慧，为仲景制方用药之所宗。陶弘景谓："此书应与《素问》同类，但后人更多修饰之耳。"（《本草经集注》）是以后之研究本草者奉为圭臬。但学习《神农本草经》，非潜心研究、反复体验难明其奥。例如热痹的处方用药，《神农本草经》给人以启发。《素问·痹论》以"风寒湿三气杂至，合而为痹"，据此推勘，温散、温通、温化应为大法。《神农本草经》所载，味苦、性寒的地骨皮、天冬，一主"周痹风湿，久服坚筋骨"，一治"诸风湿偏痹"。味甘性平的石斛，能"除痹下气"，盖风能化热，湿能化燥，苦以坚之，寒以清之，甘以润之，无不可用于热痹的证治之中。不仅此也，味辛性寒的磁石，《神农本草经》亦称其主"周痹"。何谓周痹？《灵枢·周痹》："周痹者，在于血脉之中，随脉以上，随脉以下，不能左右，各当其所。"乃邪在血脉之中，与正气交争使然。因其随血脉周遍于身，故曰周痹。磁石

4

辛通关节，寒以清热，又能坚筋壮骨，故可用之，而其所主之周痹当属热痹无疑。然而，朱师在此基础上有了新的发展，他用咸寒的寒水石以疗热痹，并认为其功用胜石膏一筹。盖石膏能清气不能凉营，寒水石能清血脉中之热，与《灵枢》"邪在血脉之中"之旨吻合，这确属别开生面，是一个创见。在他自拟的"乌桂知母汤"中，以寒水石伍知母，配合桂枝、制川乌、制草乌以疗热痹，收气营两清、宣痹通络之效。何以要咸寒配合辛温？盖痹证多夹杂之邪，热中有化而未尽之寒，络中有伏而未透之热，正宜寒温兼施，两调其平。至于临证之际，如何视寒热之多寡，病证之进退，权衡寒、温药量之孰轻孰重，又在医者审时度势，随机应变了。

从辛温到苦寒、甘寒、辛寒，乃至咸寒，又以咸寒与辛温并举，朱师发展与丰富了痹证的证治，给后学启迪良多。时至今日，经典依然如源头活水，为医者创新提供不竭的灵感，显示了强大的生命力。

三、辨证辨病，开辟新境

"证"是中医学特有的概念，是在疾病发展过程中对其脉证进行综合分析、去粗取精、去伪存真而概括出来的诊断结论。中医学强调辨证论治，随证立法，因法制方用药，体现了理法方药的一致性。但由于历史条件的限制，古人对微观的"病"认识尚嫌不足。章次公先生云："仅靠目察、耳闻、口诘、指按，很难推断出绝对无误的实证。"这里的"实证"，意指真实可靠的凭据。因此要借助现代的诊断方法以济其不足，任何臆测与悬揣都是不可靠的，唯此实证精神才能推动中医学的进步。

早在1962年，先生就提出辨证与辨病相结合的主张，并就此撰写专文，发表于《中医杂志》。这不仅与章先生提出的"双重诊断，一重治疗"一脉相承，也更具体、更深化了。嗣后，这一主张为学界普遍认同，蔚成风气，这为传统中医的诊断模式注入了新的内容。临证力求确诊，避免误诊与漏诊，医者也能从"证"与"病"的不同角度来探寻病源，知其所以然，也为疗效的判断提供了客观的指标。这一主张带来了处方用药的革新，不仅针对证候，还可以兼采针对"病"的特效药灵活组方。通过反复的实践与验证，从个性中发现共性，为科研与开发新药提供信息与资源。

但是，辨证论治是中医学的精华，如果仅辨病不辨证，或在辨病的基础上分几个证型对号入座，就会把活生生的辨证变成僵化的教条，导致中药西用，不利于中医学的发展。事实上，不仅古人不能知今病，即便今人也不能尽知今病。朱师精辟地指出："辨证是绝对的，辨病是相对的。"辨证与辨病相结合乃是辨证论治的再提高。先生曾治一纺织女工，患子宫内膜异位症（异位至肺部），前医曾误诊为肺结核、支气管扩张，迭治乏效。根据月经闭止，每月咯血五六日，颧红掌热、口干咽燥、腰酸腿软等见症来分析，断其病本在肝肾，累及冲任。缘水不涵木，气火冲激，冲气上干，损伤肺络使然。及时采用滋肾养肝、清肺凉血、调理冲任之剂，连进十剂，月经即循常道而行。又如一肾盂肾炎患者，腰酸、低热、尿频，尿检红细胞时轻时剧，长期采用清热、凉血、通淋之剂未能根治。舌质红，脉细弦而数，先生认为肾阴亏损，瘀热逗留，故予滋阴益肾、泄化瘀热之剂，五日症情改善，十日而趋稳定，继用六味地黄丸调治而愈。可见不知"病"则心中无数，舍弃辨证则治疗无据，肯定或否定"病"和"证"的任何一方面都是片面的、不完善的，只有将两者结合起来，探索临床证治的规律才能相得益彰。

四、识见精邃，创立效方

方剂不是药物的杂乱堆砌，而是建立在严密的法度之上的。章太炎先生云："知药不知方者，樵苏之流也；知方不知法者，药肆之技也。"（《医术平议》）深谙药性，明乎法度，紧切病证，药无虚设，效方始立。

一般说来，疾病的初起以祛邪为急；中期正气渐伤，扶正与祛邪兼顾；末期正气已衰，扶正固本是务。然而先生治疗痹证，认为"即便初起，也要充分顾护正气。"其治风湿痹痛始作，一般不用防风汤、羌活胜湿汤之类，自拟"温经蠲痛汤"（当归、熟地黄、淫羊藿、桂枝、乌梢蛇、鹿衔草、制川乌、甘草），及早采用益肾通督、强筋健骨之品，打破常规，识见不凡。这使我联想起清代医家周学海"新病兼补久病专攻"之论，周氏云："新病邪浅，加补气血药于攻病中，故病去而无余患。若久病正气受伤，邪已内陷，一加补药，便与邪值，而攻药不能尽其所长矣。"（《读医随笔》）风湿痹证初起，邪未内传，脏气未伤，骨质未损，朱师及早运用扶正之品，正是周氏"新病兼补"之意；后期脏气已伤，病邪深入骨骱，朱师用虫蚁之品搜剔，正是周氏"久病专攻"之意。其经验与识见与周氏何其相似！智者所见略同，信然。

朱师的处方用药体现了辨证与辨病相结合的思想，创立的新方形成了鲜明的风格。如以养正消积法治疗慢性肝炎及早期肝硬化的"复肝丸"，以益气化瘀法治疗慢性肾炎之"益气化瘀补肾汤"，以健脑灵窍法治疗脑震荡后遗症、老年痴呆症之"健脑散"，以消补兼施、通塞互用法治疗慢性痢疾及结肠炎之"仙桔汤"，等等，均历验不爽，可法可传。仙桔汤由仙鹤草30g，桔梗8g，乌梅炭、广木香、甘草各4.5g，木槿花、炒白术、白芍各9g，炒槟榔1.2g组成。方以仙鹤草、桔梗为主药。仙鹤草味辛而涩，有止血、活血、止痢作用，别名脱力草，江浙民间用治脱力劳伤有效，具强壮作用。此方用之，取其强壮、止泻之功。桔梗一味，《金匮要略》排脓散用之，移治滞下后重，是此药之活用。木槿花擅治痢疾，《冷庐医话》赞其效著，此方取其能泄肠间湿热；久痢脾虚，取白术补脾助运；肠间湿热逗留则气滞，木香、槟榔调之；湿热伤营，白芍和之；久痢则下焦气化不固，少少用乌梅炭以固之；甘草调和诸药。合而观之，桔梗伍槟榔，升清降浊；槟榔伍乌梅炭，通塞互用；木香伍白芍，气营兼调。此方无参、芪之峻补，无芩、连之苦降，无硝、黄之猛攻。盖肠道屈曲盘旋，久痢正虚邪伏，湿热逗留，一时不易廓清。进补则碍邪，攻下则损正，正宜消补兼行，寓通于补方能切合病机。此类方剂与历代名方相较，毫不逊色。

先生对急性热病的治疗，提出"先发制病"的论点，旨在从各种热病的特性出发，见微知著，发于机先，采用汗、下、清诸法，从而控制病情的发展，达到缩短疗程、提高疗效的目的。如他擅用"通下疗法"治疗热病重症即是其例。在乙型脑炎极期，邪热炽盛，神昏惊厥，喉间痰如拽锯，有内闭外脱之虞。先生采用"夺痰定惊散"（炙全蝎、巴豆霜、犀黄、硼砂、飞朱砂、飞雄黄、陈胆星、川贝母、天竺黄、麝香），取巴豆霜迅扫膈上痰涎、开气道之闭塞、下胃肠之壅滞，配合全蝎熄风定悸、开痰解毒，伍入镇惊、清热、涤痰、开窍之品，以应其急。药后患者排出黑色而夹有黄白色黏液的大便，即痰消神苏，转危为安。不仅病在阳明可下，病在上焦亦可通闭解结，启上开下，给邪热以出路。先生用通下疗法意象超然。

五、多诊识脉，屡用达药

"博涉知病，多诊识脉，屡用达药"（《褚氏遗书》）为医者很高的境界，唯有通过反复的临床实践才能确切地辨识病证，深明药性，用之不殆，先生正是这样的临床家。

关于痹证，先生对舌诊、脉诊的临床意义作出这样的归纳："舌苔白腻而浊者为湿盛，宜侧重燥湿以通络；如兼见浮黄者为湿热，因浮黄提示湿将化热，当祛湿清热并进；苔白腻而质淡者为寒湿，可放胆用乌头、附子温经散寒；不论舌苔如何，凡舌质红者，均为阴虚、血热之征，需参用凉血顾阴之品；如舌边见瘀斑或衬紫者，均应加入化瘀通络之剂。在脉象方面，湿胜之脉，多沉细而濡；湿热之脉则缓大而濡数；脉浮缓湿在表，沉缓湿在里，弦缓为风湿相搏；虚弦为寒湿郁滞；脉沉而细为中湿、为湿痹、为阳虚；阴虚者多见弦细，有时带数；夹痰者每见濡滑，夹瘀者则见濡涩。"条分缕析，非积验历久者不能道。经过反复的实践，先生创制了"益肾蠲痹丸"以治顽痹。此方益肾壮督治其本，蠲痹通络治其标，以植物药与虫类药相结合，不仅适用于类风湿关节炎，且对慢性风湿性关节炎、强直性脊柱炎、增生性脊柱炎、坐骨神经痛等亦有确切的疗效。此方能调节免疫功能，增强机体抗病反应，阻止骨质破坏之进展，并使其部分得到修复，对类风湿关节炎这一医学难题是一个突破。

疼痛、肿胀、僵直拘挛为痹证的三大主症，先生畅谈其用药经验，值得珍视。例如疼痛，他认为风痛轻者宜选独活，阴虚血燥伍以养阴生津之品。游走作痛可用海风藤，重症则用蕲蛇，寒痛以川乌、草乌、附子、细辛温经定痛为要药。或单用，或并用，伍以他药，随证制宜。湿痛则以生白术、苍术、熟薏苡仁、制附子配合应用为佳。考《千金方》《外台秘要》等典籍，不乏以薏苡仁、附子相伍，治疗湿痹屈伸不利之良方，则先生的经验渊源有自。热痛可用白虎加桂枝汤随证出入，自拟之"乌桂知母汤"亦在选用之列。至于瘀痛，先生对虫类药研究有素，取蜈蚣、全蝎、僵蚕、虫之属，搜剔深入骨骱之痰瘀，通络定痛，更是得心应手。并认为生南星专止骨痛，值得引用。

章太炎先生有"下问铃串，不贵儒医"之说，朱师同样重视民间验方，注意发掘愈疾之特效药作为辨证论治的补充。如葎草之通淋利尿；虎杖之宣痹定痛；蒲公英之消痈散肿均历验不爽；一枝黄花之疏风清热，可供时感高热之需；接骨木之活血消肿，堪作痛风泄浊镇痛之用；豨莶草之祛风活血，移用于黄疸邪毒稽留之症；穿山龙之祛风除湿、活血通络，常用于类风湿关节炎、强直性脊柱炎、红斑狼疮等病证的治疗，等等。这些堪称点铁成金，神乎技矣。

遥想五十三年前，我还只是一个僻居苏北环溪古镇的失学青年，在那特定的历史环境下，升学无望，前途渺茫。因家学渊源，我立志学医，访求名师，至诚至切。那年经友人介绍，我拜先生为师，先生慨然应允，悉心指点，并为我进一步深造提供机会，使我受益终生。当年拜师未举行任何仪式，这一幕恍如昨日，如此方便恐今人亦难以置信。后我获知章先生接受门人不讲形式、不拘一格的佳话，始悟朱师承继了这一传统。以慈悲为怀，济世度人；以传道、授业、解惑为己任，乐于培育后生。智通无累，德高行远，唯此高尚的情操才有此非凡的成就，令人崇敬！多年来接踵前行，精进不懈。我从泰兴到北京，又从北京到英国牛津，在异国陌生的土地上，无间寒暑，不避风雨，顺乎自然，默默耕耘，让毕生钟爱的中医事业在海外生根发芽，开花结果。

值此新春佳节，获悉先生的《全集》即将付梓，心中满溢欣快之喜。因为这是先生从医80年来学术的结晶；是长期实践的积淀；是诲人不倦、毫无保留授人以渔的锦囊；是心血与汗水谱写的辉煌篇章。仁者之心，令人景仰；饮水思源，师恩永志！

先生居江海之滨，如南山之寿，是为遥祝！研精覃思，寻本开新，非先生孰能为之！

〔2015年春节于英国牛津〕

自　叙

作为一个人，来到人世，经过父母的抚育，学校的教育，社会的熏陶，逐步成长，勤奋学习，踏实工作，成家立业，为祖国、为社会作出一点贡献，留下一些痕迹，才不枉此一生，才不愧对先人。《左传》曰："太上立德（即做人），其次立功（即做事），其次立言（即做学问）。"旨哉斯言也，岂可忽乎！

岁月匆匆，流光易逝，瞬已虚度九九，从医八旬。为对医学生涯作一回顾，曾于2006年搜集历年所写有关文稿，辑为《朱良春医集》，由中南大学出版社出版，敬向关心、支持我的领导、同道、亲友进行汇报和致谢！承蒙各位赐予赞许，已印行6次，既感欣慰，亦感愧汗。迄今已近十载，有增辑之需。两年前中南大学出版社曾专程前来洽谈《全集》之事，由于杂务稽缠，一再拖延，嗣经编辑殷殷敦促，盛情难却，乃于去年着手整理、增益，但诸子女及门人只能业余协助，无法脱产，进展较慢。幸得出版社谅解，那就缓步而行吧！

近嗣经院领导热情支持，同意爱徒高想脱产半日，参与整理、校勘工作，同时女儿建华除专家门诊外，均致力书稿整理、校对工作，尽心竭力，附此志念。

时代在前进，科学在发展，中医药学术历史悠久，博大精深，有其传承性、延续性的特点。前人的理论构建和实践经验，有无限的蕴藏，需要我们继承弘扬。在继承的基础上，通过实践，不断充实、创新，"以不息为体，以日新为道"，才能赋予更强的生命力。

基础理论来自书本，但更重要的，只有勤临床、多实践，才能提高诊疗技能和辨治水平，也只有通过思考、心悟，始能创新发扬。我从医80年来，一直遵循先严昶昇公"济世活人，积德行善"的嘱咐，先师章次公先生"发皇古义，融会新知"的教导，略有收获，不敢自秘，率和盘托出，奉献同道。但学海无涯，医无止境，诚如清顾亭林先生所言："昔日之成，不足以自矜；今日之获，不足以自限"，应争取做到"自强不息，止于至善"才是。故对旧作，酌予修订，益以近10年来之新作，以及门人之心得体会，近300万言，计分《医理感悟卷》《临证治验卷》《用药心悟卷》《常用虫药卷》《医案选按卷》《杏林贤达卷》《薪火传承卷》《养生益寿卷》《良春小传卷（附年谱）》《访谈选录卷》共10卷，装帧为一函。既可饱览全貌，又便于选阅、携带，聊作从医80载医学生涯的回顾与自省，以竟吾心。

承蒙有关领导、贤达赐予题词，不胜荣幸，衷心感谢！又蒙人民卫生出版社中医分社对《虫类药的应用》、中国中医药出版社对《走近中医大家朱良春》同意纳入《全集》热情支持，谨致谢忱！

愿倾有生之年为中医药事业之发扬光大竭尽绵薄，不妥之处，还乞指正。

虚度九九叟　朱良春谨志

2015年6月26日

济世良方哪里来

——记著名中医学家朱良春教授

南通市政协　祖丁远

引　子

"中医好，西医也好，中西医结合更好。"

这是年轻的中华人民共和国建立不久，在林伯渠同志久呃不止生命垂危之际，经卫生部中医顾问章次公先生治愈后，由周恩来总理召开的病案讨论会上总理讲的这段话。尔后，这三句话一直成为指导中国医学界的至理名言。假如内涵外延的变换，世纪的超越，提倡继承中医学遗产、中西医结合是发展中医、完善西医的正确道路，那么，中医走向世界，也是互相结合、互相补充的结果。

中西医结合之路，是中国医药独辟蹊径的一条确确实实具有中国特色的康庄大道！

章次公系中国近代医学历史上的名中医，作为章次公先生的得意门生朱良春，靠他的严谨治学，在老师的悉心指导下，自己不仅继承了名师的医学真谛，而且作了不少的充实、发展。朱良春对虫类药物的进一步挖掘使用，就是一大功绩。公元 1989 年 7 月 14 日，中华人民共和国成立以来在我国举办的规模最大的首届国际博览会在北京隆重开幕。虫类药专家朱良春先生带着"顽痹从肾论治"的科研成果，参加了这次国际性会议；共有 24 个国家和地区的近

3 000家厂商参加，他们分别来自美国、法国、加拿大、日本、苏联、东欧和东南亚国家，朱良春先生展示了以虫类药为主体的益肾蠲痹丸，以及"顽痹从肾论治"的全套文字、图片、音像资料，受到中外学者的极大关注和高度评价，并喜获银奖。

72岁的名誉教授、主任医师、著名中医学家朱良春，声名鹊起，硕果累累。读者也许要问，朱良春是经过怎样一条人生之路，叩开医学科学宫殿的大门，成为名闻中外的中医专家的呢？

第一章

大千世界的无数动物——小虫是个宝。一是可制各种食品，烹调出营养丰富的佳味美肴；二是可入药治病，消灾降福……

虫类药是中医药对动物药的广称，中国古代对动物不分纲目，小至蝼蚁，大至禽兽，统称"虫类"。古书《大戴礼》载："禽为羽虫，兽为毛虫，龟为甲虫，鱼为鳞虫"。有趣的是竟把人也归为"倮虫"。

中医学在我国已有数千年的历史，因此，仍沿用这种传统的称谓。虫类药主要是指一些小型动物，如昆虫（蜣螂、虻虫），软体动物（蜓蚰），环节动物（蚯蚓、水蛭），节肢动物（蝎子、蜈蚣），小型爬行动物（蟾蜍、蜥蜴）等。

1

问渠哪得清如许，为有源头活水来！

人们都知道中医药宝库中中草药的渊源。笔者从小在夏夜听老人讲的众多故事中，就有神农尝百草，一日而遇七十毒……华佗与麻沸散等的生动故事，曾久久地感动着幼小的心灵。多少年过去了，留给我们多少对神医妙手的美好形象的向往……

中医药学，源远流长，上溯先秦，下逮近代。这次与朱良春先生的交谈采访，涉猎了许多中医药知识，尤其是虫类药的许多知识，使我顿开茅塞。

是的，我国没有把虫类当作食物，也根本没有吃虫的习惯。可是在国外，据朱老讲，人工养殖蚯蚓、蜗牛，这两种我们不敢入口的小动物，却成了国外的美味佳肴。在美国和欧洲，虫类还被制成各种食品，如蜜蜂巧克力、蚂蚁巧克力、毛虫巧克力、油炸蚂蚱、糖水蚕和糖水蜜蜂等。有些虫类不但可吃，还可以药用，并且有独特的功效，是植物药和化学药品所不能比拟的。

作为著名虫类药物专家的朱良春先生，对虫类药的研究，更是名不虚传。他说，我们的祖先很早就对虫类药物有所研究，在距今3 000多年前的甲骨文里，就记载了蛇、蝎等可供药用。我国最早的药物专著《神农本草经》中，也记载了虫类药28种。东汉末年，张仲景对虫类入药更有新的发展，他在《伤寒杂病论》中，列举了水蛭、虻虫、蜣螂、䗪虫、蛴螬等的作用，并应用到内科、妇科等各种疾病中，为虫类药的应用奠定了基础。唐代孙思邈的《千金方》、宋代许叔微的《本事方》更广泛地采用虫类入药，增添了蜥蜴、蜈蚣、芫青、斑蝥、萤虫……至明代药物学家李时珍的《本草纲目》，已收载了动物药461种，其中小型昆虫、软体动物、节肢动物等虫类药107种之多。现在虫类药不仅广泛应用于内、外、妇、儿各科，而且还应用于肿瘤的治疗。

朱良春说，与人类生活很早就有关系的蜜蜂、蚕、紫胶是世界著名的3种动物，其药用价值就很高。如蚕，不仅全身是宝，而且全身是药，蚕蛹、僵蚕、蚕茧、蚕蜕纸等都可入药，连蚕食桑叶后的排泄物——蚕沙，也是很好的治病中药。

"春蚕到死丝方尽。"蚕既为人们提供了珍贵衣料——丝绸，又为人们入药治病，它虽是一条小白虫，可它对人类的贡献可谓太大了！

蚕，这条白嫩、通体透明的小虫，一生吃的是桑叶，对社会、对人类何所求，可它给社会、给人类的奉献精神无任何动物与之可比！这才是彻底的奉献精神。

2

在我们日常生活中，常听人说："毒病要用毒药医，这叫做'以毒攻毒'。那么，有好多虫类是有毒的，利用它入药是不是以毒攻毒？"

朱老风趣地笑了起来，说："这是一种误解，虫类药除了斑蝥、蟾蜍有明显的毒性外，绝大多数是无毒的。例如蜈蚣的毒腺在头部，蝎子的毒腺在尾部，蛇的毒液在毒腺和管牙，它们一旦死亡，毒液就很快被氧化、破坏而消除了。所以药用的蜈蚣、蛇、蝎等是无毒的，并不是什么'以毒攻毒'。虫类之所以能入药治病，是因为它们具有一种动物异体蛋白和多种氨基酸、酶、多肽，能医治痼疾，促进机体功能的提高，为一般植物和矿物类药物所不能及。就拿蚯蚓来说，它的蛋白质含量约占 72％，并含有一般蛋白质所缺乏的氨基酸，其中精氨酸的含量高达 10.7％，这就难怪国外把它作为食之珍品了。"

古时，虫是动物的总称。虫类药不仅指昆虫，凡是能用手一把抓起来的小动物都算在内。虫类药是怎样发现的？原来我们的祖先居在山则食鸟兽，近水则食鱼鳖螺蛤，从而逐渐认识了动物的药性。早在医药专著还未产生前的《周礼》中就有"五药"的记载。"五药"指草、木、虫、石、谷也。先秦时期的《山海经》中还较为具体地记载了："河罗之鱼，食之已痈。""有鸟焉……名曰青耕，可以御疫。"这就是我国古代人们从食用动物中发现动物药的例证。

一次，在朱良春先生的家里，看到一个小瓶子里，蜷卧着一条比手指还粗的红头黑身蜈蚣，火黄的肚底和密密伸动的足爪，其嘴像钳子一般的张翕。看着这狰狞可怕的魔物，使人顷刻间毛骨悚然，浑身起鸡皮疙瘩。

我们异口同声地问：就这类使人见了毛骨悚然的毒蜈蚣能治病？

朱老先生拿起瓶子，仔细端详了一番，高兴地说：这条蜈蚣看来可怕，其实也是外强中干，一般情况下并不咬人，其生命力极强。它是很重要的动物中药。它比一些植物药的效力强得多，治疗乳腺癌、食管癌、肝癌、胃癌和皮肤癌的药物中都离不了它。有位姓张的老年妇女患胃癌合并幽门梗阻，衰竭到只能以输葡萄糖来维持生命。后来用炙蜈蚣、炙蜂房、炙全蝎、炙蜣螂等药研末内服，服一包疼痛和呕吐减轻，服数日病情平稳而且能进流质；以后连续服用，日渐缓解。数年来随访患者，一直较稳定，偶有微痛时，再服此药便能缓解。

虫类药对内科的一些顽症，如血管神经性头痛、慢性肝炎、阳痿及外科、妇科、儿科的许多病都有独到疗效，这是人类医药科学发展到 20 世纪 80 年代后虫药应用的新进展！

3

中医专家朱良春，苦心孤诣研究创制了以全蝎、蜈蚣、乌梢蛇、䗪虫等虫类药为主的"益肾蠲痹丸",治疗类风湿关节炎和脊柱增生、强直性脊柱炎,获得满意的疗效。有位患脊柱病变合并类风湿关节炎,头向前倾不能直立,呈弯曲严重驼背状,且掣及两腿疼痛,手指关节变形、行走不便的类风湿脊柱炎患者,多方医治均告罔效,服了益肾蠲痹丸后,腰能挺直,从拍摄的 X 线片中,可看出骨质破坏已经修复。

益肾蠲痹丸是朱老经过 30 多年悉心研究,成功地用于治疗类风湿关节炎的一种新药。这种周身性、终生性、免疫性疾病,在国内约有 160 万患者,世界卫生组织把它列入重点攻关项目。此丸经南通医学院附属医院、皖南医学院附属医院、镇江医学院附属医院等 5 个单位临床验证 361 例,总有效率达 95.3%。这种以虫为主的小小药丸,除能消炎止痛,还能降低血沉、抗链球菌溶血素"O",促使类风湿因子转阴,且对部分病例可控制骨质进行性破坏。中国中医研究院基础理论研究所用病理模型证实了它的消炎、止痛及免疫作用。1998 年 11 月,江苏省中医药管理局在南通主持益肾蠲痹丸鉴定会,来自北京、上海、安徽、南京等地的专家,对此进行了评议,以全国政协医卫体委员会副主任、国家自然科学基金委员会生物学科医药组成员、北京中医学院教授王绵之为首的专家组成员一致认为,该课题设计周密,疗效可靠,达到国内先进水平,并建议申报部级成果。

"这个以虫类药为主体的药丸,为啥能有如此功效?"笔者好奇地追根问底。

朱老莞尔一笑,说:"经科学实验证明,此药之所以能取得独特效果,主要是具有抗炎、消肿、调节机体细胞免疫功能,并能减轻滑膜细胞组织炎症,减少纤维沉着和修复软骨细胞增生等作用。"

难怪这一研究成果，受到诺贝尔医学奖金评选委员会原主席诺罗顿斯·强博士的重视。英国著名学者李约瑟博士听说后也托人索要此药。

朱良春先生研究出此成果以来，先后诊治全国各地及海外类风湿关节炎患者16万人次，函诊近2万人次，取得经济效益达100多万元，药物一直处于供不应求的状态。为了解决患者就医难、买药难之苦，南通市中医院还开设了朱良春主任医师痹证诊疗系统电脑专家门诊。南通市中医院先后与江苏清江制药厂和广东华南制药厂签订了益肾蠲痹丸转让合同，北京同仁堂中药提炼厂、广州白云山制药厂、广东汕头制药厂等十余家药厂都来函要求作为生产厂家。

虫类药物的治病功能，朱老以他毕生之经验，总结出很有条理的十个方面：攻坚破积，活血化瘀，熄风定惊，宣风泄热，搜风解毒，行气和血，壮阳益肾，消痈散肿，补虚培本，逐水退肿。

动物药优于植物药，此乃有智有灵有情之物也。从朱老嘴里说起来，变得更为诙谐风趣，他说："动物乃'血肉有情之物'，而'草本无情'啊！主要是虫类药含动物异体蛋白，比植物蛋白作用大得多，动物好动，善走窜，它有搜剔性，能深入病所，搜风逐邪，化瘀通络，植物药在这点上是'望尘莫及'的。"

既然虫类药疗效如此神奇，为什么许多医生没有兴趣普遍使用呢？

原因很多。主要是患者对虫类药有恐惧心理，不愿服用，有的人勉强服下，不一会儿也会反胃吐出来。这并不是"药不对路"，而是患者对虫类有厌恶心态，而导致心理性条件反射现象，所以我们需作剂型改革，制成丸、散、膏、丹、片或针剂，减少恶性刺激。同时，动物蛋白的药效经高温熬煮后会降低，剂型改革后既可提高药效，又可以节省药材。当然，有些医生对虫类药物较少使用，怕动物药有毒，产生不良反应。其实这种担心完全没必要。虫类的毒液在经过炮制处理后往往很快氧化破坏。朱老行医 50 年来，注重辨证，灵活配伍，掌握剂量、疗程，从来没有患者发生过服药后中毒的，只有对斑蝥、蟾蜍使用时特别谨慎。另外，少数过敏体质的人可能出现过敏性药疹，只要停药或加用抗过敏药便会很快消失。

虫类药目前用得不太广泛，还有个药源问题。朱老说有些虫类药十分紧张，连䗪虫也经常脱销。这是经营管理体制的问题。现在生产虫类药的专业户太少，其实发展虫类药，经济效益很高，江苏启东、海门两县，在夏秋季大人小孩广泛收刮蟾酥，每年收入达数千元者屡见不鲜。所以要很好地开发药源，加强宣传发动，组织力量，丰富药源，为人类健康开发新药；为人类消除病痛、延长寿命作出贡献！

第二章

饮誉医坛的朱良春，提出了"辨证"与"辨病"相结合的科学主张，为中医诊病开拓了新的途径。

历任南通市中医院院长、现任首席技术顾问的朱良春老先生因擅用虫类药治疗疑难杂症，加之其所著《虫类药的应用》一书，饮誉医坛，蜚声海外，故今人有以"虫类药学家"称之者。其实，这不过是他学术成就的一个方面而已。

数十年来，他精勤不倦，锐意创新，他提出"辨证"与"辨病"相结合的主张，认为热性病的治疗当"先发制病"；对类风湿关节炎、肾炎、肝炎的治疗，研究深远，诊治自成体系。

4

朱老虽年逾古稀，但思路敏捷，审证精当，药多奇中，其"灵感"从何而来？首先在于他具有坚实的功底。根深才能叶茂，源远而后流长。朱老的治学历程，大抵可分三个阶段。

第一阶段，涉足医林，取法乎上。从小在丹徒乡下读私塾，儒里镇读小学，13岁来到南通实验小学。毕业后考入商业中学学习，后因患肺结核病被迫停学。此时他萌发了发愤学医的念头，于是他疗养一年后于1935年初，赴江苏武进孟河学医。孟河，历史上文化发达，名医辈出，特别是19世纪，该县与丹阳交界处的孟河镇上先后出过几位举国知名的医学家，形成"孟河医派"。今有一部计216万字的《孟河四家医集》，已由江苏科学技术出版社出版——当年朱良春师事马惠卿先生，马师乃孟河四家之一御医马培之的侄孙，家学渊源，通文精医，根基深厚。在严师指导下，他朝夕诵读医经，逐步理解经文奥义，并随师临诊抄方一年余，耳濡目染，初涉医门，受益匪浅。

第二阶段，继续深造，奠定基础。1936年2月，朱良春考入苏州国医专科学校。抗战开始后，转入上海中国医学院学习，直至1938年毕业后来到江苏南通开业为止。其时受章次公先生的亲炙，学乃大进，领悟了扣住主题的读书方法，抓主要矛盾的辨证手段，以及灵活选方用药的技巧。章师所倡导的"发皇古义、融会新知"的治学主张，以及其对中医学的真知灼见，在朱先生脑海中打下深深的印记。

第三阶段，锲而不舍，兼收并蓄。朱良春多年来博览群书、含英咀华，上自《黄帝内经》《伤寒论》，下及诸家，多所涉猎。他对张景岳的《类经》尤为推崇。认为此书彰明经义，析理精深；他又折服于孙一奎著《赤水玄珠》，认为其中很多内容体现了辨证论治的精神。此外，朱良春对民间验方注意搜集，从中吸取了丰富的营养。对现代医学知识，亦注意学习，以为他山之助。他常以张景岳"学到知羞"为座右铭，自勉自励。

朱良春就这样不拘门户，择善而从。其学问与年俱进，日臻精妙。

5

东方医学，不仅源远而流长，且富有哲理性，有别于西方的学说。其中尤以岐黄之道，可谓东方医术之佼佼，渊博精湛，蕴藏真知，旨趣微妙，自成体系，故其治学方法亦与一般科学有所不同。若不参透经义，临床验证，则必难登堂入室而味其腴膏也。

朱良春更有独到见地的是，他认为，中医学的繁荣有赖于学术的进步。而任何一门科学的发展都不是封闭的，排他性的；必须注意汲取其他自然科学之长，才能丰富与发展自己。早在1962年，朱良春就明确的提出"辨证与辨病"相结合的主张，并就此撰写专文，发表于《江苏中医杂志》及《中医杂志》，表现了一位临床中医专家客观的眼光与开拓精神。他认为，辨证论治是中医学理论体系的精髓，其优点是不论疾病如何千变万化，都可以从阴阳、正邪斗争的基本规律中，运用"四诊八纲"的方法，归纳分析，提出整体的治疗措施，这是中医理论体系上的卓越之处。能掌握好"辨证论治"的规律，世界上就没有绝对的"不治之症"，而只有"不知之症"。所以对一些疑难杂症，他总是深入探索，努力从不知到渐知，转不治为可治。他认为中医"辨证论治"的原则是大经大法，如能认真掌握，灵活运用，就可应付裕如，取得显效；朱良春又精辟地指出

"辨证论治"也存在一些缺点，就是对疾病产生的具体机制和诊断，缺乏客观的指标依据。对微观的"病"的认识，有时不免失于笼统。也常会出现误诊，这是时代所决定的，不应当苛责古人。例如病毒性心肌炎似热病后之劳倦症，肠癌早期有似慢性痢疾，如不即时结合辨病，进一步诊察，就会出现误诊。但是如果仅辨病不辨证，就要走上"对号入座"的狭路，把辨证变成僵死的教条，势必重蹈"废医存药"的歧途。朱良春还告诉笔者，"证"和"病"是一种因果关系，具有不可分割的联系。他曾治疗患子宫内膜异位症（异位于肺部）的纺织女工，前医曾误诊为肺结核、支气管扩张，迭治乏效。通过月经闭止，每月咯血五六日，颧红掌热，口干咽燥，腰酸腿软等见症来分析，断其为病本在肝肾，累及冲任，缘水不涵木，气火冲激，冲气上干，损伤肺络使然。及时采用滋肾养肝、清肺凉血、调理冲任之剂，连进 10 剂，月经即循常道而行。可见肯定或否定"病"和"证"的任何一方面，都是片面的、不完善的；只有将二者结合起来，研究疾病与证候的关系，探索临床诊治的规律，才能如虎添翼，相得益彰。

朱良春先生对急性热病的治疗，提出"先发制病"的论点，这一提法，与上海姜春华教授治热病注重"截断扭转"的主张，颇有异曲同工之妙。正因为各种热病都具有独特的个性，从急性热病发生、发展的客观规律出发，见微知著，发于机先，及时采用汗、下、清诸法，从而控制病情发展，达到缩短疗程，提高疗效的目的，这对急性热病的治疗确有指导意义。

他还系统地观察了肝炎患者眼球结膜血管的变化，进行综合分析，结果发现，随着肝炎病情的加剧、好转或恢复，眼底血管的色泽、扩张、弯曲，是按照一定规律变化的。他将这一独特的诊断方法写进《传染性肝炎的综合疗法》一书中，从而为中医诊断学增添了新的内容。

此外，朱良春医师治疗慢性肾炎用益气化瘀法，因而创制"益气化瘀补肾汤"；自拟"仙桔汤"治疗慢性痢疾及结肠炎，用"夺痰定惊散"治疗乙型脑炎极期之神昏等，均历验不爽。

第三章

"路漫漫其修远兮，吾将上下而求索。"爱国诗人屈原的自白，可以说也是朱良春先生生活道路的真实写照。

朱良春先生年逾七旬，精神矍铄，一米七七的身高，显得魁伟健壮，看上去虽已白发谢顶，脸上出现了寿斑，但仍步履稳实，谈锋刚洪，并无老态之感。

6

朱良春于1917年8月出生于江苏丹徒县东乡儒里镇殷家村的一个半农半商家庭。

人生之路，各有不同。有些人一生中无所作为，心安理得地接受环境和时运的安排，浑浑噩噩，享其天年。而朱良春先生却有一颗孜孜以求的进取之心和奉献精神，总是辛辛苦苦地执着追求。他具有探索者的性格，无穷尽地劳其心、劳其身，经年累月地在医学科学领域中艰难跋涉。

自弱冠之年起步杏林之途的朱良春，在医学道路上迈开一步一个脚印的坚实步伐！

中医学精髓的形成历经数十代，源于百家。医籍可谓汗牛充栋，文词衍变甚大，春秋和秦汉有别，唐宋与明清不一，没有相当的学术造诣是无法登上这医学殿堂的。孟河学医熏陶了朱良春先生，他经过一年多的勤奋苦读，虽说受益很大，但他深深感到必须系统学习，才能更上一层楼。于是他经过考试入苏州国医专科学校插班二年级下学期，进入正规学医之路。接近毕业时，抗战开始，他转学至上海中国医学院继续深造。中国医学院名噪大江南北，它是许多有志于岐黄之术的青年向往之所在。朱良春一边读书，一边在当时名医章次公处实习。他抓住点滴时间，严格要求，初到上海一年多时间从没去过电影院，一是节约，二是没时间。接着就半工半读，在上海世界红卍字会医院中医部工作，红卍字会医院虽是慈善机构，但要求严格，讲究工作效率。朱良春上午看半天门诊，一般完成50至60个就诊号，通过那时锻炼出了诊病检查快，处方快的能力；且半天工作还可以得到生活上的补贴。下午去章次公先生处抄方，晚上随次公先生出诊。章次公先生的医德医道，使他明白"服百药之方，治百人之病"（王充语），方称得上是良医。

朱良春先生回忆当年随章师学习，不无感触地说："章师思路敏捷，学识渊博，临床颇多独特经验，对内科疑难杂症，尤擅其长，他一贯提倡'发皇古义，融会新知'的主张。对我影响很深，后来我之所以兼收并蓄，重视民间单方，走中西医结合的道路，都是章师正确引导的结果！"

对青年时代的朱良春影响较大的还有张锡纯先生，每当诊余之暇，经常翻阅张氏的《医学衷中参西录》，百读不厌，书中许多有效方剂，他应用于临床，发挥了出人意料的效果。因此，有些同事称朱良春先生得力于"南章北张"。这是符合实际情况的。

1938年底，朱良春以优异的成绩毕业于上海中国医学院，时年

22岁。他怀着行医济世宗旨走向社会，回到南通。

7

也许是开张志喜，也许是时来运转，福星高照。一个镇江同乡在南通患病，要他给治病，不收费，竟然药到病除。消息不胫而走……

正在这时，南通"登革热"（是一种由病毒引起的传染病）疫病流行。这种病的症状是头疼，高热，周身出红点。西医多用消治龙、握姆纳丁注射，可是效果不佳。而中医认定此乃瘟疫之症。朱良春就用章次公验方治病，疗效极好。他抓住辨证主要矛盾，治疫毒，以凉血解毒办法很快收效。一般患者经朱良春诊治，三四天就好起来了。这样由病家一传十、十传百的宣传开去，很快名噪全城。

从此，朱良春就忙得不可开交。他不计诊金，而且对劳苦大众，贫病交迫者分文不收。同时还给当时的一家药店——瑞成国药店特约，只要盖上朱良春印章的处方，免费抓药，由他统一付费。一般在每年端午节、中秋节和年终结账，7折优待。

从此，朱良春的医疗业务更多了，在中医同道中也有了交往，这是1940年左右。那年头，真是"万户萧疏鬼唱歌"的年代，瘟疫不断，接着流行一种伤寒病，不少人因无钱医治而死，朱良春整天忙碌着，得到老百姓的信任。后来又一个瘟疫霍乱病蔓延，恶性疟疾流行……通过这几年时疫病的门诊、出诊，虽然苦了他，但也锻炼了他。经过这段时间的临床诊病实践，靠了章次公先生宝贵经验的启迪引导，朱良春在名医荟萃之地站住了脚跟，已经登堂入室了。

朱良春临床的第二个提高是，他白天门诊出诊看病，夜晚读书。白天遇到疑难杂症，不顺手，通过灯下读书，有新的发现，新的认识，并能依据多年临床经验，研制出新的药方。

1945年，在国难当头，百姓贫病交加之中，朱良春见中医人员太少，于是他主持办起了南通中医专科学校，学生来自各地，教师都是朱良春原先的同学、同事，把一批学员教成识病治病的医生。第一期学员24名，通过4年学习毕业。现在其中多数均已晋升主治医师或副主任医师，部分还培养了学生，成为当地医疗的骨干力量。

8

1949年南通一解放，九分区卫生部长周申晋，进城后就召集医务人员开会，成立了南通医学研究会。朱良春被选为常务委员兼中医组组长。自此，医学研究活动逐渐开展起来，中西医学的研究，进入了新的阶段。

1952年3月间，朱良春筹组成立"中西联合诊所"，那时朱先生住掌印巷，诊所没有房子，就设在他家里。有汤承祖、陈继明、蒋仰三、林蘅共5人是诊所的第一批医生，朱良春为所长。诊所越办越兴旺，为群众治病，受到了老百姓的欢迎和爱戴。1954年在中西联合诊所的基础上，创办成联合中医院；1956年南通市成立了中医院，朱良春当了院长。

作为一院之长的朱良春，为南通市中医院励精图治，费尽心血，使医院在省内、国内成为较有影响力的基层医疗单位。1959年有2项国家重大科技成果奖，荣获"全国红旗单位"光荣称号。1976年以来，又先后荣获卫生部科研成果奖1项，省级科研成果奖2项；市级科研成果奖6项。现在这座医院已成为具有一定规模、科室较齐、基础较强的综合性中医院，成了南通市中医医疗、教学、科研的中心。

这位第一任南通市中医院院长，一直当了 28 年，直到 1984 年 3 月新老交替退居二线时，朱良春老院长成了中医院的首席技术顾问，一如既往地关心着医院的发展。

第四章

知识的积累，学识的渊博，靠的是平日辛勤。朱良春惜时如金，著书立说，勤奋耕耘，因而做了时间的主人。时间，是组成生命的细胞。他奋斗—拼搏—成功，包含着艰辛的努力。

人的一生是短暂的。来也匆匆，去也匆匆，如何抓紧时间，有意义地度过这短暂的一生？一分耕耘，一分收获。朱良春就是孜孜以求，奋斗不息，认真地在医学道路上勤奋耕耘，从不停息，从不怠惰，从不偷闲……

9

看来，朱良春先生的医学生涯，从著名章次公中医门下到上海中国医学院毕业，进而立足社会，整个过程算是比较顺利的，所以朋友们高兴地祝福他："一路顺风！"

朱良春先生之所以能一帆风顺，而且又一路顺风，是靠了党的领导，老师的引导，自己的实践；在实践中不断提高，刻苦磨炼起来的。他的成才，他的成功，主要是在 1949 年后。党对朱良春的培养、关怀和信任的良好环境，使他顺利地成长。算起来，他 1949 前行医 12 年，只写过两三篇临床实践的医学论文；后已发表了 120 多篇论文，出版了 6 本医学专著。他呕心沥血，著书立说，为的是振兴中医，传播医道。朱良春先生白天诊病处理医务，实在是忙得不可开交；要看书写作，只有早晚挤时间，他挤时间的办法是：早上早起一点，晚上晚睡一点。他回顾一生，在 70 岁之前，晚上 12 点钟前睡觉是很少很少的，他对自己有个严格的要求："每日必求一得"。诊病也好，读书也好，没有收获，就不敢怠惰，一定要在看书学习中找心得。有了一得心喜欢，消化后才能入睡。他认为，学无止境，只能在不断探索中求进步。他的另一个座右铭是：有求知才能增进。

写作，他总是自己写，自己清稿，从不借手于人。6 本医著除 2 本是 20 世纪 60 年代初完成的，其余 4 本都是在十一届三中全会以后写成出版的。日本出版了朱良春的《现代中医临床新选》，正如日本东洋医学国际研究财团评议员中尾断二写给朱良春祝贺信上说的：

> "日本对《现代中医临床新选》一书作了很高的特别评论，顷刻间书就全部售完，已无剩余。我再次真诚祝贺！"

新近在上海中医学院出版社出版的《朱良春用药经验》一书，由艺术大师刘海粟题写书名。该书也同样受到医学界的关注。

朱良春和他的著作受到医界的重视，各地经常邀请他去讲学，多次赴北京中国中医研究院和上海、长春、贵阳、广西、安徽、南京、江西等中医学院以及青海、广州、深圳等省市医学团体讲课；1985 年 11 月受日本东洋医学国际研究财团等 3 个医学团体邀请，去东京、札幌两地作学术演讲，载誉而归。他被九嶷山学院中医系聘为名誉教授。1987 年被中央卫生部授予全国卫生文明建设先进工作者称号，同年国务院批准朱良春为杰出高级专家，暂缓退休。

真可谓"春蚕吐丝，织广厦千万间；心血耗干，育桃李满天下。"

10

朱良春现任中华全国中医学会理事，江苏省中医学会名誉会长，光明中医函授大学顾问，《中医杂志》特约编审，《实用中医内科》杂志、《江苏中医》杂志编委。曾任江苏省卫生厅科学技术委员会委员、南通市科学技术协会副主席等职。

朱良春在早年参加农工民主党，现在是农工民主党中央委员暨南通市委员会主任委员，政协南通市委员会副主席。

近年来，朱老除了参加政治活动和社会活动外，主要精力用于中医学的研究和著书立说，他常对至交好友说到，在党的正确领导下，真正发挥了他——作为一个从旧社会走过来的老中医、老知识分子的应有作用，特别是这十年里，他的许多医学论文发表了，还编著出版了《章次公医案》《汤头歌诀详解》《现代中医临床新选》（日文版）《虫类药的应用》等新书。颇受中医学界重视。其中对《章次公医案》，《辽宁中医杂志》载文称："从某种意义上来说，此书不亚于华岫云所编清代医学家叶天士的《临证指南医案》。"同时，他的《虫类药的应用》问世后，更受重视，除在国内很快销售一空外，在日本，中医学术临床研究会会长中尾断二、东京药学专门学校校长桑木崇秀博士等均给予很高评价。

朱老治学严谨，刻苦钻研，数十年来严格要求自己，他注重实效，对民间草药秘方，亦认真搜罗、验证。他非常重视中西医结合，主张中医必须跟着时代的步伐前进。几十年来，在继承和发扬中医药学中，他的治学要领是：师古而不泥古，不囿于一偏之见，不执着一家之言，在采撷百家之长，融会剖析的基础上，善于化裁，敢于闯出一条新路来。

是的，在硕果累累的成绩和莫大的荣誉面前，朱良春先生从没有陶醉，此时此刻占据他脑海的依然是闪烁着璀璨光彩的中国中医事业，在他人生暮年的轨道上，他的足迹仍在延伸，延伸！

11

与朱老先生多次交谈采访，在笔者着手写作这篇拙文的时候，收到了朱老先生的信，作为本文的结尾，读者多少可以从中看到朱良春的医德人品与治学精神——一个普通人所走的成功之路！

承蒙青睐，亲来访谈，衷心感谢。

稿件写学习精神为主，甚符我意。个人 50 多年来，从事中医工作，只求能为患者尽量减少疾苦，缩短疗程，提高疗效，经常翻阅文献资料至午夜以后始行入睡。"每日必求一得"已成我的习惯。我常以"圣教序"中之"诚重劳轻，求深愿达"以自励，以明代张景岳之"学到知羞"作座右铭，以"淡泊自守，埋头学问，厚积薄发，含英咀华"勉励青年学子。我一生无特殊嗜好，唯一的乐趣就是读书，发掘知识，提高自己，也为帮助青年人不断前进而循循善诱，贡献自己一份力量。如此而已，希在落笔时，务求朴实为要。匆此草达。

1987 年 2 月 17 日采访于南通

1989 年刊载于《共和国骄子》

献身中医事业的人

中共南通市委统战部 周文甸 杭旭庄 张贤粉

1991 年 12 月 2 日，中共南通市委、南通市人民政府联合举行"政府特殊津贴发证仪式"，授予经国务院批准享受政府特殊津贴的 3 位杰出专家称号。

我国著名老中医朱良春是这 3 位专家中年龄最大的一位，今年 75 岁。在半个多世纪的漫长岁月中，他为我国的中医药事业作出了杰出的贡献。

一

朱良春是江苏丹徒人，生于 1917 年，原在家乡读书，后转学南通。他在读中学时，因病辍学，于是萌生学医的念头，便恳求父亲："让我去学医吧！""学医是要付出很大代价的。"经济并不太宽裕的父亲为难了。"我省吃俭用好了。"朱良春答道。"孩子的前途要紧啊！"在几个亲友的劝说下，他的父亲终于同意了。离丹徒不远的武进县有个孟河镇，世代出名医。孟河四大医家之一的马培之曾做过慈禧太后的御医，医术高明，深得皇宫的信赖。其侄孙马惠卿聪慧过人，继承了先辈的祖传医术，名闻遐迩。朱良春早年就师从于马惠卿先生，学习了 1 年。第 2 年，苏州国医专科学校招生，他以优异成绩被录取并进入二年级下学期的学习。两年后，进入实习的时候，抗战爆发了，学校解散，学生各奔前程。朱良春只身跑到上海，谋求继续学医的门道，凑巧在老校长的帮助下，凭着他的一张"证明"，进入了上海中国医学院四年级，师从医学造诣精深的章次公先生。

1938 年是朱良春人生旅途上的一个里程碑。他获得了医科大学的毕业文凭，并发表了第一篇论文——《〈千金方〉博大的内涵》。

1939 年，血气方刚的朱良春胸怀凌云壮志，兴致勃勃地来到滨江临海的南通城，决心施展才能，大干一番事业。

江城春早，3 月的柳枝冒出了新芽，宅边的桃树绽开了美丽的花朵儿，"国医朱良春诊所"的牌子在一片鞭炮声中挂上了墙头。从此，朱良春开始了漫长的行医生涯。时年，他仅 22 岁。

然而，开张伊始，门庭清冷，就诊者寥寥无几。

挂牌的第 2 年，一种叫"登革热"的疾病在南通大流行。患上这种病的人，周身红点，头痛发热，难以忍受。朱良春用一种自己配制的中药小丸，配合汤药，在短短的三四天时间内，为患者解除了痛苦。真是一锤定音！朱良春以自己高超的医术换来了应有的荣誉。人们扛来"华佗再世""以良方寿世，如春雨膏田"等匾额，纷纷登门谢诊。

于是乎，朱良春诊所火热起来了，并且和南通城内"瑞成"国药店的店老板建立了特约关系。凡见盖有朱良春印章的药方子，药店一律免费供药。每年按端午、中秋、除夕 3 个节日凭处方与朱良春结账，药费 7 折计算。朱良春为穷苦人看病，只收三四角，有的不收分文。一年下来，总要贴上百十元。这样做他心甘情愿，心安理得，他觉得自己在默默地履行着父亲"要积德行善"的亲切教诲。

朱良春名声大震了。然而，对一个初来乍到的年轻小伙子来说，要想出人头地，跻身于名医之列，确非易事。俗话说："初生牛犊不怕虎。"朱良春用药大胆泼辣，自成体系，而且买药花钱不多，"顺寿堂"有个老药工说："朱医师年纪不大，用的虎狼药，自己不怕担风险，很有胆识。"

由于用药猛峻，疗效显著，看病的人一天天多起来了，朱良春高兴、喜悦、忙碌，然而更多的是愤恨、忧虑。当时，日寇侵华，国难当头，人民遭殃。他想，要打败敌人，拯救中华民族，必先壮其筋骨，强其体魄。他从宣传发展医学、壮大医生队伍入手，自己出钱办起了小型杂志，取名《民间医药月刊》。他搜集民间单方草药，汇集成册，由"翰墨林印刷局"印刷，每期二三百份，免费寄送，深受同道和群众的欢迎称赞。

朱良春在办杂志传播卫生知识的同时，还热心培养中医人才。1945 年，他商借了"痀神殿"的厢房，办起了"私立南通中医专科学校"，邀请名医授课，学满 4 年，发给文凭。1948 年底，20 多名学生毕业，后来都在不同的医疗岗位成了业务骨干。

"雄鸡一唱天下白。"南通解放了！朱良春欢欣鼓舞，浑身有使不完的劲。为了使中西医结合起来，取长补短，他东奔西跑，不辞辛劳，带头组织起"中西医联合诊所"，他被大家推举为所长。他想尽办法，添置了一些先进的仪器设备，征集了许多医学书籍和资料，使诊所红红火火，热热闹闹了一阵子。后来，联合诊所改组成为"南通市联合中医院"，1956 年 4 月，又由政府接收，正式成立为市中医院，朱良春被市政府任命为第一任院长。中医院刚成立，只有20 多人，每天却要接待门诊患者六七百，乃至近千人。朱良春平时以院为家，即使行政工作再多，也照例每天看病四五十号，有时甚至七八十号，常常中午不得休息，夜里还经常值班、出诊，第 2 天照常上班。他从不知什么叫疲倦和厌烦，总是默默地工作着、奉献着，毫无怨言。"事有是非明以智，位无大小在于勤"——这就是他的座右铭。

朱良春思想开阔，气量恢宏。他博采众长，努力发掘民间祖传秘方，造福于民众。说起当时被誉为中医院里"三枝花"的来历，还有一段小小的故事呢。

"三枝花"是指季德胜和他的蛇药，陈照和他的瘰疬拔核药，成云龙和他的金荞麦。他们当中有两人被中国医学科学院聘为特约研究员，一人获得国家科技成果二等奖，在国内外都享有盛誉。就拿季德胜来说吧。他原是一个旧社会流浪江湖的蛇花子，斗大的字不识几个，他的蛇药世界有名，过去什么"半枝莲""垂盆草"，对他来说，只知道叫"狗牙半枝""黄开口"。尽管季德胜对它们能识、能配、能用，却不能按准确的比例配制出固定的药方。然而他的治蛇毒经验十分丰富，配制的蛇药十分灵验。过去，祖传的秘方从不外传，并且"传男不传女"。为了挖掘、整理这一稀世秘方，朱良春主动与季德胜交朋友，关系十分融洽。通过看其临床、考其药理、观其疗效三部曲，配制出比例恰当的药方，进而由秘方变成成品奉献出来。陈照治淋巴结核和成云龙治肺脓肿的独特经验，也是朱良春"待之以礼，处之以诚"，感动了他们而发掘出来的。

朱良春对虫类药颇有研究，造诣很深。他苦心孤诣创制的以全蝎、蜈蚣、乌梢蛇、䗪虫等虫类为主的益肾蠲痹丸，不仅能消炎、止痛、降低血沉和抗链球菌溶血素"O"，使类风湿因子转阴，还能治疗周身性、终生性的强直性脊柱炎，有效率达95.3%。类风湿疾病在当今世界上极为普遍，仅在我国就有900多万患者，被视为癌症第二，世界卫生组织把它列为重点攻关项目。曾有位徐姓妇女，

46 岁，患强直性脊柱炎 3 年多，背弯如弓，不能直立，活动困难，虽经多方求医，一无成效。她心灰意冷，几乎失去了生活的勇气，后在一亲戚的引荐下，找到了朱良春，得到了救治。

朱良春的医法是取虫类药蠲痹通络治其标，以益肾壮督培其本，抓标治本，标本同治。患者服药的第二天，疼痛减轻了，继续服药 30 天，病情大大缓解。经医院摄片检查，变形的脊柱已经恢复，人不但能直立，而且能劳动了。随之跟踪 1 年，未见复发。这位妇女见人便说："是朱医师给了我第二次生命，朱医师简直是个活神仙！"而朱良春却笑笑说："治好 1 个患者，让他（她）恢复健康，重回工作岗位，是我的心愿，比得到几万元奖金还要愉快！"

"益肾蠲痹丸"获得了成功！1989 年终于通过了国家鉴定，并获得了新药证书，先后转让给江苏清江制药厂和广东华南制药厂，投入批量生产。1990 年获江苏省科技成果奖和国家中医药管理局科技成果三等奖，并在首届北京国际博览会上获得银奖。

二

1956 年，江苏省副省长、农工民主党江苏省主任委员季方同志来到南通，在南公园招待所邀集朱良春等知名人士，征求他们对加入中国农工民主党的意见。当时，朱良春正在申请加入中国共产党，听了季方的话没有马上表态，后经市委统战部领导同志的解释和说服，朱良春欣然同意。他说："党的需要就是我的意向。我是一院之长，我的行动能带动一大批人，在工作中将会发挥更大的作用。"朱良春第一个加入了中国农工民主党，又被推选为市委会副主委，翌年，他出席了全国农工民主党代表会议。

不久，由于"反右"斗争扩大化错误的影响，朱良春受到了冲击，但他胸怀坦荡，光明磊落，在接受批判之余，夜以继日，孜孜不倦，与同仁陈继明、朱子青等人合作，仅用了3个多月，就写出了32万多字的《中医学入门》，后来这本书被朝鲜平壤大学列为医学系学生入门的必修课本。朱良春先后主写或与人合写了《中医内科临诊手册》《肝炎的综合疗法》和《汤头歌诀详解》等医学著作。

正当朱良春在中医学的理论和实践上卓有成就的时候，"文化大革命"开始了。朱良春一下子成了"反动学术权威""死不改悔的走资派""漏网右派""5·16的黑后台"，等等。一时间"帽子"铺天盖地而来。挂牌、游斗、抽吊、踢打无所不用，备受皮肉之苦，但他始终没有放弃对中医药的研究和为患者治病。白天，他做棉球，折纱布，洗针筒，干勤杂；夜晚回到家里，他为患者开药方治病，仍然受到人们的尊敬和爱戴。

经过两年零九个月的"劳动改造"，造反派实在找不到什么把柄，朱良春被"解放"了，并给他一个有名无实的"防治组"组长的头衔，他毫不计较，庆幸自己又有了继续为人民服务的权利。

党的十一届三中全会后，朱良春又一次被推上中医院院长的位置，并出席了在北京召开的全国医药卫生科学大会。年逾花甲的朱良春官复原职后，决心把失去的东西追补回来。在粉碎"四人帮"后短短的10年中，朱良春以惊人的毅力，相继写出了"痹证治疗经验""急重症的治疗经验""通利疗法在温热病中的应用"等60多篇学术论文，先后发表于全国各地中医杂志。1978年，他撰写了12万多字的《虫类药的应用》；1979年，他整理了22万多字的《章次公医案》，这两部医著的出版问世，在医学界引起了极大的轰动。他的《益肾蠲痹丸的临床和实验研究》一文，在世界卫生组织和国家中医药管理局联合举办的"国际传统医药学术大会"上宣读，受到国内外专家的好评。该药还被国家中医药管理局列入"八五"期间首批推广的良药"金桥计划"。1992 年，厦门国际培训交流中心举办了"痹证临床培训班"，委托朱良春主讲，为港、澳、台及海外人士传授中医临床经验，深得学习者的好评。

在中国浩如烟海的医学书库中，《虫类药的应用》是第一部专论虫类药的医著，填补了我国虫类药研究的空白。日本中医学术临床研究会会长中尾断二先生、东京药学专门学院院长桑木崇秀博士对《虫类药的应用》给予高度的评价。中尾先生在给朱良春的信中这样写道：

> "先生大作，实乃极为珍贵卓越之著，令人敬佩不已。在当前日本，尚未有虫类药方面的专著出版。望今后能永远得到先生的指导和赐教。"

1989 年他的门人和子女又整理出版了由刘海粟先生赐题书签的《朱良春用药经验》一书。书中和盘托出了朱老的许多宝贵经验，诚如姜春华教授所说："有一心为人民之心，乃有斯成果。又将得来不易之宝贵经验，公诸医界，行见此书为国内外学者所重。"张海峰教授也赞赏说："本乃不传之秘，竟能公之于世，是仁者之心也。"可见其学术价值了。

朱良春在埋头著书立说的同时，热心讲学，积极从事社会学术活动，把自己学到的一切毫无保留地奉献给社会，奉献给有志于医学事业的同仁。

近十几年来，朱良春不顾年迈，老当益壮，足迹遍及大江南北，边塞海疆，而且还越过国境，远渡重洋。他多次应邀到北京、上海、浙江、安徽、新疆、青海、吉林、广东、广西、云南、贵州等地和日本讲学，誉满海内外。白发苍苍的皖南医学院李济仁教授在听完朱良春的学术报告后，感慨地说："朱老把中医理论讲活了，这是很不容易的事情。我的老家在歙县，我要进朱老一方歙砚，以示对知音的敬意。"

1985 年和 1990 年，朱良春两次应日本东洋医学国际研究财团等学术团体的邀请，在东京、札幌、西尾等地，面对众多的日本医学专家，讲解中医学的理论知识和实践经验，得到了他们的赞赏和高度评价。

1989 年 6 月，日本爱知县的尾崎新一先生因肝病久治不愈，专程来南通就诊。他服用了朱良春开具的 60 剂中药后，多年不正常的肝功能得到了恢复。10 月间，尾崎又带来了一位本国朋友请朱良春施治，并告知自己的肝病已愈，使日本寺本医院院长十分惊讶，赞叹不已。他将药方复印，如获至宝，潜心研习，决心弄个水落石出。

三

1983 年 10 月，云南个旧市。

一天，一位苗族妇女背着个小男孩来到"江苏省智力支边团"所在地，跪倒在房门口，伤心地哭诉起来。朱良春被搞蒙了，经当地干部一翻译，方知她的前 3 个孩子都生同一种病死了，这是第四个，又得了双目失明、不思饮食、日渐消瘦的怪病。她四处求医，钱都花光了，病还不见好。她对朱良春说："求求你这个'活菩萨'，救救孩子的命"。孩子母亲的处境和心情，深深地打动了朱良春的心，他恨不得使出全身的本领，一下子把孩子的病治好。然而，擅长内科和妇科的朱良春对儿科和眼科却非专长，要是等下基层的专科医生来，怕耽误孩子的病，"救死扶伤，实行革命的人道主义"，这是医生的天职！想到这里，朱良春毫不迟疑，鼓起勇气说："你别伤心，我尽最大的努力，把你宝贝的病治好！"朱良春通过研究病历，测脉观色，凭着 50 多年的临床经验，断定这是由于营养不良而引起的角膜干燥症。随即开了几帖药方子给她，并叮嘱她回去后用鸡肝和炉甘石粉放在碗里炖熟给孩子吃。还教她为孩子捏脊，每天 2 次，以提高疗效。临走时，他又细心地给孩子检查了一遍，当感到没有一点疏漏和遗误的时候，这才放心地让他们走了。经过 5 天的内服、外治，孩子的病情好转了，面色红润了，笑脸也有了。做母亲的也打心眼里乐开了花，咧着个嘴她不知说什么感激的话语才好。

孩子的病给治好了，四面八方闻讯而来的许多患者，也得到了及时的治疗，可朱良春因劳累过度病倒了。

一天，他随团到蒙自县为基层医生讲课时，突发肾绞痛，额头冷汗直冒，仍坚持讲课，听课者无不为之感动。要问这是为了什么，"党派我来了，我就要千方百计多做一点好事！"这就是朱良春的回答。

四

青年是人类的未来，是祖国的希望，是支撑"四化"建设大业的顶梁柱。

朱良春十分懂得培养中医接班人的重要。平时，他非常关心青年一代的成长，无论对实习生、见习生、进修生、函授生，还是自己从医的亲生儿女，总是苦口婆心、不厌其烦地教，有问必答，一视同仁。他常常告诫每一个学生："业精于勤，荒于嬉""只有坚持学习，每日必求一得。"他寄希望于青年人，相信青年人一定能超过老年人，正所谓"青出于蓝而胜于蓝"。

几十年来，朱良春培养教导的学生达数百人之多。其中卓有建树的不乏其人。如《中医杂志》社副社长朱步先，中国中医研究院研究生院副教授何绍奇，中日友好医院史载祥教授，以及台北市文化中心中医院副院长陈九皋等。

朱良春对医学事业，对社会大众，对国际友人，作出的贡献可谓大焉！然而，他从不居功自傲，从不沾沾自喜，而是一如既往，在祖国医学园地上默默地耕耘着，工作着，奉献着。

朱良春为党和人民作出了重大贡献，党和政府给了他应有的荣誉和地位：

朱良春历任全国中医学会理事、全国中医内科学会委员、《医学百科全书·祖国医学》编委、中国农工民主党第九暨十届中央委员、江苏省政协常委、江苏省卫生厅科学技术委员会委员、南通市政协副主席、南通市科协副主席、南通市农工民主党主委等职。

1987年12月，中央卫生部授予他"全国卫生文明建设先进工作者"光荣称号。同年，国务院批准他为"杰出高级专家"，暂缓退休，继续从事中医理论研究和著书立说工作，为祖国的医学事业作出更大贡献。

《南通政协》1992年7期

苍生良医——朱良春

中国新四军研究会　朱清泽

法古不泥古，求新不求奇，

慎行不守拙，韬光以举贤。

——朱良春治学座右铭

从制服"登革热"到"顽痹克星"

早在1938年，22岁的朱良春从上海中国医学院毕业，带着医科大学文凭徙居南通市，挂起了"国医朱良春诊所"招牌，开始了他那漫长的行医生涯。第2年，南通地区有一种叫"登革热"的疾病大流行，患者周身红点，高热，头剧痛。朱良春急人所难，运用所学知识，创制了一种中药小丸和一种中药汤剂，两者配合使用，双管齐下，仅三四天就解除了患者的病痛，很快取得了显效，顿时，他名声大振。

20世纪50年代初，朱良春从每天门诊中发现风湿性关节炎和类风湿关节炎（以下简称"类风关"）患者日益增多，有时，日达一二十人。患者四肢疼痛，行动不便，纠缠终身，造成个人和家庭的不幸。中医称此症为"顽痹"，患者称之为"死不了的癌症"，朱良春对此进行了攻关研究。他依照古籍和临床实践，用虫类药和草木药配伍，创制了"祛风通络汤"，服用后疗效不错。

到了 60 年代，他从临床实践中已觉察到治疗类风湿关节炎与补益肾气有着密切联系。于是，重新修订药方，改称"益肾蠲痹汤"。随后，为方便患者，又把汤剂改为丸剂。

可不要小看一个药名、剂型的改变，它标志着医师临床经验的丰富和发展，也标志着人们由感性认识向理性认识的一次升华。时至 80 年代初，朱良春经过长期理论思考，对类风湿关节炎提出"从肾论治"的科学论断。因为"肾主骨"，督脉（脊柱）统督一身之脉，故以"益肾壮督"治其本，"蠲痹通络"治其标，二者兼治，收效始佳。他这一科学的理性认识，把治疗顽痹的研究工作推上一个新的台阶。

他的研究课题，列入省级科研规划，并与中国中医研究院基础理论研究所协作，用现代科技手段，对药理、药化、毒理及病理模型进行了实验研究。与此同时，又在 5 个省、市医院进一步做临床验证。科学实验报告称：益肾蠲痹丸对治疗类风湿关节炎，确有显著的抗炎、消肿、镇痛、调节免疫功能，以及修复类风湿关节炎造成的骨质破坏等多种功效。

益肾蠲痹丸于 1989 年通过省级鉴定，并获国家卫生部新药证书，批准投入生产。到今年初统计，有 20 余万患者服用益肾蠲痹丸，有 5 万多人治愈，摘去了类风湿关节炎帽子；而 95.3% 的患者有显著疗效。也因此朱良春教授赢得了"顽痹克星"的美誉。

1989 年，朱老的益肾蠲痹丸荣获首届国际博览会银奖；1991 年，又获国家中医药管理局科技进步奖。接着，他撰写了《益肾蠲痹丸治疗顽痹的临床和实验报告》。1991 年 10 月 20 日，他登上了由世界卫生组织和国家中医药管理局联合在北京举办的"国际传统医药大会"的学术讲台。来自 42 个国家和地区的 800 多位医药学专家对朱老的研究成果赞不绝口，认为朱老发掘出了中国传统医学理论体系的奥妙之处，十分难能可贵。

诺贝尔医学奖金评选委员会原主席诺罗顿斯·强博士，亲自目睹朱良春创制的益肾蠲痹丸在中国中医研究院基础医学研究所首创的病理模型的治疗结果，大为惊奇，赞叹道："中国传统医学真了不起，这是我看到的最杰出的奇迹！它纠正了类风湿关节炎骨质破坏不能修复的错误认识。"

精于中国科技史的英国著名学者李约瑟博士患类风湿关节炎，病程缠绵，得知朱良春教授的中药新成果后，特地托人购买益肾蠲痹丸，后由清江制药厂寄赠。

益肾蠲痹丸已在世界许多国家和地区应用，备受欢迎。

从"五毒医生"到虫类药学专家

朱老研究虫类药有独到建树，这首先得益于业师章次公先生。章先生是朱良春在 20 世纪 30 年代就读上海中国医学院时的导师，是一位医道精深、富有创新精神的著名医学家，曾任中央卫生部中医顾问，给毛泽东主席做过保健医生。在早年带领朱良春实习期间，章先生用虫类药为患者治病，疗效甚佳。章先生常教导朱良春要切记："用百病之方，治百人之病，方称得上是良医。"从此，朱良春开始关注起了虫类药的开发和应用。

他翻遍了中国医学古籍和历代名医良方，惊奇地发现：在距今3 000多年前的甲骨文资料中就有蛇、蝎入药的字样；汉初《神农本草经》列载虫类药 28 种；东汉名医张仲景已把虫类药应用于内科、妇科等疾病；唐代名医孙思邈、宋代名医许叔微及金元时代名医，对虫类药又有发展；特别是明代杰出药学家李时珍的《本草纲目》，收载虫类药达461种之多。

青年朱良春，参照前人使用虫类药治病的经验，努力探索虫类药的品种、剂量、药理、配伍、疗程等问题，并大胆做临床研究。这时，有些同行误认为他在"冒险而取效"；更甚者，还有的同行则贬他为"五毒医生"。面对各种各样的非议，朱良春坦然一笑，说："这全系误解"。他研究的结论是，虫类药具有攻坚破积、活血祛瘀、熄风定惊、宣风泄热、搜风解毒、行气和血、壮阳益肾、消痈散肿等八大主治功用。他告诉人们说："既然虫类药能极大地提高疗效，又具有其他药物不能替代的作用，就应加以研究、应用和提倡。至于个人毁誉，在所不计。"朱良春积多年潜心钻研之功，应用虫类药，得心应手。他于1962—1963年在《中医杂志》连续发表12种虫类药的临床应用论文，引起不小的轰动，得到了医学界、生物学界和哲学界的普遍关注。

1978—1979年，他在人民解放军157医院举办的全军"活血化瘀学习班"做了虫类药的系列专题讲座。

1981年，他的专著《虫类药的应用》出版，填补了我国几千年医学史上虫类药著作的空白，深得海内外行家的好评。日本中医学术临床研究会会长中尾断二先生、东京药学专门学院院长桑木崇秀博士等，称此书"实乃极为珍贵卓越之著"。

从培育"三枝花"到百花盛开

在南通，在江苏省会南京，有许多朋友都知道朱良春培育"三枝花"的杏林佳话。这"三枝花"就是蛇医季德胜、专治淋巴结核的陈照和专医肺脓肿的成云龙。

季、陈、成三人，当初均为当地的民间土专家，他们何以成为

"三枝花"？知情人都说，这是朱良春院长热情扶植的结果。

20世纪50年代初，在南通市郊20里外的一座破旧土地庙里，住着一个名叫季德胜的蛇花子。他虽然流浪江湖，一字不识，也不懂医药理论，但当地人都传说他治疗毒蛇咬伤特灵。

当时，身为南通市中医院院长的朱良春，爱才好士，对季德胜十分关注。他专门调查了季德胜治愈的患者，证实季氏蛇药方确有疗效。为了发掘这一秘方，在市卫生局的支持下，朱院长主动与季氏接触，以真诚感动了季氏，两人成了莫逆之交。朱良春通过与季氏一起采药，辨科属，定药名，又一起考察药理，组合处方，观察疗效，终于明白了其中的奥秘。这时，他们配制出了比例恰当的药方，以"季德胜蛇药"命名，从而把有可能被历史湮没的民间土秘方，挖掘改造成为造福民众的科学药方。

为了系统研究其药理和疗愈机制，在市科委和卫生局领导下，成立了"季德胜蛇药研究组"。1956年，季德胜成为南通市中医院蛇伤科医生，在朱良春领导下工作多年，两人关系一直甚密。《工人日报》曾以"蛇花子成为大医师"为题专文报道，引起全国轰动。1959年，季德胜与陈照出席了全国医药卫生代表会议，受到周恩来总理的接见，还被中国医学科学院聘为特约研究员，又被推选任省、市政协委员，市科协常委等职。季德胜终于由"蛇花子"成为驰名国内外的蛇药专家。

另外两枝花：陈照，由民间土医生变成治疗淋巴结核的医学专家，并被中国医学科学院聘为"特约研究员"；成云龙，由民间土医生变成专治肺脓肿的医学专家，成为1989年江苏省十佳新闻人物之一。他们的成长，也均与朱良春院长的精心培育有着密切的关系。朱院长在数年间，待之以礼，处之以诚，感动了他们，扶持了他们，与他们和有关同志一起，共同把民间土秘方发掘整理出来，变成人民大众的共同财富。

在朱良春数十年的从医生涯中，他培育的中医人才远不止这"三枝花"。作为一名辛勤的园丁，而今他已是桃李满园了，为新中国培养了一批难得的中医人才。

朱良春进入中老年后，更把培养中医优秀人才作为自己的天职。他通过临床传帮带，指导进修，授课，组织专题系列讲座，指导撰写医学论文，著书立说，以及平时的身传口授等途径，悉心培养的学生有百余人，其中卓有建树者比比皆是。《中医杂志》社副社长兼副主编朱步先先生、《现代中医内科学》主编何绍奇先生、江苏省卫生厅副厅长张肖敏女士、台北市文化中心中医院副院长陈九皋先生等，皆是朱良春的得意门生。

在朱老的7个子女中，有5个从医，而且个个都取得了突出的成绩，这当然与朱老的言传身教分不开。

从学生论文到"岐黄"新篇

朱良春从学生时代发表《医宗金鉴·内科心法》简介和论文《〈千金方〉的博大内涵》时起，就十分重视汲取前人学术精华，总结临床经验，进行中医理论的深入探索。

他铭记业师章次公先生"发皇古义，融会新知"的主张，逐渐觉察到，作为一名中医师，仅仅具有丰富的临床经验是不够的，要实现中医学的繁荣昌盛，须有赖于学术思想理论上的进步。同时，还要注意汲取其他学科之长，才能丰富发展自己。

1962年，朱良春在《中医杂志》上发表论文，倡导辨证与辨病相结合的观点，展现了一位临床医家的客观眼光。朱老在中医理论上的另一创见，是他对急性热病的治疗，提出"先发制病"的论点。朱老在中医理论上的第三个创见，是他对慢性久病的治疗，提出"从肾论治"的观点。朱老对类风湿关节炎、肾炎、肝炎的治疗研究深邃，诊治自成体系。朱老治疗黄疸久久不退、前列腺肥大、清稀带下等疾病，均具独到精深之妙，都是前人没有道及、古书不曾记载的。朱老在其《传染性肝炎的综合疗法》一书中，还将他关于通过系统地观察肝炎患者眼血管的变化来诊断肝炎病情是加剧、是好转、是恢复的独特诊断方法，作了公开论述，为中医诊断学增添了新的内容。

笔者在朱老的书房中，看到了他的 6 部医学著作。朱老见我爱不释手，将他 1981 年出版的《虫类药的应用》、1989 年出版的《朱良春用药经验》2 本专著，签上大名，赠送笔者和第八届全国政协常委张明将军。另外 4 本书——《章次公医案》《〈汤头歌诀〉详解》《现代中医临床新选》（日文版合著）《传染性肝炎的综合疗法》，因为只有孤本，笔者浏览一遍即放回原处。此外，《中国名医经验集萃》《肝病治疗学》等是朱老与他人合著的，而《实用中医内科学》《实用方剂辞典》等，则是经朱老审订后出版的。据其弟子说，朱老在中医期刊上还发表论文不下 140 余篇。

中医古典名著《黄帝内经》，因系托名黄帝与名医岐伯讨论医学写成的，所以后人称中医为"岐黄之术"。笔者面对朱老的雄文宏著，深深地被他的诸多"岐黄新篇"所感染，进而为这位勇于博采众长、融古洽新、勤奋耕耘、精进不懈、开拓进取的杰出高级专家所折服。朱老却谦虚地说："我不是全才，还存在不少缺点。我们国家和世界上尚有许多疑难之症没有根治办法，作为一个老医生，想来总是不安。另外，在许多方面我还要向同行学习。"

朱老的四女婉华说，她父亲几十年来养成一个习惯——"每日必求一得"。无论治病、读书、交友，如无所得，必不能安寝。老人家的专著和论文，都同他"每日一得"的良好习惯密不可分。

从"纪功桥"到建造"弘医桥"

在明代，南通出了个名医陈实功，他医德高尚，为人治病，不收报酬，他的义举感动了苏州巡抚大人，为满足名医心愿，修建了一座石头结构的通济桥。后人为纪念陈实功的功德，改名称此桥为"纪功桥"。

朱良春徙居南通行医 50 多个春秋，每逢路过纪功桥，总是触景生情，无限感慨。他亲口对笔者说："我每当走过这座桥，就缅怀那位医德高尚、医术精湛的先贤。如果不能认真学习，努力效法，就会愧对人生。"也因此他萌生了建造一座"弘医桥"的强烈愿望。

1992 年 11 月，"南通市良春中医药临床研究所"正式成立了。朱老说，这是他心目中那座"弘医桥"的起点。

良春中医药临床研究所，是一个集医疗和科研于一体的中医药临床研究机构。按照朱老意图，研究所的宗旨是：方便患者就诊，全心全意为人民群众的健康事业作出奉献；积极探索，竭尽全力为振兴中医事业作贡献。研究所的目标是：荟萃良医，春暖杏林，造福桑梓，惠及全球。

研究所已邀请国内外著名专家学者 151 人为专家委员会委员，还邀请 15 位知名老中医专家，轮流来所应诊。朱良春教授亲自出任研究所的董事长。

85 岁高龄的名中医汤承祖老先生赞叹说："朱老胆识过人，75 岁成立研究所，难能可贵。"南通市李炎副市长在成立大会上说：

"研究所的成立，顺应时代潮流，这座'弘医桥'，一定会沟通各代医学家的心灵，为中华腾飞作出自己的贡献！"

《今日名流》1994 年 10 期

读朱良春《医学微言》有感

中国中医研究院　谢海洲

1997 年人民卫生出版社在中医方面出了几本好书，其中之一为《干祖望医话》，我已在《山西中医》（1997 年第 6 期）专文介绍。另一专著即为朱良春之《医学微言》，确为一部不可多得的好书。

提起朱良春这个名字，在中医界是很熟悉的。其一，他是章次公（1949 年中华人民共和国成立初期卫生部顾问）先生的入室弟子，曾编著《章次公医案》；第二，他从事虫类药的研究，写成《虫类药的应用》专著；第三，他善治类风湿关节炎，并创制新药益肾蠲痹丸，成为治疗顽痹的专药，受到国内外专家的好评；第四，他发掘并培育了南通"三枝花"——季德胜蛇药、陈照和他的瘰疬拔核药、成云龙和他善治肺痈的金荞麦。可以说善于捕捉苗头，博采众长，为群众造福。

他于 1962 年首先提出辨证与辨病相结合的论点，为其后倡导中西医结合创造了条件。他虽是高明的传统中医，在临床上善于运用药物疗法与非药物疗法治疗各种疑难顽症，但同时也善于通过了解疾病的西医诊断、化验数据、各项检测结果，以及最后确定的西医病名，并作为辨证时的参考，对于少走弯路，提高疗效，确有好处。正如朱老所说："辨证论治的核心体现在整体观和动态观，整体观是既一分为二，又抓主要矛盾；动态观是充分体现了防微杜渐，见微知著的预防思想。"又说："辨证与辨病密切结合，研究疾病和证候的关系，探索临床诊治的规律，必能相得益彰，从而扩大治疗思路。"这个认识是现代中医所首肯的。我多年来就是根据朱老的见解，临床将辨证与辨病相结合，这比单纯辨证取得的效果更为显著，而且尝到了甜头，并用于指导今后的工作。因此，朱老的辨病用药思路，可以说已形成规律，值得效法与推广。

我与朱老的关系是神交已久的师兄弟。为何如此说呢？他是章次公先生高足，我虽非章老亲炙，但从 20 世纪 40 年代即开始读到章先生的《药物学》，并效法学习，亦步亦趋；又在 50 年代末北京医院应诊时，章老每周有一次门诊，而我正带领协和医科大学西学中班在该院实习，每周必见到章先生并向其请益；又我的宗兄谢仲墨（诵穆）亦为章老入室弟子，而且娴熟文献学，他向章老学习亦很认真，我们见面，他经常转述章老的教诲和经验。另一方面，50年代初，我曾经赵黄先生介绍拜其同乡武进徐衡之先生为师，徐先生医术高明，医德高尚，谦虚谨慎，从不夸耀。徐老与章老有同窗之谊，且为莫逆之交，曾共同创办中医教育，共同在一个诊所临证，互敬互爱。徐老曾介绍我去拜见章先生，亲聆教益。虽然时间不长，但一字千金，至今记忆犹新。我对章先生著作铿锵有声，临证构思精审，处方工整宛如墨宝，非常钦佩。尤以他的名言"发皇古义，融会新知"，久为我所服膺，且立志为此奋斗终生。因此，老师的垂范，只有向师兄朱良春学习了。

承朱兄寄赠近著《医学微言》，"微言"具有精深奥妙之意（姜兴俊语）。综观全书，其学术思想和临床经验具有很强的实践性和指导性，他的一些经验，效法化裁之后，可重复性是很强的。我仅举一例，我个人在治疗痹证时，遇到顽痹用益肾蠲痹丸，患者反映是良好的，临床只要辨证准确，是可以重复应用的。

本书分医论、综录两部分。医论部分以精辟的学术见解、创新的科研精神，显示出朱老胸怀博大，视野开阔；治学八字方针——高、实、博、精、新、勤、苦、恒，是他多年来治学经验的概括，指导学生，垂范后进，可以看出朱老的学术与日俱进。

综录篇有序言录、专访录、心得录。前者虽为他人所求，或者认为应酬之作，但均能中肯綮，实事求是。专访录为对学者或同侪的调查研究以及评价之著，无夸张之言。心得录多为学生或弟子的习作，亦深得先生之三昧，有前后呼应，互相补充的效果。其学生朱步先的序言，出自肺腑，言之中的，无夸张少恭维。另一学生姜兴俊的跋更露真知，乃学有所得，深切体会之作。

最后，我想到1985年秋出外讲学，曾在湖南九嶷山学院遇到朱老，乃先后而至，他讲完要离开，我初到。他虽然即要到广西，遇到我后当晚让其学生朱步先医师借走我的讲稿，看后次日还我。除鼓励有加，并转告我对此班学生应深入浅出，多讲例证。朱老的关怀，使我心中感到暖乎乎的。他就是这样默默地帮助同道而不动声色，也是使人受益，感激于心而永难忘却的道理所在。

在他业医60周年之际，我特意去南通为其祝贺，合影留念，并口占一绝，附记于下，作为本文的结束语：

忠诚创业一甲子，继承发扬又创新；
著作等身同侪颂，救死扶伤传美名。

《山西中医》1998年12月第14卷第6期

中医是一种仁慈

作家　陈祖芬

　　江苏南通的邮政局，常常看到这样的信封："南通朱良春医生收"。我问这位南通朱良春，我说如果我去南通，我又不知道您的地址，我能找到您吗？他说能，南通的出租车司机都能把患者送到他那里，当然，邮递员更会把那些没有路名没有房号的信送给南通朱良春。

　　一位骨科教授说：僻居一隅而名闻天下者，唯朱老也。

　　朱老每天除行医外，要处理一堆信。求医的，同行医生请教的。85岁了，朱老有信必复。他说中医乃仁术，"仁"即两个人，医生对患者要诚，患者对医生要信。诚则灵，中医不但是一种谋生，更是一种仁慈。

　　朱老这次来广州，听说省中医院有一患者，得了怪病蕈伞样肉芽肿28年了。全身皮肤溃烂后又结了1厘米厚的痂。3天前，朱老去看这位患者，朱老行医65年，也没见过这种病状。患者臂上的厚痂让他没法号脉，而且朱老又不是皮肤科医生。但他是朱良春。今天他去看患者，患者吃了两天他开的汤药，那1厘米厚的痂一层层剥落了，内层溃烂处不分泌脓水了，有些地方出现了正常的肉色。朱良春温厚的手搭在患者的手腕上——可以号脉了。患者从阴阳界上活过来，好像一个被冷冻28年的人，突然苏醒了，一时还反应不过来。唯一清晰的一件事，是对朱良春说：以后要写信请朱老看病。南通邮局，或许又要多一封没有路名的信：南通朱良春收。

有一年日本西尾市的寺部正雄会长，因夫人患乳癌，多方求医治不好，请朱老诊治。从此住在西尾医院里的夫人，瞒着日本医生天天喝朱老的汤药。1个月后手术，一打开，原来很大一个乳腺癌只剩了一小块，癌细胞没了。

日本医生懵了。

朱老笑，说"未可治者，未得其术也"（《内经》），未可治因为未可知，探索那未知的医学领域，是朱老每天的必修课。每日必求一得，方能入睡。这次会议期间他又买了一堆书：《药用动物》《蛤蚧》《中医名方临床新用》《内科诊治要诀》，等等。当然，我知道，凡医书，厚厚一本里哪怕有几页于朱老有参考价值，他便要从中获一得，大得或小得。

很多人劝他到一个大城市，可以造福更多的患者，他说他已老耄矣。他只两周去一次上海仁济医院浦东分院。他驾着祥云降落到浦东，但见一位恶性淋巴瘤4期患者，癌细胞已经扩散到整个腹部，西医打开腹腔只好缝上。患者身上这儿那儿都插着输液管，输氧管。一个滴水不进的人怎么让他吃汤药？朱老让人煎药，用灌肠的办法把汤药灌进去。2天后，患者开始吃东西，现在，该患者是上海一家中外合资企业的红光满面的老总。

朱老说15名老中医，都能让广东省中医院请来，实在是因院长、邓老的精诚所至，而且徒弟也都是副教授。以前中医传子不传女，因为女儿嫁人就传"外人"了。现在我们和盘托出。邓老是我们这批中医里年龄最长，也最勇于为中医讲话的，我是追随其尾。中医有自己的理论体系和运行规律，不能用管理西医的办法来管理中医。不能让牧师管和尚，不能用圣经管阿弥陀佛。中医院三分之一濒临倒闭，三分之一勉强维持，三分之一正常运行。应该为中医呼吁，为中医立法！

我本也并不看中医的，这次有点渐入佳境。晚上憋不住又去跟朱老要两本他的医书，就见他的桌上放着一口袋晚上刚买来的书：《金元医学评析》《脉法精粹》《中华脉诊》等。

有人笑我，这个会开下来你快成半个中医了。我说：我什么时候能混成个江湖骗子就了不得了。

我看到卫生部部长贺朱良春从医 60 周年时的题字："仁者必寿，老而弥坚。"

上海《文汇报》2002 年 7 月 6 日

不懈创新的中医名宿朱良春

南通日报　蔡跃华

一个个问世的新药是朱良春先生的创新成果。他积临床 50 多年经验研制的益肾蠲痹丸是 1989 年卫生部批准的国家级新药,并获"八五"计划国家中医药金桥奖;研制的复肝丸、痛风冲剂等是获部、省级科技奖的中医新药;新研制的治疗抗"非典"肺纤维化新药——扶正蠲痹一号和二号,正投入临床观察,效果良好。

他是国家中医药管理局中西医结合治疗"非典"(SARS)临床研究特别专项专家顾问,荣获中华中医药学会"中医药抗'非典'特殊贡献奖"。

自强不息　止于至善

"自强不息　止于至善"这 8 个笔力苍劲的大字,悬挂在著名老中医朱良春住所的客厅里。这位 87 岁的老人以此为自己终生的座右铭,意在提醒自己:医无止境、学无止境、求无止境。

作为朱熹第 29 代裔孙,朱良春学医纯属偶然。中学时,他得了肺结核,连续高热不退,身体骤然间消瘦。父亲请来中医为他开方研药。为了病能快些好,他自己也买回医书翻看。一年后,身体才慢慢恢复。自此,他的心中便升腾起一个强烈的愿望:停学从医。父亲提醒他,学医不是一件简单轻松的事,需付出很多的艰辛和努力才会成功。

朱良春先拜御医世家马惠卿先生为师，继又求学于苏州国医专科学校，1938 年毕业于上海中国医学院，并师从章次公先生。他博采众长，一步一个脚印，完成从一个患者到一名医生的人生转折。

中医的生命在于学术，学术之根源在于临床，临床水平的检测在于疗效，疗效的获得在于审证用药之得当，也就是在理论与实践结合中不断升华与创新。朱良春深谙其道，又完成了从一名普通医生到一名学术权威的跨越，并始终走在中医药创新发展的前沿。

一项项重要的头衔证明了他在医学界的地位。朱良春是南通市中医院首届院长（1956—1984），被国务院授予"杰出高级专家"称号。他是中国癌症研究基金会鲜药研制学术委员会主任委员，南京中医药大学终身教授，中国中医研究院基础理论研究所技术顾问，沪、港、台当代中医技术中心顾问，新加坡中华医学会专家咨询委员，中医教材顾问委员会委员，中华中医药学会终身理事。2003 年8 月 7 日，他又被国家中医药管理局中医药继续教育委员会聘为"全国优秀中医临床人才研修项目考试委员会专家"。

朱良春著有填补中医学空白的《虫类药的应用》和《章次公医案》《医学微言》《朱良春用药经验集》《现代中医临床新选》等 10余部著作，新作《朱良春治疗疑难病经验选析》即将由上海科学技术出版社出版。

恬淡虚无　真气从之

"恬淡虚无，真气从之，精神内守，病安从来？"《黄帝内经》里这 16 个字，一笔一画都已刻写在朱良春的心上。他认为，择业研术无需高谈，更不必阔论，一切唯有务本求实从真，才能宠辱不惊，

46

日精日善。

中医讲究辨证论治，同样的病，症却因人而异，因此，也可以说，每一个方子，都是一个创新。病者病情日日不同，所用药物应随时调整，因此，不论冬夏晨昏，不分远近亲疏，朱良春总是尽可能克服一切困难亲自前往。1995年，上海一合资公司的副总得恶性淋巴瘤已奄奄一息，人被病魔折磨得皮包骨头、头发掉光，一家著名医院已发出病危通知。后经友人介绍，病家向朱良春发出邀请。朱老便多次奔波于沪通之间。因不能进水，只能通过灌肠的方法给药。3天后，患者开始能进水，病情好转。在他的精心治疗下，1年基本稳定，3年后患者完全康复，至今仍活跃在商海。

术有专攻的朱良春尤擅以虫为药济苍生。一如皋籍女军人患强直性脊柱炎，腰腿部奇痛，病重时要人背着走，轻时要人搀着行。姑娘到处求医，收效都不大，她几乎要丧失生的念头。后来她找到朱良春。朱老不仅用虫药为这位女患者解除痛苦，而且还辅以心理上的疏导。2年过去，姑娘已行走如常，踏上新的人生路。朱良春说："虽然古书上一直认为虫类药物有毒，但是，我觉得它活的时候有毒，但死了之后，分泌的腺体氧化、干燥，没有毒了。虫类动物药具有一种生物活性，它的治疗作用比植物药要强得多，因为它含有大量的蛋白质、多肽类及各种酶。它有一种灵气，是血肉有情之物。我在实践中应用的效果很好，并把它写进了我的专著，得到一致肯定。"

作为广东省中医院的客座教授，朱良春经常帮助自己的学生、该院副院长和肿瘤科主任解决工作上的疑难。今年春天，"非典"在广东肆虐，他接到学生们的求教电话后，立即毫无保留地献出一个老中医毕生积累的经验。一位77岁的"非典"患者，已进入ICU

（重症监护室）抢救，患者手撒口开，四肢冰冷，汗出如雨，脉细如丝，昏厥不醒。朱老一语道破是阴厥、寒闭，要用"苏合香丸"，当可挽回厥脱，四肢可以回温。果然如此。该院采纳朱老的建议，用扶正祛邪、清热解毒、活血化瘀的中药，把"非典"患者肺部的炎症吸收，使病灶减轻，直至消除肺纤维化。世界卫生组织官员詹姆斯博士等一行到该院检查，十分信服，认为中西医结合治疗"非典"，提高了疗效，缩短了疗程，防止了后遗症，使病死率降低，效果令人赞叹。

传承瑰宝　时不待我

从扁鹊悬壶到华佗济世，说起医林前贤的扶危济世精神与治病救人故事，朱良春总是娴熟于心、滔滔不绝，这些人与事是高悬于他心中的一面明镜。他的医学实践也是对先贤思想、对中医瑰宝的传承。

他认为，疾病在不断变化，"非典"就是突如其来的，医生如抱着老皇历治病，就会被淘汰，所以，必须与时俱进。

创新离不开学习的积累。不论风霜雨雪、严寒酷暑，每天早晨，朱老都要花一个小时用来读书学习；80 岁之前，他每天晚上总要钻研到 11 点钟左右。"每日必求一得"，是他从医 60 多年来的行为准则，雷打不动。心中无得就再读书、再思考，直到有收获方罢休。现在，老人的每一天安排得丝丝入扣，仿佛要将分分秒秒掰开来用。给患者复信，回答学生咨询，解答同行提问，提供教学帮助，查阅古今资料，刻苦研读新著，精心整理笔记，辛勤著书立说……这些都是他每日里井然有序的必修课。他常说："去日已多，来日苦短，只有珍惜余阴，少留遗憾。"

朱良春还把心头那份放不下的沉甸甸的责任感传给了子女和学生。耳濡目染，言传身教，朱老的5个子女、3个孙辈承继了他的衣钵。老人时时督促提醒从医的子女每天8小时后都要检视自己所看过的每一个病历，琢磨自己开出的每一个药方，及时总结得失，不断精益求精。

更难能可贵的是，老人在耄耋之年仍然敢为天下先，与子女们创办全国首家民营中医药研究所——南通市良春中医药临床研究所，亲自担任董事长。

为使祖国的中医瑰宝得以创新、光大，朱良春愿做园丁育桃李，他带出的一批批学生中，不乏研究生、教授，以及中医药的高级管理和专业人士。他还不顾年事渐高，频频出访，足迹遍布日本、新加坡、法国、马来西亚等国，勤勉地做一名中医的宣传员、播种者，为进一步提高中医的地位、扩大中医药事业的影响贡献自己的力量。他说："经验不保守，知识不带走，我要把所有的实践心得，毫无保留地传授给青年一代，使他们都成为明天的名医。"

11月中旬，朱良春赴广州为全国名老中医临床经验高级讲习班讲课；下旬，中华中医药学会主办、良春中医药临床研究所在南通承办了全国中医疑难病辨治提高班。昨天，朱老刚刚从石家庄讲课归来，再过几天，他又要收拾行囊，应邀前往狮城，参加新加坡中医学院建院50周年庆典，并作学术演讲。

……

老人家的日程总是这么满满的。

《南通日报》2003年12月7日

因病成医，济世诲人慰生平

——访著名中医内科学家朱良春

广州日报　辛朝兴

中医名宿朱良春走上行医之路纯属偶然。上中学时，朱良春不幸染上了肺结核，在养病期间，他买了些医书回来自己翻看，逐渐对中医产生了兴趣。病好后，朱良春便下定决心从医，父亲深知学医不易，勉励他以"济世活人，积德行善"的精神坚持下去。学医后，朱良春幸遇良师章次公先生，先生以"发皇古义，融会新知"训之，让朱良春终生难忘，他以此为目标，在中医领域勤奋耕耘，终成一代大家。及至晚年，朱老仍以"自强不息，止于至善"自戒自勉。寥寥三句话，映照出一代中医大师人生三个阶段的心路历程。

医术：两剂药治好 20 年顽疾

朱良春是中医的大家、杂家，特别擅长治疗各种疑难杂症，多少不知名的怪病恶病在朱老的手中得到根除，连他自己也记不清楚。

2002 年，朱良春来到广州对广东省中医院的徒弟们进行指导。其间医院来了一个蕈伞肉芽肿的患者，全身结了一层厚痂，痂脱落后皮肤溃烂流脓，浑身上下没有一处皮肤是好的，患者就在这样的痛苦中度过了 20 多年。现在患者手臂上的厚痂已让朱良春没法号脉，但他根据患者的舌苔和过去的医疗记录，开了 2 剂药。2 天后，奇迹出现了，患者 20 多年的厚痂开始脱落了。后来，朱良春可以号脉了，他根据患者的脉象，对药方进行了合理调整，20多年没有的笑容重新出现在患者的脸上。

用"起死回生"来形容朱良春的医术，并不为过。不少被医院宣判了"死刑"的患者，硬是被朱良春从死神手中拽了回来。朱老说："世上只有'不知'之症，没有'不治'之症，只要辨证明确、用药得当，就肯定会有疗效。"疑难病大部分还是可辨可治的，关键是如何加强基础理论的熟练掌握，临床实践的灵活运用，不断探索总结，找到"证"的本质，明析客观规律。

中医讲辨证，西医讲辨病，朱良春认为，"二者要结合起来"。"辨病"，通俗地说就是"辨"病名，这可以通过现代医学检测手段准确地确定下来；但在辨病的同时还要辨证，即要"因人、因时、因地、因症制宜"，还要善于抓住主要矛盾。

忧虑：中医岂能不学中医经典

可是，让朱老感到心痛的是，中医辨证论治的本领，在一部分人手里却被慢慢地丢掉。现在一些医院里，所谓的中医大部分变成了"辨病"治疗：患者来了，先去验血、验尿、做B超什么的，确定是什么病，然后对号入座，找找中医书里有什么成方可以治疗这种病，开完药了事。

中医的"西化"，在朱良春看来，有内外两方面的原因。从外因看，中医院校毕业生工作难找，造成人才流失；另外，现代人生活节奏快，许多人看病时追求速效，要求打抗生素、吊针等，也减少了中医医生的临床实践机会。从内因看，中医本身博大精深，学有所成要下很大苦功，加上中医典籍都是古文，对于接触古文不多的现代人而言十分枯燥乏味，也容易产生畏难情绪。

朱老提到，在早先的中医药学校的课程设置里，中西医课程的设置比例是8：2，现在则普遍降到了6：4，有的院校甚至降到了5：5，中医课程越来越少。而作为中医医生本应必读的4门经典著作：《黄帝内经》《伤寒论》《金匮要略》《神农本草经》，已被浓缩成一本笼统的《中医基础》。"这是中医教育最大的悲哀，学生的中医理论基础不牢，也就很容易丧失信心。"朱老叹息道。为了补救，加强在职继续教育很重要，朱良春认为，广东省中医院邀请名老中医，组织青年技术骨干拜师学习，这种"尊师重教"的精神，十分可贵；师徒结对，教学相长，为中医药事业的继承发扬，走出了一条新路，值得全国中医院效法。

授业：力荐后学不遗余力

中医西化的现状让朱良春痛心疾首，但他一刻也没有放弃对中医后继人才的培养。不管是已有多年经验的中医师，还是偏远山村的小医生，抑或只是初涉医林的中医爱好者。只要向朱老请教，他必不厌其烦、谆谆教导。数十年来，朱良春不遗余力提携后学的事例数不胜数，其中朱步先和何绍奇两位弟子的故事，已在中医界内传为美谈。

20世纪60年代，朱步先还是江苏泰兴县农村的一个普通医生，在杂志上看到朱良春的文章后，跑到南通要求跟老师学习。朱老见他聪明好学，不仅不收他的学费，还毫无保留地把自己的所学传授给他。1982年，卫生部中医司组织编撰一部《实用中医内科学》，朱良春是两位定稿人之一，他向主编推荐了朱步先和何绍奇两位统稿人，其时，朱步先还只是泰兴中医院里的一般医生，但他也不负恩师重望，出色地完成了统稿任务，从此在中医界声名鹊起，被选调到《中医杂志》编辑部当副主编，之后朱步先又移居英国牛津，在海外传播中华的岐黄之术。

另一位弟子何绍奇，经历也与朱步先类似。他是学徒出身，虽酷爱中医，但僻居四川梓潼，难得名师指点。一次偶然的机会读到了朱良春的文章，从此开始与朱老书信往来，得到朱老的悉心指点，技艺精进，终于在1978年以第一名的成绩考取了北京中医学院与中医研究院联合举办的首届研究生班，现已成为知名学者。

朱老今年已88岁高龄了，但他依然挂念着中医继承人的培养。朱老语重心长地说："近年来有时有力不从心之感，希望中青年中医同道，自信、自强、自立，勤于实践，敢于创新，不有愧于轩辕黄帝在天之灵，则幸甚矣！"朱良春曾赋诗自勉，诗曰：

八十人生有几何，荏苒岁月莫蹉跎；

医龄六旬愧无绩，老骥奚能伏枥过。

这既是朱老的自勉，更是对年轻一辈中医继承人的鞭策。

《广州日报》2004年7月28日

慧眼识英才　甘做嫁衣裳

——访中医学家朱良春

中国中医药报　马骏

　　有人说，"僻居一隅而名闻天下者，朱良春也。"

　　南通是座普通的小城，朱良春在这里学习、工作和生活，一待就是几十年，超凡的医术学问为世人称道。一封封陌生又热情的信笺，一批批慕名而来的莘莘学子，南通，因有了朱良春也别具魅力。

　　终于踏上了神往已久的土地。嗅着潮湿的空气，走在车水马龙的濠河岸边，那丛粉红的杜鹃花旁，就是朱良春的家。温厚亲切的朱老，围绕教育的话题讲了三个故事。

力荐后学者　得意众门生

　　朱老弟子上百，正式拜师长期学习的也有几十人，若算上历届带教实习的及各地钻研其术的私淑者则以千计。无论拜师、私淑还是自学求教者，朱老对后生从不轻忽，一贯热情帮助。其中力荐何绍奇和朱步先两弟子的故事在中医界传为美谈。

　　20世纪60年代何绍奇偏居四川梓潼，拜为朱老的遥从弟子，学有不解就向先生请教，朱老也是每信必复，常常是五六页信纸，两人通信即使在"十年动乱"也未曾间断。"文革"结束，何绍奇想报考研究生，但因学徒出身受到限制，朱老就寄了封航空快件给中国中医研究院研究生班负责人方药中教授，详细介绍徒弟的水平已达到报考要求，并且"我可以个人人格担保，不会让您收了无用之人的"。最终何绍奇不负所望，名列榜首，毕业后在京执教，已是海内外知名学者，现正在香港浸会大学中医药学院做访问学者，讲课授业。

朱步先，原是江苏泰兴县农村的一个医生，读了朱良春的文章后跑到南通要求拜师，因他踏实好学、过目成诵，朱老就将所学悉数相传。没有学历，朱老就想办法争取到一个正式进修名额，使他一年后职称相当于主治医师。1982年卫生部中医司组织编写《实用中医内科学》，朱良春是两位审稿人之一，凭着对爱徒能力的了解，他大力推荐职称不高的朱步先做统稿人。为期一周的试用期间，朱步先出色完成了任务，令人刮目相看，他修改的文稿篇篇畅达，出类拔萃，后来被前来慰问的领导慧眼识中，得以有缘奉调北京。曾任《中医杂志》副总编，现在英国牛津讲学诊病，传播岐黄文化。

提起两位高徒，朱老话语中透着慈爱之情，而医林中受益朱师的后学者、民间医又何止二三。朱老书桌上整齐叠放着一摞摞信件，大多是基层医生的来信，有要求拜师的，有请教问题的，还有读了书受了益，喜不自禁表示感谢的。朱老说，"这些人都很诚恳，是要学习的，我一定要答复他们。"他不厌其烦地解答疑问，一丝不苟地亲笔回信，之后会用红笔在来信封皮上圈个"复"字，好像了却了又一桩心愿。但近来因阵发性房颤，时有力不从心之感，不能一一亲复了。朱老还特别提到广东省中医院邀请名老中医为技术骨干作导师的做法，是一种继承提高的有效方式，值得重视。对高徒们的诚恳学习，刻苦钻研的精神，感到欣慰。

动荡中办学　学费"两担米"

谈兴颇浓的朱老还聊起一段鲜为人知的历史。1945年，28岁的朱良春的诊所已经颇有名气，应当时很多青年拜师求医的要求，他就在南通创办了中医专科学校，自己筹钱租房子、编教材、找老师。时局动荡，收取的学费很低，国民政府物价飞涨，每天价格浮动，学费就定为"两担米"，按当天的米价折算，当然收的钱也只够给老教师们来回上课的车马费罢了。在艰难中学校坚持了 4 年，到 1948 年毕业仅剩 18 人。当年的学生如今都早已到了行医退休的年龄，还有些现在在台湾。

朱老对中医教育始终热心，并有自己的体会。他说，"我对学生一是要求严一点，二是以诚相待。'诚'，就是诚恳，教给他们的东西都是实实在在的，毫不保留。"朱老常说一句话："经验不保守，知识不带走。"经验不能保守，要和盘托出；知识不要带走，能写的多写一点，能教的多教一点，让学生得到益处，把真正的经验实实在在地拿出来。朱老的著作写的都是多年心得，很实用，他自己践行着"说实话，不讲大话、空话"的准则，并严格要求徒弟们做到"求真务实"。诚实，这种朴素而又可贵的品质在朱老身上熠熠生辉。朱老还对学生提出"高、实、博、精、新、勤、苦、恒"治学八字的要求，使学生们受益终生。

寻访土专家　成就"三枝花"

1956 年南通市中医院成立，"那时很有激情"，朱良春院长白天看病，处理行政事务，骑单车四处出诊，晚上在单位写书或者值夜班。他多次深入民间，打听到季德胜、陈照、成云龙这三位土专家治疗蛇伤、瘰疬、肺脓肿各持所长。尽管这几位民间医生的文化水平并不高，但求贤若渴的朱良春毫不介意他们的身份，礼贤下士，热情地和他们交朋友，真诚邀请三位土专家在中医院开设专科，卓有疗效，被老百姓称为中医院的"三枝花"。

朱老的人生就像一部传奇。他从医近70载，是全国闻名的目前仍健在的几位顶尖级名老中医之一，所获荣誉无数，然而对于故土家乡、民间学者，他始终饱含眷恋深情。朱老勤于思考，一本本著作，灵慧实用，启发了无数人。他始终谨记当年父亲嘱咐的"济世活人，积德行善"，待人诚恳宽厚，慧眼识才甘当伯乐，提携后生不遗余力。在医术研索中，他坚持章次公先生倡导的"发皇古义，融会新知"的革新精神，为继承发扬中医学术，作出有益的贡献。晚年仍敢为人先，1992年在子女的倡议下，创办了南通市良春中医药临床研究所；近期再创新业，国内首家虫类药工程技术研究中心已破土动工。"自强不息，止于至善"，这大概是朱老一生的真实写照吧。

《中国中医药报》2004 年 10 月 27 日

弘扬岐黄　传承薪火

——记我国著名老中医朱良春

江海晚报　周健

　　"2005年中国首届著名中医药学家学术传承高层论坛"前不久在我市举行。来自全国32个省市自治区、香港特别行政区以及英国、新加坡、马来西亚等国家的中医界"泰斗级"大师济济一堂，盛况空前，被称为中医学术界的一次世纪峰会。会上，有一位德高望重的老人受到新闻传媒的关注，他就是我国著名老中医、原农工民主党中央委员、南通市政协副主席、南通市中医院首任院长朱良春先生。

　　朱老从医70年，是"中国百年百名中医临床家"之一，1987年国务院授予"杰出高级专家"（江苏省中医界唯一获此殊荣者），1991年起享受国务院特殊津贴。现虽已89岁高龄，仍身兼要职：中华中医药学会终身理事、全国优秀中医临床人才研修项目指导委员会委员、广州中医药大学第二临床医学院客座教授、南京中医药大学终身教授、中国中医药研究促进会常务理事、全国名老中医学术经验继承工作指导老师、中国中医研究院基础理论研究所技术顾问、美国中医针灸医师联合总会高级顾问、中华中医药学会风湿病分会顾问、南通市良春中医药科技有限公司董事长。

海襟江志　秉承大师

朱良春为朱熹公第29代裔孙。说起他与中医的渊源，还要追溯到中学时期。那时他不幸患上肺结核病，不得不辍学一年，父亲为他请来中医治疗。为了让病能好得快些，他一头钻进医书，被中医学的博大精深所吸引，从此一发而不可收。于是他立志从医，以继承和发扬祖国中医事业。

病愈后的朱良春到名医之乡武进孟河镇，拜御医马培之后人马惠卿先生为师。为求深造，于1936年2月，考入了苏州国医专科学校。1937年转学到上海中国医学院，师从上海名医章次公先生。日本侵华战争爆发，邮路不通，生活来源中断，许多同学被迫返乡。然而，朱良春宁可饿着肚子也要坚持跟先生临床诊病。章次公对这位勤奋好学的小同乡厚爱有加，介绍他每天上午到当时的一家慈善医院为难民诊病。章次公先生推崇的"发皇古义，融会新知"的革新精神，给朱良春以潜移默化的影响。他常常秉烛夜读，《黄帝内经》《伤寒论》《金匮要略》《本草纲目》《温病条辨》中宝贵的传统医学理论为他后来自成体系的"辨证"与"辨病"相结合的学术思想奠定了坚实的基础。

博采众长　甘为人梯

朱老长期精研经典，博采众长，先后发表论文180余篇，著书10部，他的学生不少已成为博导、专家。他十分注意发掘民间"特效药"。20世纪50年代，南通市中医院名医荟萃，身为院长的朱良春对此并不满足。为了拓宽选药思路，创南通中医特色，他不断搜集民间验方。只要听说哪里有擅长治疗疑难杂症的民间医生，都要去登门拜访，不耻下问，甚至把那些"土郎中"请进医院，开设专科病房，发挥他们的一技之长，更好地服务于社会。他们中有专治瘰疬的"邋遢先生"陈照，浪迹江湖的"蛇花子"季德胜，沉迷乡里、专治肺脓肿的成云龙。在朱老精神的感动下，他们向祖国献出了祖传秘方。朱良春和同事们一道，通过挖掘整理，推出专治呼吸道感染和肺脓肿的金荞麦口服液、专治蛇伤的季德胜蛇药、专治淋巴结核的瘰疬拔核膏等一系列特效药。其中两位一跃而成为中国医学科学院特约研究员，一位获国家科技发明奖及卫生部成果一等奖。

执着创新　敢为人先

"中医的生命在于学术，学术之根源本于临床，临床之水平的检测在于疗效，疗效的获得在于审证用药之得当，也就是要在理论与实践的结合上才能得到升华与创新。"朱良春深谙其道。

如皋籍的一位女军人患强直性脊柱炎，行动极为困难，到处求医，不见效果。后来找到朱老，朱老用虫类药为主组方治疗，同时辅以心理上的疏导，半年后症情好转，2年后奇迹出现，骨质破坏得到修复，行走如常。朱老对虫类药潜心研究长达数十年之久。他说："虽然古书上一直认为虫类药有毒，但我觉得毒虫死了之后，分泌的毒液经过氧化分解，就没有毒了（斑蝥、蟾酥除外）。虫类药具有一种生物活性，它的治疗作用比植物药要强得多，因为它含有大量的动物蛋白质、多肽类和各种酶，并含有一种灵气，是血肉有情之物。"他的研究成果为治疗当代许多肿瘤、心脑血管病开辟了一条崭新的途径。由他著述的我国第一部虫类药专著《虫类药的应用》于1978年出版。在此基础上，创制了许多有效药方，为攻克顽症痼疾作出了突出贡献。

　　他研制的益肾蠲痹丸，经 30 多年的临床观察，总有效率已达 97.3％。到目前为止，仍是国内唯一治疗类风湿关节炎、调节免疫功能，并对骨质破坏有修复作用的中成药。该药被评为国家级新药。1991 年该成果获国家中医药管理局科技进步奖，并被列为重点科技成果推广项目之一。最近，"益肾蠲痹法"治疗风湿病又被国家中医药管理局定为 2005 年 7 项科技成果推广项目之一。这也是江苏省今年唯一入选的中医药科技成果。朱良春还针对中老年人的生理特点研制了双降散，既可防治心脑血管病变，也可减肥轻身，具有良好的推广发展前景，1998 年该课题获江苏省中医药管理局科技进步奖。

　　辨证论治和辨病论治相结合，是朱良春对中医药事业的杰出贡献，是对中医传统诊治方法的发展。他认为，临床上很多疾病不但要辨证，而且要结合宏观与微观相参照辨病，使治疗更具针对性，有利于提高疗效。例如，肠癌早期症状似慢性痢疾或肠炎，病毒性心肌炎颇似热病后的劳倦症，如不辨病，容易造成误诊误治。朱良春在实践中，用辨证和辨病相结合的方法，总结出许多新方，为中医界同仁所推崇。他说，患者病情日日不同，用药应随时调整。上海有一合资公司副老总患上了恶性淋巴瘤，骨瘦如柴，滴水不进，就诊医院曾发出病危通知。经朋友介绍，邀请朱老前往诊疗。朱老多次奔波于沪通之间。患者不能进水，就通过灌肠的办法给药。经过 1 年多的精心治疗，病情稳定下来，3 年后患者完全恢复。

　　应用中医药挑战人类未知的疾病。2002 年冬至 2003 年春，"非典"肆虐，广东省中医院收治了一位 77 岁的老翁，手术后并发"非典"，用尽中西药物，仍高热不退，昏迷不醒，四肢厥冷，邀请朱良春参加远程会诊。朱良春全面分析后，认为厥有阴阳之分，此属阴厥，建议用苏合香丸等治疗，患者服药后立竿见影，高热降退，不久痊愈出院。他还撰写专文，对"非典"的诊治，提出具体的建议。2003 年 7 月 1 日，中华中医药学会为表彰朱良春在抗击"非典"中的杰出贡献，特授予他"中医药抗击'非典'特殊贡献奖"。

弘扬岐黄　传承衣钵

为了弘扬中医药学，将医术无私传授给海内外医界同仁，朱老足迹遍全国，深得同行的好评。日本、新加坡、荷兰、美国等国的学者也专程前来请教，他先后 5 次去日本、3 次去新加坡、1 次去法国讲学交流。

吴仪副总理向医疗界提出名医、名科、名院的"三名战略"，朱老积极响应。在他和邓铁涛等我国 12 位名老中医的支持下，由中华中医药学会和南通市人民政府主办，广东省中医院、良春中医药研究所、南通市中医院承办的"全国首届著名中医药学家学术传承高层论坛"于 2005 年 6 月 28 日在我市隆重举行。卫生部副部长兼国家中医药管理局局长佘靖出席了这次会议。与会的有 90 岁的中医药界"泰斗级"名医广州中医药大学的邓铁涛教授，有荣获中国卫生最高奖——白求恩奖章、长春中医学院的任继学教授，有长期担任中央领导及国际要人保健工作的"杂症圣手，国医大师"路志正教授，有原中国中医研究院院长、曾为毛主席做白内障摘除手术的唐由之教授等。大家围绕"如何继承国粹、保护国宝、发扬先贤学术思想、传承名医独到经验"这一主题展开交流。会议收到论文 160 余篇，近百万字，论文的数量之多、质量之高，是历年中医学术会议所罕见。朱老不顾年迈，夜以继日地审阅论文，并担任了《名师与高徒》一书的主编。《中国中医药报》用专版连续报道了这次会议。

至善　强势超越

题——"朱良春现象"。最近《中国中
先生在中医学术领域中大家风范，博采
的是，先生平生所处，偏于东南一隅，
及全国者，朱老一人而已。超越区位
内外，这一现象值得我们深思。""朱
与创新中的一个规律，折射出中医药
的真谛。"

至善"作为自己的座右铭。为了振兴
都领上了这条路，祖孙四代 25 人中
铁涛教授称之为"朱家军"。长女朱
教授、主任医师；二女朱建华，南通
师、江苏省名中医；四女朱婉华，主
市良春中医药临床研究所所长；次
区疾控中心副主任；幼女朱剑萍，
药临床研究所副所长……孙辈中 4
个在读硕士研究生。

良春中医药临床研究所，今天他所
南通开发区新辟了百亩中医药基地，
南通虫类药工程技术研发中心已竣
病专科、肿瘤专科、养生康复专

科）正在积极筹建中。一个宏伟的中医药发展蓝图已经展现。《中国中医药报》在题为《"朱良春现象"引起关注》的报道中指出："中医药事业发展呼唤更多朱良春这样精通中医药学术的名医。"

《江海晚报》2005 年 8 月

朱良春荣膺《中国中医药报》2005年"年度新闻人物"

中国中医药报 龚明

朱良春从医70年，是全国首批500位名老中医之一，擅长用虫类药治疗疑难杂症，有"虫类药学家"之称。他博采众长，治学严谨，勤于实践，师古而不拘泥，锐意创新，颇多建树，是一位理论联系实际的中医临床家。现任中华中医药学会终身理事、中国中医药研究促进会常务理事、全国名老中医学术经验继承工作指导老师、中国中医科学院基础理论研究所技术顾问、中华中医风湿病学会顾问，是国务院授予的"杰出高级专家"。他年近九旬，仍在为振兴中医事业发挥余热。去年本报及《健康报》、中央电视台等全国多家媒体对他作了全方位报道，其中在本报见报达14次之多。

注重辨证论治，潜心虫药研究 朱良春早在1962年就在《中医杂志》发表专文，主张辨证论治与辨病论治相结合，以提高临床疗效。他积数十年的临床经验，对于辨证论治有深入的研究。2003年广州SARS疫病流行期间，他应邀参加广东省中医院的远程会诊，有一位77岁的患者，在大手术后并发"非典"，昏迷不醒，汗出如雨，四肢冰冷，脉细如丝，病势危笃（进入重症监护室抢救），主管医师用中西药治之不效。他经过认真分析后指出，厥证有阳厥、阴厥之异，安宫牛黄丸是凉开，用于阳厥；此属阴厥，建议用温开的苏合香丸。用后果然立见效应，不久痊愈出院。2003年7月1日，中华中医药学会为表彰朱良春在抗"非典"中的杰出贡献，特授予他"中医药抗击'非典'特殊贡献奖"。

朱良春青年时代就对虫类药潜心研究，1963—1964 年，他在《中医杂志》连续发表了《虫类药的临床研究》，1981 年又出版了《虫类药的应用》，首次系统总结了历代运用虫类药的经验，并用于恶性肿瘤、血液病、骨关节病、心脑血管病、肝硬化等诸多疑难重症的治疗，收到了草木药不易取得的效果，被同道称之为"虫类药专家"。

自创新方，追求疗效 朱良春苦心孤诣地千锤百炼自己的新方，如治疗顽痹（类风湿关节炎、强直性脊柱炎等）的益肾蠲痹丸，经 30 多年的临床观察，疗效较佳，1985 年曾系统观察顽痹 200 例，总有效率为 95.3％，1989 年通过省级鉴定，获得新药证书；1991 年获国家中医药管理局科技进步奖，同年益肾蠲痹丸的临床实验报告在北京国际传统医药大会上宣读，获国内外学者的好评，受到原诺贝尔医学奖金评选委员会诺罗顿斯·强主席的首肯。

无私传授医术，培养发掘人才 朱良春先生精勤不倦，著述甚丰，70 年来，先后在国内外中医期刊发表论文 170 余篇，已出版的著作有《中医学入门》（合著）《汤头歌诀详解》（合著）《传染性肝炎综合疗法》《章次公医案》《现代中医临床新选》（日文版合著）《虫类药的应用》《朱良春用药经验》《医学微言》《章次公医术经验集》等。曾多次应邀外出讲学，足迹遍及全国及日本、新加坡、法国、马来西亚等国。朱良春对学生循循善诱，不厌其烦，毫无保留。在他担任南通中医院院长期间，多次深入民间，礼贤下士，寻访有一技之长者。著名蛇医季德胜，以及陈照、成云龙等民间医生在他的帮助下，有的成为中国医学科学院特约研究员，有的荣获国家科技发明奖和卫生部科技成果一等奖。

自强不息，敢为人先　1992 年，他率子女创办了全国首家由名老中医任董事长的民营中医药科研机构——南通市良春中医药临床研究所，至今已正常营运了 13 年，为来自国内外的 20 多万疑难杂症患者诊治，有效率达 90% 以上。朱良春率子女创建的国内首家虫类药工程技术研究中心，得到了国内专家及中国药科大学、江苏省中医药研究院的支持，已在南通市经济技术开发区落成。

落实"三名战略"，传承名医学术　为了贯彻落实吴仪副总理倡导的名医、名科、名院的"三名战略"，让中医药在 21 世纪成为防病、治病的主流手段，2004 年朱良春在广东国际中医药研讨会上，萌发了举办"全国著名中医药学家学术传承高层论坛"的念头。他的这一想法得到邓铁涛和广东省中医院院长吕玉波等的支持，很快有 12 位名老中医在倡议书上签名。经 1 年多的精心准备，"全国首届著名中医药学家学术传承高层论坛"于 2005 年 6 月 28 日在南通市隆重召开，卫生部副部长兼国家中医药管理局局长佘靖和邓铁涛、任继学、路志正、唐由之等著名中医药专家出席了会议。论坛围绕"如何继承国粹，保护国宝，发扬先贤学术思想，传承名医独到经验"这一主题展开交流，为加速继承、弘扬名老中医学术思想，推动中医传承工作构筑了一个新的平台。他不顾 89 岁高龄，连夜审阅论文，并担纲了会议论文集《名师与高徒》一书的主编。"朱良春现象"引起广泛关注，各大媒体纷纷予以报道，"中医药事业发展呼唤更多朱良春这样精通中医药学术的名医"。

同年 11 月，朱良春教授不顾年事已高，旅途劳顿，赴京参加了第二届中国中医药发展大会。在大会上他发表了题为"经典是基础，师传是关键"的专题演讲，结合数十年的切身体会，论述了高层次中医药人才成长的规律，引起与会代表的强烈共鸣。

《中国中医药报》2006 年 2 月 8 日

朱良春：仁心仁术

《文汇报》首席记者　周玉明

朱良春，1917 年出身于江苏省镇江市丹徒县儒里镇，为朱熹公第 29 世裔孙。少时因病在家，翻阅中医书籍，从此走上学医救人之路。病愈后，朱良春到当时的名医之乡——常州的武进县孟河镇，拜御医马培之后人马惠卿先生为师，后师从上海名医章次公先生。出师时，章次公先生赠"儿女性情，英雄肝胆，神仙手眼，菩萨心肠"16 个字的印章，从此成为朱良春一生的行医准则。

医乃仁术　以身尽之

朱良春从医 70 载，平生所处虽偏于东南一隅的南通，但他的弟子们都骄傲地称："当今中医居地区一级，而影响及于全国者，朱老一人而已"。超越区域限制，独树一帜，声誉遍及海内外，"朱良春现象"令人深思。著名中医学家颜德馨教授曾说："尝论当今为医之道，发扬须与继承结合，才可维护中医之主体思想。既须多读，尤须多看。疗效是中医的生命，能诊病，要愈病，又要总结经验，著书立说，更要讲课传道，能说善辩，具备能看、能写、能说的 3 种本领方为良医。门人有难色，请例示范，我举第一位即为朱良春教授，他当之毫无愧色，只是说明景仰之深云耳。"（医学微言·序言.北京：人民卫生出版社，1996）这是客观的评价。

记者怀着强烈的好奇心，专程赴南通采访，在通城北濠山庄朱良春家住了一个星期。

濠河还未清醒，早晨 5 点 30 分，朱良春家的鹩哥鸟儿已被主人的脚步声惊醒了，"你好！"的问候令朱老心情愉悦。他端坐在书桌前审看来自全国各地中青年中医的论文，回复着来自五湖四海学生的求教信和病家的求医信。

7 点 30 分，吃完早饭的朱良春穿上白大褂，左边口袋上醒目的"良春中医药 001 号"字样洗得已有点发白了。每周 2 次去南通市中医院和良春中医药临床研究所，为来自各地患有疑难杂症的患者诊病，朱老自称这是享受生命价值的时刻。

记者追随朱老去诊室，刚到 8 点，排队的已有近 40 名患者。面对那么多有疾病和心理负担的患者，我听得都晕了，而他已是近 90 岁的老人，却对每一个患者都那么不厌其烦，用心地诊脉、开方，做思想开导工作，叮嘱注意事项，人不离座位，一直看到下午近两点，我都累得快趴下了，他虽口干舌燥，但依然那么耐心地面对所有的患者。朱良春 7 个儿女中，有 5 个继承父业做中医，他们怕老人看门诊太累，希望他停下来，只要口授身传带徒弟即可，可善良的老人总不忍拒绝远道慕名而来求医的患者。

"医乃仁术"，朱良春对医务界少数医生收红包、拿回扣，却安之若素、毫不脸红的现象深恶痛绝。他对记者说起，自己的恩师章次公给予他最大的财富就是教导他"医虽小道，乃仁术也，要以身尽之，方能尽其业，否则罪也。"这一教导他铭记终身，终身受益。

朱良春上中学时，偶然的一场病，成了他人生的转折点——中医治好了他的肺结核，他立志学中医。始在御医传人马惠卿先生处学习期间，他熟读了医学经典《黄帝内经》《伤寒杂病论》等，便深深地被中医药学的博大精深所吸引。1936年他又考入苏州国医专科学校，1937年转学至上海中国医学院，师从上海名医章次公先生。当时正值抗日烽火连天，朱良春一人在外学习，生活十分艰辛，幸遇名师章次公先生同是镇江人，对这位同乡学子十分关心，介绍他每天上午到当时的上海世界红卍字会慈善医院为难民诊病，半工半读。在此期间，章次公先生悉心指导，倾囊传授，下午让他侍诊抄方，晚上常常带他出诊，这使他诊治技术突飞猛进。

1938年朱良春从上海中国医学院毕业，拟返乡设立诊所，开业行医，临行前向章次公告辞，章师谆谆告诫："章氏家风，是朴实无华，要养其志，毋暴其气；要敏于事，而慎其言。开业行医，走向社会，面对病员，是一个医生的开始，一定要兢兢业业，谦虚谨慎，继续学习，刻苦钻研，在实践中提高，在总结中创新；要'自强不息，止于至善''发皇古义，融会新知'，融会贯通，才能有所创新，不断前进。"随后将一方寿山石印章赠于朱良春："儿女性情，英雄肝胆，神仙手眼，菩萨心肠。"章师指着印章说："这16个字，要永远牢记，身体力行，作为临床实践、济世活人的座右铭和做人的准则，才能成为一名名副其实的好医生。"

无私传授　奉献验方

21岁的朱良春怀着行医济世宗旨回到南通，在登革热、霍乱、恶性疟等瘟疫流行的历练中，他以次公先生的验方及自己钻研的新方，以显著的疗效，获得了病家的信任和同行的认可，可谓是首张"考卷"，名噪全城。南通一解放，成立了南通医学研究会，朱良春就被选为常务委员兼中医组组长。自此，朱良春的医学研究活动逐渐开展起来，对中西医学的研究进入了新的阶段。

朱良春在实践中，使用辨证和辨病相结合的方法，总结出许多新方，为医界同仁所推崇。他对实践中得来的宝贵经验毫不保守，和盘托出，奉献同道。江西中医学院张海峰教授曾赞叹说："本乃不传之秘，竟能公之于世，是仁者之心也。"

朱良春对风湿病有独到经验，20世纪80年代曾提出"久病多虚，久病多瘀，久病入络，久必及肾"和"顽痹从肾论治"的观点，研制的益肾蠲痹丸，行销海内外，是目前对类风湿关节炎骨质破坏具有修复作用的唯一中药制剂，治愈类风湿关节炎、强直性脊柱炎等不计其数。他被中医界誉为治疗风湿病的"南朱北焦"，南朱指朱良春，北焦指北京焦树德教授。此外，还善治疑难重症。上海有一合资公司副老总患上了恶性淋巴瘤，医院发出病危通知。经过朱老一年多的精心治疗，患者病情稳定下来，3年后完全康复。

针对近年来肺结核发病率逐年上升现象，朱良春特向国家献上对治疗肺结核具有显效的保肺丸等经验方。

身为医学家的朱良春还是一位广开生源的教育家。1945年，年方28岁的他就创办南通中医专科学校，自编教材，自筹资金，培育了数十名中医人才。这些门生大多是贫困的农村好学者、生计茫茫的失学青年，跟随朱良春学习攻医后，大多成了闻名一方的医生。多年来，他先后培养了不少好学的后生，成为教授、学者，如《中医杂志》原副总编，现在英国牛津讲学、诊病的朱步先，香港浸会大学教授何绍奇等。他应邀外出讲学，足迹几乎遍及全国，5次赴日本、3次去新加坡，法国、马来西亚也留下他的医迹。他在古稀之年还积极参加江苏省智力支边团远赴云南等边远地区，为贫困群众看病，为基层医务人员授课，他走一路留下一串治病救人、培育后人的佳话。近几年，他还先后为广东、河南、浙江等省中医院培养了一批高徒。

抗击"非典" 良方迭出

在 2003 年抗击"非典"时期，朱良春为抗击"非典"、治愈重症患者立下了汗马功劳。当时广东省中医院有一位 77 岁老翁，在手术后并发"非典"，昏迷不醒，汗如雨下，四肢冰冷，脉细如丝，十分危险。医院用尽中西医方法治疗，仍未逆转。来电咨询，朱老认真分析后指出，厥证有阴、阳之分，此老翁厥证为阴厥，建议使用温性的苏合香丸治疗。一语道破真谛，患者服药后立竿见影，疗效立显，苏醒后不久就痊愈出院了。朱良春深厚的临床辨证用药功力迅速在当地传为美谈，"非典"流行的香港等地医院纷纷来电咨询中医中药方法。当时中医中药在抢救"非典"患者中发挥了不可替代的作用，得到世界卫生组织的肯定。2003 年 7 月，中华中医药学会为表彰朱老在抗击"非典"中的杰出贡献，特授予他"中医药抗击'非典'特殊贡献奖"。

在南通，传承中医的"朱家军"治病救人的"仁心仁术"，医德医术医品在老百姓间口口相传。朱老的孩子中老五朱婉华现为南通市良春中医药临床研究所所长，长女朱胜华、二女朱建华、次子朱幼春、幼女朱剑萍都是在医务界独领风骚的骨干医生。"朱家军"祖孙四代 25 人中从医者 14 人，大家齐心协力为中医的承上启下在传递着接力棒。由朱良春倡办的"虫类药工程技术研究中心"在全家人的努力奋斗下也在南通举行了揭牌仪式。为救治众多的风湿病患者，又积极创办"南通良春风湿病医院"，于 9 月 21 日开诊。"朱家军"一步一个脚印走出了中医创新之路。

心急如焚的呼吁

面对中医经典、中医人才在经济大潮的冲击下不断流失的现象，朱良春心痛心酸心不安，发出心急如焚的呼吁。

1. 经典是基础，师承乃关键

朱良春认为，如果把中医当长城一样保护起来，中医就彻底完了。长城是历史遗迹，现在失去实用功能了，但中医五千年来一直在用，今天和未来仍在发挥作用，所以立足点要在继承和发展上。中医要想真正继承发展，经典是基础，师承是关键。综观历代名医的形成，都是先读主要医籍，打下理论基础，然后拜师临证、领悟辨证识病和立法用药的技巧。"所谓'后继乏术'，不是乏抄书之术，是乏凭四诊八纲，辨证论治而能治病救人之术。（匡调元教授语）"朱良春青年时拜章次公为师，跟随临证抄方，遇关键环节，章师点拨一下，对他启迪很大。

当前对望诊、脉诊具有真功夫者已渐寥寥。不少中医检查病情，全靠西医化验、扫描技术。朱良春认为一定要克服轻临床和重西化的倾向。中医首先讲究的是扶正祛邪，治病求本，也就是《内经》所说的"正气存内，邪不可干"。好中医不仅能治疗常见病、多发病，还能治疗疑难杂症，能"辨"疑不惑，治"难"不乱，化解疑难病为可辨可知，发挥中医药的卓越疗效，取得广大患者的信赖，这是造就一代"名医"的必具条件。朱良春提出名医的标准，一方面是临床实际技术要好，辨证论治水平高；另一方面，医德医风很重要，要严格要求自己，平等对待贫富患者。

朱良春说，中华人民共和国成立前，私人开业的医生必须兢兢业业诊疗每个患者，否则会丧失名声，影响生存。在这种形势下，逼迫医生不得不认真钻研，勤于琢磨，所以那时中医成才的较多。而现在由于医疗体制的改革，还未臻完善，中医人员的工作、学习、生活受到诸多方面的影响。他希望卫生行政部门，要进一步关心中医人员的工作、学习和生活条件，使他们能更好地发挥所长，为人民健康作更多贡献，多出人才，多出成果。

2. 到处种药材，管理需强化

"地道药材，遵古炮制"，从古到今都很强调。现在的药材市场化了以后，却到处引种，引发各种质量问题。

朱良春告诉记者，过去川贝母出在四川，现在各地都大量引种生产。药材的生长与气候、水质、地质都有关系，现在打破地域各地生产，药材质量下降。加上引种的中药还施化肥、农药，有一定的毒副作用。更可恶的还有假中药上市，有经验的老药工能分辨，而现在老药工也日渐减少。朱良春举例说，人工培养的"䗪虫（地鳖虫）"，为了增加分量，出卖前大量给䗪虫吃麸皮，吃得肚子大大的，再晒干。这样分量重了，但中药的质量不能保证了。天麻、冬虫夏草等常有假药发现，过去用药只要五分、一钱，现在一开就是15～30克，加大剂量才有疗效，也增加患者负担。

一些日本商家现在常到中药真正的产地云南、贵州、四川、广东等山多的地方采购野生的药材，他们出高价收这些药材，回日本制成中成药倾销到中国来，还倾销到世界各国去。他们拿中国的"六神丸"去掉一个雄黄，加了人参和熊胆，变成治心脏病的"保心丸"，一年的产值6亿美元，相当中国中药输出的总量。德国的药厂也到中国大量收购银杏叶，制成治疗冠心病的药向全世界倾销。

朱良春痛心地说，这样的例子举不胜举。希望国家重视药材种植管理问题，哪些药适合南方生长，哪些药适合北方生长，应该固定下来，有计划地抓药材质量，强化管理。在制药工艺上要保护知识产权，不能完全用管西药的程序来管中药制剂，这样才有利于开发中药新品种，使中药更好地为人民健康服务。

3. 治病求良效，悟性最重要

中医历经几千年，靠的是治病有良效。用"起死回生"来形容朱良春的医术并不为过。不少被医院宣判了"死刑"的患者，被朱良春硬是从死神手中拽了回来。朱老说，世上只有"不知"之症，没有"不治"之症。只要辨证明确，用药得当，就会有疗效。疑难杂症大多也是可辨可治的。关键是加强基础理论学习，临床实践时灵活运用，不断探索总结，找到"证"的本质，明晰客观规律，才能有的放矢，药到病除。

中医讲辨证、西医讲辨病，朱良春认为两者应结合起来。辨病可以通过现代医学检测手段准确地确定下来，但在辨病的同时还是要辨证。即要"因人、因时、因地、因症制宜"，还要善于抓主要矛盾。让朱老痛心的是，中医辨证论治的本领，在不少医生手中被渐渐丢掉，现在有些中医变成了辨病治疗：患者一来，先去验血、验尿、做B超检查，然后对号入座找找中医书里有什么成方可以治疗此病，或开中成药完事，根本没有真正掌握中医辨证论治的精神，更谈不上中医的悟性。悟性是通过艰辛刻苦的学习，在实践中不断摸索，掌握客观规律，才能心领神会，融会贯通。

朱老同时也郑重地指出："我从医70年，虽有所获，但对部分疑难杂病，目前还是感到棘手的，有时是'望病兴叹，爱莫能助'，甚感愧疚。"他认为《内经·灵枢》所说："其未可治者，未得其术也"，是说明既生斯疾，必有斯药，是我们尚未掌握某种有效疗法，启示我们应该深入探索，刻苦钻研，当有所得，此乃学海无涯，医无止境。所以他虽年届九十高龄，仍然精勤不倦，孜孜求索，希望能够攻克顽症痼疾，为患者多尽一点心力，多尽一个医生的天职，这就是朱良春教授的仁心、仁术之精髓。

采访手记

中医是以人为本的医学，"仁心仁术"是中医的最高境界。一门学问要流传，靠传承。中医是人类文明史中的长城。但在有些人眼里，中医是只啼鸣的公鸡，你啼天也亮，你不啼天也亮。可在我心中，中医有着至高无上的地位。

真正开始认识中医，源于我在 30 岁出头时得了一场"血液病"。西医诊断为绝症，走投无路时朋友介绍我认识北京西城区中医院院长屠金城医生，年届八十的他为我把好脉后，眉头一皱。我的心一抽，只听他轻轻地说了一句："我会把你的病翻过来，不要怕！"我在他的医院住了 4 个多月，吃了他一年的中药，再复诊时，他欣慰地吐出一句："姑娘，你创造了奇迹！"奇迹是屠金城医生创造的，不是我创造的，我比谁都明白。

我觉得多活一天都是捡来的，也一直想对医学大家屠金城医生报答恩情，可惜他已仙逝。而今，我碰到了有口皆碑的令南通人都自豪的当代中医大家——南通市中医院原院长、中华中医药学会终身理事、中国中医科学院学术委员、南通市良春中医药临床研究所创始人朱良春医生。今年虚岁九十的他虽白发谢顶，但精神矍铄，思维敏捷，仍沉潜治学，弘扬岐黄，扶持后学。

朱良春身为中医临床专家，擅长用虫类药治疗疑难杂症，有"虫类药学家"之称，弥补了"华佗无奈小虫何"的缺憾。高超的医术、仁爱的医德创造了闻名遐迩的"朱良春现象"，1987 年国务院授予他"杰出高级专家"称号。

中医事业让朱良春的生命得到了最大的张扬。中医药学，从黄帝制九针论医明理，神农尝百草化毒为药，到仲景华佗济苍生，金元医学流派纷呈，明清医家治温病，源远流长不断发展。记者曾于2005年5月受朱良春邀请，参加过在南通举办的"首届著名中医药学家学术传承高层论坛"，听到了邓铁涛、朱良春等十几位中医名家以徒讲师评的新形式，为近200名中医后学毫无保留地传道、授业、解惑。他们的共同心声是："学我者，必须超过我！"今年的教师节，朱良春海内外的弟子们纷纷来信来电表示要举行仪式庆贺老师90岁生日。朱老却去信告之：今年虚度九十，不搞奢侈的庆贺活动，以一本80万字的新著《朱良春医集》作为从医70载的自省与汇报，将于9月下旬由中南大学出版社出版。

《文汇报》"近距离"专栏，2006年9月25日

杏坛"朱家军"

杏坛"朱家军",领头人当数中国中医界泰斗级人物朱良春。

主任中医师朱良春是全国名老中医学术经验继承指导老师,他从医已近70载,因擅用虫类药治疗疑难杂症,有"虫类药学家"之称,他取苏东坡"博观而约取,厚积而薄发"为座右铭,博采众长,冶为一炉。近代名中医张锡纯之求实精神及其恩师章次公先生"发皇古义,融会新知"之主张,对他启迪殊深。他治学严谨,勤于实践,师古不泥,锐意创新,颇多建树,是一位理论联系实际的中医临床家。国庆前夕,我们走进南通市良春中医药临床研究所时,见到年近90岁的朱老端坐在那间弥漫着中药味的诊室里为患者把脉,办公桌上堆着一摞摞中医药研究方面的专业书籍。声音有点沙哑的朱老细心地解答着每一位患者的问题,没有丝毫的厌烦。他说,因为有许多患者是从外地千里迢迢慕名而来,所以再苦再累都要坚持应诊。

朱良春先生积临床50多年经验研制的益肾蠲痹丸,是1989年卫生部批准的国家级中药新药,并获"八五"计划国家中医药金桥奖,治疗类风湿关节炎等顽症有效率达95.3%;研制的复肝丸、痛风冲剂等先后成为获部、省级科技奖的中药新药;新研制的治疗"非典"肺纤维化的新药——扶正蠲痹一号和二号,正投入临床观察。朱良春还是国家中医药管理局中西医结合治疗 SARS 临床研究特别专家顾问，2003 年 7 月获中华中医药学会"中医药抗'非典'特殊贡献奖"。

"自强不息，止于至善。"朱良春认为，疾病在不断变化，像"非典"就是突如其来的，医生如抱着老皇历治病，就会被淘汰，所以，必须与时俱进。而创新离不开学习的积累。不论风霜雨雪、严寒酷暑，每天早晨，朱老都要花一个小时用来读书学习；每天晚上总要钻研到 11 点钟左右。"每日必求一得"，是他从医 70 年来的行为准则，雷打不动，心中无得就再读书、再思考，直到有收获方罢休。

朱老常说："去日已多，来日苦短，只有珍惜余阴，少留遗憾。"于是他把心头那份放不下的沉甸甸的责任感传给了子女和学生。耳濡目染、言传身教，朱家祖孙四代 25 人中从医者 14 人，被著名的老中医邓铁涛教授称之为"朱家军"。大女儿朱胜华现为南通大学第三附属医院的教授及主任医师，同时还是市人大常委、农工民主党南通市委副主委。二女儿朱建华是南通大学教授、主任医师，江苏省名中医，任南通大学医学院中医教研室主任、附属医院中医科主任。四女儿朱婉华现任南通良春风湿病医院院长，是一位远近闻名的名中医。幼子朱幼春、幼女朱剑萍也都是医务界独当一面的骨干医生。在孙辈中，有 4 个是学中医的。朱建华之女潘峰今年于广州中医药大学硕士毕业，毕业后被广东省中医院录取，现任神经内科医生。值得一提的是，在 2006 年 10 月 3 日这天潘峰已步入婚姻殿堂，其丈夫郭建文是一位博士高材生，同样也在广东省中医院神经内科工作。朱婉华的女儿蒋恬现在中国中医科学院读研究生，还有一年就毕业。朱幼春之子朱彤毕业于南京中医药大学，现在良春风湿病医院制剂室工作。除此之外，朱胜华的丈夫是南通大学医学院教授。朱婉华的丈夫、朱幼春的妻子都是南通优秀的医生，而朱婉华的公公和朱幼春的岳父也都是闻名乡里的老中医。

半个月前，朱良春先生率众弟子在南通市开发区创建了江苏省地级市首家风湿病中医专科医院——南通良春风湿病医院，其学术继承人之一朱婉华任医院院长一职。当我们来到医院时正好碰上朱院长查房。作为院长的朱婉华女士除了检查患者病情，还细心地替患者盖被子、递茶水，并不时地开导患者，消除心理负担，非常亲切体贴。朱院长告诉我们，朱良春老先生告诫他们，作为医生不光要医病，还要医心。患者心情好、心态好，病才会好得快。

为使祖国的中医瑰宝得以创新、光大，朱良春甘做园丁育桃李，他带出的一批批学生中，不乏博士研究生、教授以及中医药的高级管理和专业人士。他还不顾年事渐高，频频出访，足迹遍及日本、新加坡、法国、马来西亚等国，勤勉地做一名中医的宣传员、播种者。他说："知识不带走，经验不保守，我要把所有的实践心得，毫无保留地传授给青年一代，使他们都成为明天的名医。"

《江海晚报》2006 年 10 月 8 日

由朱老讲座想到的

卫生部中日友好医院　谷万里

日前，89 岁高龄的全国名老中医朱良春教授在来京参加中国中医药报社主办的第二届中国中医药发展大会之际，应北京中医药大学"博导论坛"之邀，来到北京中医药大学报告厅，为全校师生作了一场题为"经典是基础，师承是关键"的精彩学术报告。听众如云，座无虚席，以至许多人是站着听完了近两个小时的报告。这种火爆场面并不多见，说明了当代中医学人对中医事业的关注和热情。朱老精神矍铄，亲自为中医后学指点迷津并寄予厚望，体现了老一代中医学家对毕生从事和热爱的中医事业发扬光大的信心。笔者有幸聆听了朱老语重心长的报告，受益匪浅，更加坚定了对中医事业的信念。

我的博士生导师史载祥教授是朱老早年的学生，在南通师从朱老 14 年，几未间断，朱老也倾囊相授，使其受用终生。朱老从医近 70 载，平生所处虽偏于东南一隅，但他以其卓著的临床疗效和对中医事业的卓越贡献，成为一代中医大家，故有人称"当今中医居地区一级，而影响及于全国者，朱老一人而已"。朱老能够超越区位强势，独树一帜，声誉遍及海内外，这一现象确实值得我们深思。

俗话说"中医认人，西医认门"，西医各级医院水平的高低确实因设备条件、人员技术水平的差异而不同，但中医辨证、治疗受设备条件的影响很小，老百姓只认那些确能给他们解决病痛的人。这一点不仅体现在朱老身上，山西灵石县的李可老中医治疗疑难重症的实践经验也说明了这个道理。在这里，我还想提一下我的父亲谷越涛，他是山东聊城市中医院的主任医师，也是第三批全国老中医药专家学术经验继承工作指导老师，长期的基层中医工作，使他积累了丰富的临床经验，特别是对《伤寒论》的研究和运用更有独到的见解。他的病源来自省内外，许多患者是口碑相传，互相介绍，慕名远道而来，甚至经亲友介绍从国外专程前来求医者也屡见不鲜，这在当今的地区一级中医院中并不多见。可见，临床疗效是中医理论和实践的试金石，只要是金子放在哪里都会发光。朱老强调："中医之生命在于学术，学术之根源本于临床，临床水平之检测在于疗效。"所以临床疗效是迄今为止一切医学的核心问题，也是中医学强大生命力之所在。为此，我们中医人必须在临床实践方面多下功夫，成为理论密切联系实践的临床家，才能无愧于前人。

中医临床水平的高低，体现在运用中医药治疗疾病的中医师身上，并不由医院级别的高低所决定。而西医诊疗水平的高低，则主要体现在其所处医院层次级别的高低，这是由于对仪器设备条件越来越高的依赖性所致，正如老百姓所说的"一级医院一级水平"。然而，高水平的好中医却不一定在高层次的医院，民间和基层医院常常埋藏有真正高水平的中医而不为大家所熟知。这一事实确实值得我们认真思考，认识到中西医学术的不同之处。中医学之所以历数千年而延续至今，为中华民族的繁衍昌盛作出了巨大贡献，靠的就是疗效。中医之生命在于疗效，因为"疗效是硬道理"。其"简、便、验、廉"在当今社会的农村基层和城市社区有着更强的生命力。中医师的成才和发展在广大的基层大有可为，各类疾病的广泛接触是锻炼青年一代中医临床人才成长的最佳土壤，而大城市医院的过细分科并不利于中医水平的真正全面提高。君不见当前大型中医院的中医师多已成为专科医师，而历代中医大家有几个不是"全科医师"？因为过细的分科并不利于中医整体观念指导下的整体调治的实施。其实，当前西医中的有识之士也已认识到各顾自己一亩三分地所带来的弊端，开始提倡并实施全科医师的培养。中医师在一个高水平的发展平台上，固然更有利于发展，但如朱老一样，在基层医院的发展平台上，能取得举世瞩目的成就，更难能可贵，因为没有真才实学和过硬的中医本领是不可能做到的。

朱老的讲座对我们还有一个重要启示，那就是学好中医不但可以治病救人，还可以延年益寿。丰厚的中医养生保健知识和修养，使许多中医大家也是养生家和长寿家，从孙思邈等古代医家到当代的邓铁涛、干祖望、朱良春等名老中医，古往今来莫不如是。名老中医们在耄耋之年，仍利用自己的社会影响力，不断为中医事业奔走呼吁，发挥不可替代的余热。朱老那老当益壮的精神风貌，为我们中医人做出了榜样。笔者认为，这也是中医修养在自身的体现，这需要我们身体力行、现身说法。中医成才可能较其他行业为晚，这也是由中医学术的特点决定的，但大器晚成，我们中医学人应当以老一代名老中医为榜样，耐得住寂寞，坐得住冷板凳，认认真真读经典，扎扎实实做临床，才能真正承接岐黄薪火，继承中医衣钵。

《中国中医药报》2006 年 12 月 05 日

朱良春：强调中医基本功的重要性

中国中医药报　于丽珊

　　江苏省第三批全国老中医药专家学术经验继承工作中，南通市中医院吴坚医生主持"十五"国家科技攻关计划"名老中医学术思想、经验继承研究"课题《朱良春学术思想和临证经验的研究》。吴坚在总结名老中医朱良春临证要诀时说，朱老常讲"中医药的特色在于疗效"，而追求良好的疗效是每位从医人员孜孜以求的目标。要成为名医，不但要有坚实的中医理论基础，还要有扎实的中医诊察疾病的基本功。

　　中医诊病的手段主要为望、闻、问、切，类似于西医的视、触、叩、听。朱良春在临证中注重望、闻、问、切，强调要认识、掌握好这 4 种基本功。中医和西医虽属两个不同的理论体系，但针对的对象是统一的，都是人体，其治病的基本操作技术还是有相通之处。

舌诊在望诊中最重要

　　四诊之中，朱良春最强调的是望诊。中医常谓"望而知之谓之神"。即高明的医生经验丰富，一望即知病之所在及程度。朱老常在诊病结束后，细致地向我们讲解如何从患者的姿态、形体、步伐和面色、眼神等判断病位和神之衰存。如肾病多面色晦暗、肌肤枯槁。

　　从头到足，望诊内容很多，首先要看整体，主要是形态和面部、眼神；其次要重视望局部，如痹证，就要望四肢关节有无肿胀及肿胀的程度，肌肤有无红斑、结节，关节、脊柱活动度如何？还要看分泌物和排泄物等。

舌诊在望诊中是最重要的。"舌象就像一面镜子，能反映出五脏六腑的病变。"看舌象，重点包括 3 项：舌体、舌质、舌苔。舌质和舌苔要结合起来看，因为舌质和舌苔有时一致，有时不完全一致，临证就需要舍质从苔，或舍苔从质。

朱老在临床实践中，还总结出 3 个望诊经验：一是肝炎患者的眼血管变化。朱老对肝炎患者眼血管的变化进行过系统观察和综合分析，结果发现随着肝炎病情的加剧、好转或恢复，眼血管的色泽、扩张、弯曲会按照一定的规律变化，所以，眼血管变化对肝炎的诊断和病情进退有一定的参考价值。二是"人中"诊法。朱老根据《灵枢·五色篇》"面王以下者，膀胱、子处也"之启示，创"观人中的色泽与同身寸长度之差距"以诊察男女生殖系统病变的方法。三是舌边白涎，是指在舌之两侧边缘约 5 毫米处各有一条白涎凝聚而成的线索状泡沫带，由舌尖的两侧向内伸延可达寸许，清晰可见，不难辨认。有的患者因言语、饮食而消失，但静候片刻，即可复出。朱老指出："舌边白涎乃痰湿凝阻、气机郁结之征也，虽见之于舌，若审其内，证之可见。"临床上朱老常以此辨为痰气郁结之征，用豁痰渗湿、调气开郁之法论治，屡屡获效。但征诸古籍，未见记载，殊堪珍视。

问诊要细、巧、准、清

朱老强调，问诊要注意问得细、问得巧、问得准、问得清。就诊患者来自各地，文化程度有高有低，回答有简有繁。对病情复杂者，就要问得详细些，患者多时，就问得精炼些。问诊是和患者交流，要注意神情、语气，亲切自然。对于涉及隐私的，可降低语声，医生听清即可，以得到患者理解。对于有些疾病如可能的病因、诱因，包括职业、居住环境、嗜好等，应细心、耐心询问。对主症伴随的症状也要注意一一问清，特别是饮食等情况。因为饮食的好坏反映了脾胃功能的正常与否及正气的盛衰，相当重要。问诊与其他诊法结合，更能全面了解病情。

闻诊也可收集不少资料

临床诊疗中闻诊相对较少，但也有重要的临床意义。例如，口中有尿臭味为尿毒症患者；口中有烂苹果气味为酮症酸中毒患者；口中若有氨臭味为肝性脑病患者；咳痰腥臭为肺痈患者，等等。

切诊中脉诊最常用

切诊中脉诊比较重要，也最常用。切脉要宁心片刻，细心体会指下脉象。朱老经常从指下脉象中诊出患者个体抗病功能的强弱、病势盛衰的进退，从而测定病机、病位，四诊合参，从而立法用药。朱老在20世纪90年代，曾撰写"为当今中医界脉诊进一言"文稿，呼吁重视脉诊，目前临床医生，还当自予重视。但脉象必须细加体察，方能有所得，所以要倾注较大精力去掌握。

《中国中医药报》2007年6月11日

南山之上笑谈"疑难之症"

——我与良春恩师的半世情

南通日报　陈白子

20 世纪 50 年代的南通新闻界，我也许是较早有幸采写中医专家朱良春的一名记者。同时，由于我年轻时即不幸患上多种慢性疾病，我又是朱良春医案中的一名长期患者——因此而与良春恩师建立了跨世纪的半世情缘。

南通解放初，生机蓬勃的各项新社会建设事业，无不以超前的速度实现了"旧貌换新颜"。以医疗卫生事业为例，1952 年组建了南通第一座中西医联合诊所，至 1954 年，又扩建为南通市联合中医院。1956 年南通市中医院便正式挂牌成立。这一时期，朱良春从所长升迁为院长，主持院务工作。当时南通市报的一线记者不多，版面仅为 16 开，但对中医事业"五年跨了三大步"的发展成果，还是不惜版面，作了系列性的追踪报道。

我第一次慕名专访朱良春院长，是在南大街原基督教堂内。时年 39 岁的朱良春，高大挺拔的个子，毫无院长架子。长方脸上架一副金丝眼镜，其气质富有中医发自天然的亲和力，把脉、询诊，体察入微，体现出医疗作风的平民化。他坐诊时带两名学生，一边看病，一边讲授，可谓头绪纷繁，但他思路清晰而敏捷。患者很多，每看完一个，方笺都由他口授，学生们抄方，然后经他过目递交给患者。采访很有现场感。后来我才知道，朱良春 18 岁拜御医世家马惠卿先生为师，继就读于上海中国医学院，并师从中医专家章次公先生，深得其传。继后我又采集到更多闪光的素材。连夜赶写出一篇以中医药学"薪火相传"为主题的专访，由美工王云楷配上插图，刊于市报一版。

也许正是这篇文字，揭开了我与朱良春之间从"以文会友"发展至"医患之交"的序幕。当朱院长得知我因患肺结核合并支气管扩张症（简称"支扩"），经常咯血，需要长期治疗和认真调养时，便欣然接手了我这位患者。这一接便演化成了长达半个世纪的医患"不了情"。"浩劫"炼真纯。即使"文革"时期，朱院长对我的治疗也从未中辍。1995 年，我以感恩之心，曾撰写了一首纪实性长诗《良春——一个再造生命的季节》。该诗在朱老从医 65 年华诞时，印成了单行本。我这篇回顾文字，是以时代之光，为增订后的长诗所作的一次历史性的充电。

不幸之幸

"文革"对于我，不幸的是，作为一名报纸文艺副刊的年轻编辑，成了"文革"的首选冲击对象。运动初期，炮打火烧，我曾置身于报社革委会、工宣队、军管组"三权鼎立"、三派交叉之争中，沦为其执行所谓"正确路线"的一名"过河之卒"。不幸之幸的是，为了不干扰斗争党内"走资派"及其"反动学术权威"的大方向，我又在"三派争权"中获得了平反昭雪。而"文革"对于朱良春则是"两罪兼罚"，于是一场殃及全家的"浩劫"，导致了 7 个子女的下放，工薪则大打折扣，使其蒙冤长达 10 年之久。然而，在自身心灵受到重创的同时，朱老对我疾病的治疗却给予了多方面的厚爱。这是我不幸中的又一大幸。

这一时期，值得记述的事太多，充实了朱老医案中的"每日必求一得"。一次，一夜之间，从报社一楼至二楼，以密集型的大字报"炮轰"由我负责编辑的"濠滨"文艺副刊，突发性的"浩劫"导致我"支扩"持续性出血，朱老赶来了，他热切地俯首于我的床头问长问短；又一次，参加劳动，在报社大院内除草，也引发大咯血……一次又一次，朱老踏响我临近南大街獭猫巷 2 号的木板楼梯，一次次脚步深重，用药厚重，心境沉重，但慈祥的脸上始终留下希望的安慰。一次，朱老将药方递给报社行政科科长袁谷储之后，又请谷储拿来纸笔，当即亲笔写下了一份"安民告示"，全文如下：

陈白子同志因支扩咯血，除服药外，必须绝对静息，尽量少活动，少讲话，以期早日恢复，希来访同志给予协作。

医生朱良春

当天，谷储将"告示"贴在我房门上方。精练的"公告"重申了朱老的医嘱："支扩咯血必须绝对静息"！这也是他主要的担心，患者虽卧床了，但仍不辍于写作，不断接受来访，多讲话乃咯血之大忌，卧床而不能"绝对静息"，虽接受治疗，但"外邪内敛"，再"威猛"的药力也难以贯通"五内"。真可谓"良药苦口"啊！其间，在朱老的医案中，有关我的病史病历已厚可盈尺。

春节已经临近。除夕前一天，南通中学高级教师、好友顾平生从北京回通，给我送来范曾先生亲笔题赠的贺年卡片，以示对病友的最好关怀。良春老师则给我送来由师母制作的一提篮镇江薄饼，那时食品之珍稀可想而知，而自由之珍贵却早已被剥夺。我知道朱老每天必须俯身于中医院"百草园"中接受"劳动改造"。这一方由他一手开辟的"百草园"内培植的中草药，又何止百种，他不能眼看着让祖国的《本草纲目》抛荒于一旦。我也知道，明天就是除夕了，7个子女下放在外地，圆圆的镇江薄饼又会勾起他"拢不齐家园"的多少酸楚……眼看着荣辱不惊、强颜欢笑的恩师对患者如此呕心沥血、厚爱有加，我眼眶里含满了泪水。

人生在幸与不幸中大起大落。这一年春节，支撑我大病中精神不倒的是：师恩与友情。

两赴上海

1968年春，根据我的病情，朱良春决定推荐我去上海华山医院请姜春华主任会诊。

姜春华的大名在我心中储存已久，除朱老经常提及，其频率仅次于章次公先生外，我还曾在上海《新民晚报》上读到了姜先生的大名。那是一则关于上海市组织中、西医专家联手举行义诊活动的新闻。头条新闻中姜春华名列榜首，可见他在上海医务界身份之显赫。

姜春华是通州市金沙镇人，与朱良春是挚友学兄。少年时的姜春华独闯上海滩，怀抱"悬壶济世"大志，决心主攻国医国学。由于医术精湛，被誉为"海上奇人"。20世纪50～60年代，姜春华多次受中央邀请和特派，为国家领导人和外国元首把脉会诊，更是名扬海内外。

为保证我在上海能顺利求医，报社领导特派袁谷储和我同行。当我们手持朱良春的介绍信赶到华山医院后，方知姜春华主任出国给外国元首看病去了。两人只好失望地打道回府。

第二次去上海，富有远见卓识的朱老给了我们很多鼓励，且是

"有备而行"，以应万变。果不出朱老所料，这回我们到了华山医院，但却进不了大门。原来，当时正值"文革"动乱时期，医院的正常秩序被冲击得混乱不堪。原本平静的"华山"门里门外，也已是戒备森严，增加了"红袖套"把守。当我们来到医院传达室时，受到了"政审"一样的盘查。但我们并不急躁，只是耐着性子，赔上笑脸，终于从一位衣着平凡的老传达员口中探出一条信息："姜春华在里面开会。"于是，我们便在"华山"大门外一条长凳上耐着性子坐等。然而，直至中午，也没能见到姜春华的身影。

不过，一个上午的白等，我们依然深感庆幸。既知姜春华本人难得在上海，这回下定决心一定要见到。好在朱老又有预见：行前给了我们一条直接去家访姜春华的重要线索。线索并不具体，但大方向明确。朱老记忆中，在通向姜春华住处的一条大马路上，有一家江北人掌勺的"老虎灶"，姜春华常去"老虎灶"冲开水，所以"掌勺人"晓得姜在上海的具体住址。这位大专家颇富平民色彩的生活细节，由此可见一斑。谷储早年曾在上海学业多年，"掌勺人"的线索对他并不陌生。经验丰富的谷储和我坐上一辆三轮车，终于很快寻访到了姜春华的家中。时在夏日午后 4 时。

姜春华两室一大厅的居处，书橱林立，一派古色古香的气息袭人，显示出主人公学养的广博深厚。姜春华圆中见方的亲和脸盘，饱经风霜的气色，略显发福的中等身材，刚洗完澡，套一件便服走出来迎客，一下拉近了距离。一听是南通来的，一看朱良春的亲笔介绍信，那可真是乡情扑面，一见如故啊！

姜主任招待我们在客厅坐下，奉上茶水，也许就来自那家"老虎灶"吧。我们看他一边认真阅读朱老为我扼要书写的病史病历，一边听他对朱老的脉性和用药赞不绝口。这令我深感他们之间那种

"志同道合"的友谊是何等的重义敬业。当姜春华专注为我把脉，细听我主诉病情的刹那，我眼前迭显出"医乃仁术"的两尊崇高形象：姜春华与朱良春两位中医药学大师，是一脉相承的。在这间书香陶冶的客厅里，姜春华和朱良春一样，给了我们无所不谈的好心情。在给我开处方时，本来已连开两方，一时兴起，想想又开一方，并附加一行特注："吐血急时服"。这张特方，回通后，谷储曾热心向多位"支扩"病友力荐，并由多位医生临床用于咯血患者，疗效显著。

两次上海之行，两位专家联手，为我确立战胜"不治之症"的信念，犹如注入了一支强心针。

一剂妙方

晨曦微露，一张药方展放在朱良春书房的案头上。朱老以此方为引子，娓娓道来，向我们介绍了姜春华的高超医术。

朱老说，以这张药方为例，亦可见姜春华药理厚积薄发，用药老辣独特，别具一格。朱老给我们解读这帖"吐血急时服"，仅用了四味药配伍，却味味切中要害，味味各显奇效，真乃高手也！一方四味，大有别于少则十余味多则二十味出头的药方，说穿了，其中真有实效的也就三五味而已，只是医生把握不住，故用多味试探试探。姜春华的四味药中，挂头一味是"人中白"，说白了，就是"尿壶垢"，普通医生根本不懂，绝少用，但它止血疗效极强。这同时引起我注意到：四味药中，还有一味"血余炭"，于是我又猛然联想起，姜春华"以血制血"的狠辣，与朱良春"以毒攻毒"的威猛，其疗效之"惊世骇俗"，无不源于他们敢于大胆独创，精于化腐朽为神奇的"旷世奇术"。同时，我也想起在姜春华客厅中，听先生热情讲述朱良春善于"脱陈套",善于"出新意"的一系列感人业绩。

朱良春系南宋理学大师朱熹第 29 代裔孙,学养渊泉深厚。1949 年前,师从国家级著名中医药学顶级大师章次公先生多年,毕业后独自创业。1949 年后,在出任南通市中医院首任院长期间,致力于从前人的高端起点上,埋头苦练内外功,自勉自律,积深厚的理论基础于"每日必求一得"。为在继承中创新,他以春秋战国时开宗明义的《黄帝内经》为起点,一程程攀登,攀至《章次公医案》,先后登临了七重台阶,毕其功胜造七级浮屠。历经了如此漫长的从医苦旅,朱良春终于实现了以"多能"主攻"一专"的大目标:尤其是在巧用虫类药中攻克了一道世界性的医学难题,并在国际传统医学大会上,赢得了"顽痹克星"的盛誉。改革开放以来,1987 年他荣获国务院首批授予的"杰出高级专家"称号,并列入中国中医 100 大名医行列。

一剂妙方,两位大师,他们之间互尊互敬的学术交流,胜似手足的深情厚谊,为我们确立了光辉典范;大师们将专利秘方,和盘托出地"公之于众",其"仁者之心"更值得我们效仿。

春暖花开

20 世纪 70 年代下半叶至新纪元的降临,从"文革"浩劫迎来了春暖花开,中国经历了又一场翻天覆地的历史性巨变。时间跨度长达 40 余年之久。在这场历史性大转折的漫长岁月中,每个人都经历了一场大惑大解的历练和大惊大喜的欢快。1963 年南通市中医院从南大街迁入了建设路,扩建了新的门诊和住院大楼,朱良春除负责院务外,依然主持 1 号内科门诊。1992 年,由其四女朱婉华主持,在南通首创了良春中医药临床研究所民办医疗机构。这一时期,朱良春以国务院授予的中国中医药学"杰出高级专家"的美誉，应邀五渡扶桑，去日本授徒讲学，声誉远播国内外。朱老斯时已跨入耄耋之年，他却老当益壮，一切"从零起步"。在赶去向朱老祝贺时，我特别在掌印巷中走了几个来回，一条古色古香的小巷石卵地已改建成平整的水泥地面。朱老说：这是政府为日本人"拜师"特造的。彰显传统的人文效应，这也是南通开始注重提升投资环境中的一个新的起点。改革开放后，作为报业的重振，《南通日报》复刊后扩版为大报。继后又建造了新的报业大楼。这一时期，我在担任《南通日报》文艺部主任的同时，先后兼任南通市文学协会、南通市作家协会常务副主席等职，工作任务十分繁重，社会交往极为密集。而我亦已年事渐高，在领导的关心和朱老的厚爱中，正一次次经受着"高强度"工作的严峻考验。

这其中，有几起重大活动，而我体质状况内含"悬念"的事件，值得回眸一览。

1975 年 9 月，我受报社总编郑㯂年重托，去连云港参加江苏省首届城市报纸副刊工作经验交流大会。行前郑总先问：朱良春的药带了没有？我说带了。他又给打招呼：人手少，派不出人照料你。并一再叮嘱，身体千万保重。此次行程历经 10 多个小时的汽车颠簸，又在大会上作了近一小时的经验介绍，会议期间还上了"花果山"。可谓从"孙悟空"的山头上，取回了办副刊的"真经"。回通后，郑总关切地问我："没有出问题吧？"他指的是我的"咯血"顽疾。由于我坚持服用朱老的"灵药"，出差期间，虽劳累疲惫，却安然无恙。

1989 年，在省作家协会海笑主席支持下，我和市作家协会秘书长蒋昭德、省专业作家龚德、《南通工人报》主编鲍冬和等，特邀以上海《现代风》杂志主编齐铁偕（现为上海《解放日报》文艺部主任）为主的多位上海知名作家，联合举办了"现代风江海文学笔会"。整个活动横跨一市四县，时间长达一周，面广量大，没日没夜，我全程揣紧朱良春和姜春华的秘方、成药及医嘱，年近60的我经受了更高强度活动的验证：途中读女作家谌容新著《减去十岁》时，我的自我感受，却仿佛年轻了20岁。笔会取得了创作与交流双丰收。继后又参与了由市文联和市作协联合举办的"黄海笔会"，去启东黄海边体验生活，与著名文学评论家周溶泉、徐应佩等文友赤裸双脚，坐上牛车，迎着风浪看大海，不感冒，也不咯血。在海边的大洋招待所，即兴创作了多首长短诗歌，又一次获得健康、创作的双丰收。

20世纪90年代至21世纪，高层远途会议渐多，我身体遭遇的"险情"也相应加大。如应著名文学大师柯蓝老师之邀，于1995年7月25日去北京参加为迎接世界妇女代表大会在北京召开，由中国散文诗学会在京举行的专题创作朗诵大会。柯蓝老师知道我是第一次来北京，安排我上天安门、登长城，还去北京郊区延庆县康西草原遛马，柯老鼓励我上马：大胆点，试一试。马儿在草原上奔跑，在马上我神驰于朱老的断言：真像"雏鸟振翅"，大鹏飞天了。遛马三圈后，柯蓝老竖起大拇指，用湖南话夸我的身体够棒。此后连续多年，柯老师所组织的散文诗创作活动以及柯老来南通指导创作，南到广州、深圳，北至南通、如皋、扬州、镇江等地，我和南通诸多文友，无不全程参加与陪同，感觉身体的确"越来越棒"。回顾从1978年至2004年，我曾连续6次入选江苏省作家协会代表大会代表，无一次因病缺席。常说身体是革命的本钱，多年来，正是朱老的神奇丹方，给了我足够强健的"体质资源"。现如今，真不知道，我如瘦竹的体内已"减去多少"疾患，蓄有多少青春的神韵和活力。

2006年11月28日，欣逢朱良春医学大师从医65年纪念会，我将1995年写的长篇叙事诗《良春——一个再造生命的季节》，作了修订后，献给已85岁高龄的恩师，并将上述一切向他作了扼要汇报。在举杯时，我一饮而尽。想起当年"滴酒滴血"的情景，看见我如今尚"复"的"雄姿"，朱老愕然于欣喜！但仍不忘提醒说："酒，对你老还是少喝为宜。"的确，半个多世纪了，无论寒凝大地，还论春暖花开，只要牢记并践行良春恩师的"良药苦口"，即使身患不治之症，又何患不能克而胜之？

2006年9月，一场来势凶凶的肺炎，高热难退，我住院20多天，CT检查，"空矿"依旧，但既不咯血，也不咳嗽。医生们都觉得"不可思议"。其实，按朱老辨证论治的病理剖析"疑难之症"：亦即"病质"依然存在，但"症状"已被根治。患者的生活质量明显提高，病也就好了。如此一次又一次，让我"破药罐"似的身体经受住了"颠覆性"的考验。在逐年向好之际，南通日报社以郑樨年、李存玉为首的新、老两代领导以及同仁们，无不从担忧转向惊喜。老友李雪前更是视"白子现象"为老报人中的"一个奇迹"。2006年11月，为祝贺我80寿辰，在由李存玉总编倡导，苏子龙挚友策划，市作家协会主席冯新民主编，李军、鲍冬和负责编辑的祝寿专集《诗意人生》中，师友们大都以"青春"为主色调，赋诗撰文、泼墨作画。本报副总编杨自度的诗评《江海诗坛常青树》一文，更对我永葆青春的精神风貌和诗心不老，作了颇为精辟的概括。

南山之上

2007年，朱良春已届90高龄。大师在其长达70年致力于中医药学的漫长苦旅中所积累的丰功伟业，已从地方跃升至北京、广州、上海、南京等各大省市，及至引起中央多家媒体的高度重视，浓墨重彩广为传播。目前，来自全国各地的求诊患者之众多，令朱老全家共8位医生分身无术。在南通，朱良春现已成为继张謇所开创的医学强国，陈实功所建树的中医外科造福乡梓人民的又一座承前启后、饮誉世界的独特丰碑，成为中国近代第一城非物质文化财富的又一宗丰硕成果。

朱良春声名鹊起，但却永不失其医疗平民化的大医风采。2007年，当我也以年届八秩寿辰的高龄人生，手捧良春恩师亲笔书赠的祝寿红幅和贺礼之际，我想起，一位好医生之所以被人民美誉为大师，尊奉为泰斗，盖缘于好医生惠泽于患者的博大之爱，足以追随其一生而不腐不朽：良药惠泽以祛邪扶正，良春惠泽以延年益寿。两者惠泽，春光将永远伴你同行。我便是其中的一个实证。

2007年，当我以80寿翁的感恩之心，借助于增补长诗《良春——一个再造生命的季节》之际，只想补述良春恩师惠我以妙手攻克"疑难之症"之一例，这与成功施救晚期癌症患者施春辉先生，应是另一类不尽相同的典型。而这一鲜为人知、血肉丰满的"经典病例"，也许更具有独特性、持久性、普及性，因而也就更有其深广鲜活的现实意义。

回到本文的命题，我以一名"健康老人"的名义，酬谢90韶华的师恩于《南山之上笑谈"疑难之症"》，并奉上祝福美文一章：恭祝良春恩师寿比南山，福如东海，德艺双馨，光泽人间。

（2007年7月15日写于虹桥）

朱良春：医乃仁术

作家　陈祖芬

　　走上皇宫台阶的时候，看到两个好像认识的人，我们好像打了一下招呼。皇宫里边堂皇兼富丽，绅士淑女社交也礼仪。好像，我跟他们都认识？我很窘迫地想起我手里提着的可乐、薯条和汉堡。我说我刚刚采访回来怕赶不上晚餐所以买了麦当劳。

　　于是我清醒过来，是中国作协在江苏南通这座饭店里开会。我下午采访去了，我采访了弘一法师还是海灯法师？还是？

小引：张謇、范曾和苏童

　　话说美国纽约第五大道有个南通绣织局，然后又在南通创办分局。在一百来年前就开始"WTO"的这个中国人，叫张謇。19世纪末到20世纪初的7年里，他在南通创办了银行、商会、电话公司等74项实业，同时建49所学校，建博物馆、图书馆、体育场、养老院，等等。包括这次作家们下榻的这座有斐酒店的前身。梅兰芳到南通演《霸王别姬》，自然因为有张謇建的更俗剧场。

　　2007年4月10日我赶到更俗剧场，两个熟悉的面孔冲我调侃地点头。一个是丹泽尔·华盛顿，一个是布鲁士·威廉斯。丹泽尔·华盛顿主演的《时空线索》和布鲁士·威廉斯主演的《勇穿16街区》，我刚刚在北京看过，刚刚和这两位大帅哥和老帅哥拜拜，没想到就在南通街头遇上了。和好莱坞明星就这么抬头不见低头见似的，毕竟是 WTO 又 WTO 了。

我到更俗剧场，是想看看剧场后边。我知道后边什么也没有，不过我还知道那后边曾经有 4 间小小的平房。我就是为了这个"曾经"，找到这里让时光在此时此刻倒流。1992 年，这 4 间小平房，是刚刚建立的国内第一家以名老中医命名的良春中医药临床研究所。1994 年迁往环西路，一个 500 平方米的空间。我跟着从更俗剧场"迁往"环西路，先经过南通市实验小学，题字人是王个簃。开车人说，往那边是杨乐的老家，往这边是范曾的老家。这边叫寺街，范曾老家的厅堂里挂着晚清大诗人范伯子的照片，范曾是范伯子的曾孙，是范仲淹的后人。而良春医生姓朱，是朱熹第 29 代裔孙。然后又经南通师范学校第二附属小学，一看便是范曾题的字。后又经过江苏省南通中学，又是一望而知的范曾题字，又是范曾和杨乐上过的中学。开车人说，朱良春给范曾的父母看过病，所以朱家客厅里挂着范曾的画《李时珍采药图》。李时珍采药，而我在南通，有一种采学的感觉，好像随处都可采撷到典故和学问。7 日抵南通，晚餐时便听作家们说起南通一位副市长喜写赋，已出书多本。来自江苏的作家苏童和周梅森连说自己不会写赋，我们共桌的同行们个个都招认自己不会写赋。苏童讲，据说现在全国会写赋的不过十人，说南通这位赋作者，早年当过叶飞的秘书长，可他就是一直爱写赋。我们一桌十人连连点头。忽一人直起脖子抬起头：他当过叶飞的秘书长？不是秘书长是秘书吧？苏童大笑。大家也聪明地大笑。现在是不是连同这位副市长只有十人会写赋，我不得而知。作家写作凭感觉，发现凭直觉，讲话嘛有点不知不觉——不知不觉就当上叶飞的秘书长了。

98

南通，濠河环城，长江入海，黄海东海，在此分界。当南通遭遇纷至的作家的时候，是灿烂和丰富的碰撞。然而当我走进朱良春的世界，那丰富那灿烂都退潮了，只有朱良春，一如那环抱南通的濠河，温润而宽厚。

第一章　弘一法师、海灯法师和施诊施药

朱良春家的厅堂，一直挂着弘一法师为他书写的横匾："为大医王，善疗众病"。不过，20 世纪那个疯狂的年代，是要打倒医王打倒法师的。朱良春的儿子找来一幅民族大团结的画，56 个民族手挽着手，站成长长的一排，正好用来盖住弘一法师的字。仁慈的朱家人不会想到运动意味着什么。56 个民族也未能保护住落款"弘一"的大字。现在还挂着的"为大医王，善疗众病"，已是请人重写的了。

大医王朱良春刚来南通行医的时候，是 20 世纪 30 年代末。那时他不是大医王，而是小青年。号脉是一种经验的累积，看中医，人们往往挑岁数大的，甚至就是觉得越老越好。20 出头的朱良春，在门上贴一纸条，写着："贫病施诊给药"。凡人力车夫等贫苦人，一律免费看病取药。看完病后，朱良春往药方上盖一个章，章上刻着"朱良春施诊给药"。穷人拿着这张药方去瑞成堂药房，一律不收药钱。朱良春与瑞成堂有约，每年的端午、中秋和过年，各结算一次。瑞成堂结算时打个 7 折向朱良春收钱。

不久"登革热"流行了。朱良春研制药丸和汤药。一般服药要 1 周见好，服朱良春的药 3 日见好。朱良春自己也得了"登革热"，自己服自己制的药，很快便好，于是名声大振。时年 23 岁。

到 50 年代后期，乙脑流行。乙脑患者往往在号脉看病的过程中

就昏迷过去。如此再开方、取药、煎药、服下，如何等得及？朱良春请人每天一早煎上一大缸药，患者来了就喝，随来随喝，谁来谁喝，施诊施药，行善积德。

朱良春说医乃仁术。"仁"字，是"人"字旁一个"二"，即两个人。医生要把患者当亲人，患者要把医生当亲人。患者从医生那里得到救治，医生从患者那里得到经验。患者是医生的老师。医生只有竭尽全力才能体现仁术。自己只是一个人，光为自己就不是仁术，是不仁。

朱良春今年 91 岁，凡学生、同行、患者的信，依然每信必复。患者问病情，如果病情讲得清楚，朱老回信时附一处方；如果病情讲得不清楚，朱老会给他一些治病的建议。如此，不少患者接到朱老的信得到朱老的施诊，病也就治好了。朱老的生命，在多多少少人的身上，延伸更新，常绿常青。

今年 1 月他在南通经济开发区新建的医院里有 4 个尿毒症患者，哈尔滨的，湖南的，河北的，南通本地的。哈尔滨人病症最重，他住进朱良春的医院后，心情大好，春节也不愿回家。医院就为他这一个患者，留下一套人马，从护理到工友到厨师。花这么多人的加班费只为一个爱上这家医院的患者，如果算医疗成本，划不来。如果问医院上下的留守人员，觉得应该。大年夜留守人员和他一起包饺子过年。初一早上朱老带着儿子、女儿一起来给他拜年。

我看到朱良春办公室墙上海灯法师的书法："良春名医：是不可思议功德。"20 世纪 80 年代海灯法师患胃病不能进食，朱良春去四川江油海灯的家庙给他治病。海灯法师叹朱良春医术之不可思议。我想，朱良春"不可思议"之秘笈，或就 4 个字：医乃仁术。

2003 年广州 SARS 猖獗，朱良春应邀参加远程会诊。"非典"

患者 60 岁以上治愈率低。有一位 77 岁的"非典"患者中西药医治无效。朱老开药，患者服后即见好，3 天就出院。2003 年 7 月中华中医药学会授予朱良春"中医药抗击'非典'特殊贡献奖"。

2005 年 6 月 28 日，由朱老发起，由 12 位名老中医签名支持的"全国首届著名中医药学家学术传承高层论坛"在南通举行。他一字一字地审阅近百万字会议论文，汇编成集。时年 89 岁。

我想，如果时光倒流，他十几岁、二十几岁捧着《黄帝内经》《金匮要略》《本草纲目》《温病条辨》，不就是这样夜夜秉烛，字字苦读。

也是 2005 年，朱老研制的主治类风湿关节炎的益肾蠲痹丸继 1991 年获国家中医药管理局进步奖后，又被国家中医药管理局定为年度 7 项科技成果之一。

2007 年 3 月 14 日，中央电视台的编辑记者拥着一位帅哥走向南通朱良春家。帅哥身高一米七六，满头乌发，非常阳光，一如他的名字施春辉。不过，叫春辉的人或许注定要遇到一位叫良春的人，才有辉可言。11 年前，在上海第二军医大学的手术室里，医生打开他的腹部，一看恶性淋巴瘤已经转移到肝、肾、胰腺，只好重新缝合，化疗，这在医院本也是常事。但在患者，肝腹水皮包骨，滴水不能进，头发拼命掉。第二军医大学很开明，鼓励患者寻找中医看看能不能起死回生。患者家属打听到南通有个朱良春。朱老也伤脑筋了：滴水不进，怎么能服汤药呢？于是想到试试把中药像输液那样滴进肠道，让肠道吸收药。如此，灌肠，第二天，人好些，第 3 天，能进一点水了。家属赶紧派车到南通把朱老接去上海。第二军医大学的大内科主任向朱老介绍病情。朱老走进病房，但见患者微张开眼，双手勉力合十，表示拜托你了。

2 年后，完全恢复。

11 年后的 2007 年，中央台到上海找到这位中外合资集装箱公司的中方老总拍电视，这位满面红光的帅小伙带上电视台全体人士一起来看望朱老。帅小伙，今年 50 岁。不过，要从他起死回生的年龄算，也就 11 岁。

而 91 岁的朱良春，带着 4 个博士生，还在创新与丰收，厚德载福仁者寿。

第二章　博士论坛、范伟和一般人我都告诉他

1984 年，日本东京财团组织一行十人的访问团，团长是桑木崇秀博士，团员有日本汉方药（中药）研究所所长中尾断二，直奔中国江苏南通的一条小巷子。那小巷里住着朱良春，朱良春写了本《虫类药的应用》。这本书译成日文传入日本，中尾断二大惊：这本书里那么多治病处方，如果放在日本，都是不传之秘。先生能把它公诸于世，真是功德无量！

其实，不仅是日本，在中国也很难想象在一本书里竟充满了一张张完整的处方。有的医书也有处方，但是一张处方可能写上五六味药。然后一个"等"字，把关键几味略去。我想起范伟在广告里的戏言：一般人我不告诉他。保护知识产权，一般人是可以不告诉他。

朱老著书甚丰，每本书都附大量处方。我只有一本 16 开本的《朱良春医集》，其中 200 多页 30 多万字是处方，心脑、肝肾、气血、胃肠、痹病、妇科，等等，对症下药。同行手捧朱老的书，便心知肚明有了锦囊妙计、治病秘笈。朱老说：经验不保守，知识不带走，写没有用的书是浪费纸张。我一个人的力量有限，如果一百

个医生能用我的方法，那可以救多少人？

一般人我都告诉他。

朱老为人，一个"真"字，一个"实"字。讲及朱老的医术医德，朱老总要讲他的老师章次公。章次公在 20 世纪 50 年代被请去中央卫生部当中医顾问。不久一位中央领导得了怪病，没日没夜地打嗝，刚要合眼，打个嗝又醒了，不能睡不能吃，中医叫做呃逆不止。周恩来总理组织两次名医会诊，未能见效。总理说：卫生部不是新来一位中医大夫么，为什么不请他过来看看？这位新来的大夫，便是章次公。个子矮小，不修边幅，不大能进得常人视线。总理发话，方把他请来。章次公，人是奇人，药是奇药。说，买大枝老山参。只此一味药，煨成独参汤。然后用勺一点一点倒入患者口中。半个时辰过去，呃逆不再，患者入睡。睡了一个时辰醒来，便道：我好饿。章次公把熬好的稀饭上边的米汤，舀来喂他。患者胃气过弱，米粒是不可入口的。两天后才让患者吃稀饭。中央领导怪病除去，章次公名声大振。关于中医，毛泽东更是不止一次地和他彻夜长谈。

章次公原名章成之，只因师从章太炎，改名为次公。章次公看病时，那小小诊室总挤了十个八个学生。那时伤寒病多，高热昏迷。章次公开出一张方子，叫全真一气汤。扶正强心，出奇兵而胜之。青年学生朱良春大惊：伤寒病，人参、附子、熟地黄并用，医书上从没见过。章次公偏偏让朱良春一定从医书上去找这全真一气汤的来龙去脉。章次公不收学生一分学费，帮助学生解决住处，但是学生得一丝不苟地学习。学生朱良春终于找到有关医书，弄明白为什么人参和附子、熟地黄联手能使衰竭的人逆转过来。

2005 年 11 月，朱良春在北京中医药大学博士论坛演讲：《经典是基础，师传是关键》。他讲到他最尊敬的老师章次公，他说：你们刻苦学习就是对老师最好的报答。

或许，朱老在这个博士论坛上的演讲，在这个大礼堂，是盛况空前的。朱老的讲台上，只静静地一台打开的电脑，朱老的身后，只一个投放多媒体的大屏幕，但朱老的前方，连过道上都挤满了博士、老师，礼堂左右的门都打开了。满满的人头砌满了门口，我不知道从这两个门又延伸出多少人。我只感觉着中医学、中国文化的薪火相传。我想起《春无限》那3个字。那是康有为的学生、书法家萧娴92岁那年为朱老写的。

2007年3月28日，朱老又去北京在国家中医药管理局举办的全国优秀中医临床人才讲习班上演讲："辨治痹证应解决的三个环节和三大主症"。400名主任医师听讲，又是朱老用了十几年的电脑、多媒体，又是台下满满亮亮的眼睛。朱老嗓子有点哑。不过，好像眼睛有多亮，嗓子就有多响。朱老一坐3小时，一讲3小时，嗓子竟越讲越响。91岁的朱良春本人，就是他医术的实证。课后主任医师们眼睛亮亮地说您讲的全是"真货"。当然，朱老明白。都是同行一点就通，他把真东西抖搂出来，台下眼睛怎么能不亮？他当年看章次公诊病，不也是这么眼睛亮亮地盯着？老师章次公去世20周年，去世40周年，诞辰一百周年，朱老为老师举行一次次纪念活动，出版一本本纪念文集。

我说章次公那些文章怎么收集？他说到上海中医药大学图书馆查，发动章次公当年教过的至今还活着的学生帮忙找，请章次公先生的子女们提供。

我去他那儿的2007年4月10日，有关方面刚刚来验收了朱老的"十五"科技攻关计划。这个课题叫"名老中医朱良春学术思想经验传承研究"。我又想起章次公的话：发皇古义，融会新知。

我望着眼前的朱良春，91 岁高龄，却始终只认为自己是章次公的一名 20 来岁的学生，只想做好学生应该为老师做的事。朱良春，1917 年生，师从章次公，年仅 20 整。

第三章　外星人、张贤亮和中医中药功夫片

我走进一个外星人的基地，曲折的走道和很多的间隔。能够走进这里的人必须先蜕变成外星人。这个蜕变过程是从脚到头地套进一个天蓝色的软壳里，然后才能接近一个个空间里的一台台银灰色的机器。这个世界里只有天蓝和银灰两种颜色。我不知道怎的想起一句话：水至清则无鱼。这个至清的空间留不住我这条"鱼"。有人正在对我说：走比站灰尘多，站比坐灰尘多，所以在这里走动我们要求挺直身子不要拖着脚……

我想，不如把人都训练成芭蕾舞演员那样挺直身子用足尖走路，脚部最少地接触地面，灰尘最少地扬起。可这里哪有什么灰什么尘？进来时先套天蓝色的鞋套，走过一个小过道再套上一层天蓝，先生女士再分别走进男女更衣室脱掉外衣。再穿上把全身连同头发都罩起来的塑料服，走出男女更衣室的人已经不分男女，进入无性别境地。还要消毒手，还要……怎么进入制药车间，倒像被真空无菌包装似的。有灭菌室，有物流通道——专司消毒进入此地的物件。然后才是看不过来的一个空间一台机器的称量配料、粉碎过筛、胶囊充填、胶囊抛光、循环烘箱……

本来只想看传统的中药制造，结果好像进了科幻电影的外星人世界。

这是 2006 年 9 月新建的良春中医院，在南通的经济技术开发

区。为什么放到这么远？照样运行的环西路老医院近濠河，阔大明亮的新院址近长江。江上有座苏通大桥。今年7月合龙，然后上海到南通看病开车只要一个半小时。飞抵上海再来南通的境外患者就方便多了。

苏通大桥2007年7月份合龙，聪明的上海人已经在南通经济开发区买房了。南通有河有海有江，江边一扔就是五座山：狼山、军山、剑山、马鞍山、黄泥山。南通人就有山的眼光和海的胸怀。一百来年前南通人张謇创办了很多第一：第一座博物馆，第一所师范学校，第一所纺织学校，第一所戏剧学校，第一所盲哑学校，第一所气象站，等等。乃至南通有"中国近代第一城"之称。南通人朱良春1992年办起第一所以名老中医命名的医院。现在创办了这所4层楼高的医院占地30亩，患者还是满满的。我经过楼上院长室想看一眼，推开门，却见待在院长室里的，是四张病床。还是患者太多，把院长室也占了。

2006年9月21日，这座新院成立。第一个患者是中国人民大学的一位博导，患骨纤维瘤。朱良春的患者，早已来自各方。20世纪80年代末，日本爱知县西尾市的寺部正雄，肝病久治不愈，腹胀不能入睡。听说南通有神医，电话就从日本打到中国江苏南通。朱良春也只能根据患者的叙述开处方，传真过去。日本的中药材齐全，这边能开的那边就能买到。寺部正雄吃汤药很快腹部舒服多了，于是来南通请朱良春号脉。后来呢？后来好了。再后来呢？寺部正雄的儿子也打来电话诉说他的顽固性头痛，发作时抱头打滚撞墙。他去欧洲去美国治，医生还要他脑袋开刀。

朱老还是电话诊病，传真处方。患者服药1个月，头痛只发作一次。于是也来南通请朱良春号脉。后来呢？后来也好了。这是

1993 年。到 1994 年，寺部正雄的夫人得乳腺癌不肯手术。又是电话问病，传真处方。几个月后，病灶缩小到几乎没有了。

外国人看中医进而中医去外国，或外国人学中医，实在是中华文化的一种独特的传播。新加坡常有医生到朱良春这里学习。一位荷兰籍日本医生，觉得至今不少病得不到解决，转而到台湾边学中文边研究中医中药。他在台湾看到朱良春的处方，就根据这处方制药，患者吃了就好了。于是他一次次来南通，每次带着本子，记着问题，一边请教，一边录音。

我想，很多的外国人喜欢中国功夫，如果有更多的外国人感受中医中药的功夫，中西互补和平共处，和谐世界人之初。

或许，拍一部中医中药的功夫片，可以去各国电影节上拿几个最佳？而这种功夫片传递的，是一个"仁"字。

这么想着，我走出了良春医院。就见前边方圆 70 亩的空间里，推土机正在推出一片新天地。医院又要从现在的 30 亩发展到这 70 亩地上做文章，包括老有所养。南通在黄海之端，长江之尾，尤有环城的濠河水。2004 年底统计百岁以上老人 482 位，今年更有 50 位已经超过了 106 岁。我们中国作协在这里开全委会，一位驻会的南通医生说，他认为现在总要 75 岁到 80 岁的人才能算步入老年。我想也是。就看我们会上的张贤亮，年已 70，经常笑谈他的创业、他的富有，更把刚刚公布的物权法像护身符似地挂在他的嘴上，血气方刚风流倜傥，自然正值壮年。在南通，面对那么多百岁和超百岁老人，70 来岁的人岂敢轻言自己是老年？南通的独生子女成婚后，要顾及的就往往不仅仅是双方的父母 4 人，还有父母的父母，甚至父母父母的父母。南通很快要纳入上海一个半小时经济圈。现代社会不是不进则退，而是不进则汰。长寿之乡的南通，那么多父母父母的父母怎么安排？

推土机还在那 70 亩地上笔直地推出一条条直道，好像在一张图纸上画出一道道线条，抑或就是在打腹稿？这里又可以治病，更可以养老，有海鲜江鲜河鲜，有第二春第三春四季如春！

朱老良春，厚德行善一生善，妙手回春四时春。

好像写成对联了？干脆戏加横批：不如来南通。

《光明日报》2007 年 8 月 15 日

春驻人间

——记朱良春先生金秋郑州之行

河南省中医药研究院附属医院　郑春燕

河南省中医院　郑福增

十月的郑州秋高气爽，沐浴着明媚的阳光，我们迎来了河南省中医院承办的全国中医名家学术传承论坛暨河南中医高层论坛研讨会，同时，也迎来了大会盛情邀请的中医临床大家、我们敬爱的老师——朱良春先生。

先生今年已是 91 岁高龄，在神圣的医坛辛勤耕耘，至今已有 71 载。先生博学精思，勤于实践，锐意创新，学术自成体系，超凡的医术饮誉医坛，蜚声海内外。先生倡其恩师章次公先生"发皇古义，融会新知"的主张，汇通中西，主张辨证与辨病结合；潜心研究虫类药数十年，擅长治疗疑难杂症，尤其擅治风湿、类风湿等免疫相关性疾病及癌肿。此次郑州一行，先生为我们讲授了治疗痹证的经验，并进行疑难病会诊和实际临床带教。

先生的行程安排得满满的。10 月 20 日上午，先生就被请入河南省中医院的骨病科，进行风湿病疑难病例会诊及临床带教。走入病房一眼望去，诊室外是满怀希望的患者，诊室内是恭候多时的科内医生和学生。先生询问病情，诊脉观舌，查看患者关节肿痛的情况，翻阅病历及生化检验单，有条不紊，一丝不苟，边看边讲，边写边讲，"顽痹病变在骨，病邪深入经髓骨骱，必须用钻透搜剔之功的药物始能奏效。""这个患者除了内服药外，要配合大黄和芙蓉叶外敷，用绿茶汁调，可以很快消除关节的红肿热痛"……先生态度和蔼，语言简练，思维敏捷，处处体现着临床大家的风范。听者个个屏气敛神，引颈举踵，生怕漏听一句话，漏抄一味中药。由于慕名前来要求先生诊治的患者很多，医院还安排了当天下午的专家门诊及临床带教。

10月21日上午，授课大厅内鸦雀无声，座无虚席。学员们聚精会神地聆听先生讲课。从痹证的三大主症和三个应解决的环节切入，从病因病机、辨证分型到遣方用药，先生系统地讲解了自己治疗痹证的临证心得。讲到自己的经验方"温经蠲痹汤"，先生不仅给出药物组成、用量，还讲解每味药的功能及加减应用的情况："关节肿痛要用制南星30～60克，因患者耐受情况而异，开始可用30克，二诊35克，三诊40克……如果用到60克，关节肿痛症状还不缓解，说明你用错药了。""制川乌要与生姜同煎，可减川乌的毒性，又能增强温经止痛之功，生姜要用到20片以上，三五片是没有作用的。"先生细细地讲来，唯恐学员掌握不详，运用时出现偏差。熟悉先生的人都知道，先生胸襟宽广，甘为人梯，对于学生总是循循善诱，将自己多年的临证心得悉心相传，毫无保留。凡是求教于先生的学子们都深深为之感动。

紧张的行程即将结束，先生要赶回南通，那里还有全国各地的患者在急切地盼望他回去。大会组委会已经为先生订好了返程机票，但先生却面临着一个困难的选择，事情还要从他救治过的一个患者谈起。9月中旬，先生在南通曾为山东德州武城县政协一位患胰腺癌的退休老干部遥诊，因患者病情严重，癌肿已在腹部扩散，大量的腹水使其水米难进，形体消瘦，在北京数家大医院住院治疗，病情日剧，诸医束手，只能返回山东，失去了求生的勇气，不愿再行治疗。后来家人抱着最后一线希望，带着病历到南通请先生遥诊，先生根据所述及病史记录给予处方，在服了一段时间先生开的汤药后，病情有所减轻，腹水明显少了，能进食一些饭食，开始有了生的欲望。此次，患者的家属知道了先生来郑州讲学的消息，立刻从德州赶来，几乎在先生下榻饭店的同时，也在那个饭店住下，时刻关注着先生的行程，并恳求先生亲赴德州，再次为患者面诊，以求进一步提高疗效。从郑州到德州武城，不通飞机，没有火车，只能开车前往，行程约 5 小时，这对一个 91 岁的老人意味着什么，不言而喻。河南省中医院的领导婉言谢绝了患者家属的要求。先生亲自告诉患者家属，将患者详细的录像资料和病情记录拿来，可再为其诊治。先生不能前往的消息传到德州武城，患者一下子瘫卧在床上，他感到自己又没救了。患者的女婿无奈之下，写下了一篇感人肺腑的文章给先生看，读着文章，老人的眼睛湿润了，已被深深地打动，不顾亲人及院领导、学生的再次劝阻，毅然决定退掉机票，赶赴武城。其实病家还不知道，此次先生是带着疲劳的身体来郑州讲学的，如今，又要在汽车上颠簸 5 小时，去满足一个重危患者的愿望，在场的人无不为之动容。我们知道，先生这样做并非是偶然之举，是他老人家那颗善良、仁慈之心，促成了德州之行。先生不仅有超凡的医术，更有高尚的医德，对患者无论老幼妍媸、贫穷富贵，都一视同仁，尤其对于贫穷的弱势群体，更加善待。1949 年前先生在自己的诊所行医，遇到没有钱买药的穷人，就由自己在处方上盖上"朱良春" 3 个字的印章，患者可直接到指定的药店免费拿药，而他则在每年的端午节、中秋节和年终到药店结账付费，药店也被他的精神所感动，给予 7 折的优惠。如今先生不顾 91 岁的高龄，每周一、周三、周六亲自出诊，为患者治疗。每次出诊从上午 8 点开始，不看完最后一个患者不休息，每次工作结束，脚是肿的，声音是嘶哑的，但先生常挂在嘴边的一句话却是："不能让患者失望。"先生是我辈永远的楷模！

送走了先生，依依不舍之情久久萦绕在心头，闲暇之余，再读先生的书《医学微言》《朱良春医集》《虫类药的应用》《朱良春用药经验集》《章次公医术经验集》，等等，捧着这些书，我们仿佛看到先生不辞辛劳灯下夜读、著书立说的身影。先生一生勤勉，惜时如金，他老人家回顾过去，说自己 70 岁之前，午夜 12 点钟之前睡觉是很少很少的，还督促自己，每日必求一得。读着先生用心血凝铸成的宝贵的医疗经验集，我们感慨万千，先生把这些本可家传秘授的锦囊无私地贡献出来，如将甘露、将春雨洒向人间，滋润着莘莘学子的心田，为的是我辈在医道上少走弯路，尽可能地为患者解除病痛的折磨。敬爱的先生，您的仁心仁术将由我们的手送给广大的患者！敬爱的老一辈中医药学家们，中医药事业将在我们手中发扬光大，薪火相传！

[编后] 人品即学品，做人与做学问是相通的，在中医界，很多学问做得好的大家都是德至高、心至善的仁者。朱老痴迷中医，克服重重困难学习中医并终成正果，屡起沉疴，但是淡泊名利，随遇而安；朱老博学精思，锐意创新，不顾高龄，仍心系患者，而且甘为人梯，将自己的经验倾囊相授给晚辈。他们的治学为人之道都体现出医家的高尚风范，值得我们学习并继承发扬。中医不仅治病救人，而且中医的仁德精神更是现代医院文化建设以及构建和谐医患关系的重要载体，仁心与仁术的完美结合不仅是患者的福音，也将为中医的发展铺就一条通途。

《中国中药报》2007 年 12 月 10 日

朱良春的书房

人民政协报 潘衍习

朱颜鹤发健身轻，老骥犹能千里行。

良药善医天下病，春回大地颂高名。

古人说："不为良相，则为良医。"良相辅国，良医济世，都是百姓心中望重之人。而今，居一隅而名天下的朱良春，就是这样新时期的良医。

2008年12月8日下午，记者有机会来到江苏名城南通，自然要拜望这位中医大家。

来到南通市崇川区濠北路的一个小区，老人家已在一楼迎候。92岁的朱老身材高大，鹤发朱颜，步履稳健，笑容可掬。

一层是客厅，墙上挂满"杏林春暖，琴心剑胆""得失塞翁马，胸怀孺子牛""莫道桑榆晚，为霞尚满天"等书画作品。距此处不远的"南通市良春中医药临床研究所门诊部"里也挂满"济世良医""育人济世""医德高尚医术精湛"等牌匾、锦旗。

二层是卧室和书房。随朱老上到二层，迎面的墙上挂着"师耆斋"的匾额。"释迦牟尼的弟子耆婆，精通佛法又通医理，对医药有重大贡献。我愿以耆婆为师，不断学习，治病救人。"老中医指着匾额对记者解释道。老人虽声音有些沙哑，却都是肺腑之言。

卧室东隔壁对面是老人的书房，月亮门内，书柜中摆满历年获得的奖杯、奖牌，写字台上摆放着台历、笔、纸等，老人睡觉前都要在这里读一会儿书。藏书在旁边的一间，老人随手打开书柜的门，记者看到里边都是医学类的书，古今中外的都有，墙上挂着一幅老人的生活照。

三层是工作室，很大，墙上挂着时任全国人大常委会副委员长卢嘉锡"良医良药、妙手回春"的题词以及其他医学界人士的题词和参加各种会议的大幅照片。房中摆着几张大桌子，原来朱老德高望重，经常有人前来求学问道，朱老便用整层的房间用来讲课授业。

说到养生之道，朱老认为生活要有规律，还要适当运动，读书修身，运动健身。现在朱老每周3天出诊，在晚上看电视《新闻联播》时做自己编的肢体操。目前，朱老正在修订《虫类药的应用》一书，以期再版时，增添些内容。

临行，朱老以"博极医源，精勤不倦。循此以进，必能成为上工大医"书法作品相赠，并说："读书人都应依此理，才能为社会有大贡献。"

朱良春，1917年8月20日生，江苏丹徒人。主任中医师，终身教授。先后拜太医传人马惠卿、上海名医章次公为师。1938年毕业于上海中国医学院。1956年至1984年任南通市中医院院长。1987年被国务院授予"杰出高级专家"称号。

长期从事对痹证、肝病、肾病的临床、科研工作，特别对于风湿病、癌症、肝硬化等疑难重症深有研究，屡显奇效。对于虫类药的临床应用尤具心得。善于挖掘民间经验，乐于培养后继人才，带领子女创业，敢为天下先，业绩辉煌。创造出令世人感佩的"朱良春现象"。著有《传染性肝炎的综合疗法》《汤头歌诀详解》《章次公医案》《虫类药的应用》《朱良春用药经验》《中国百年百名中医临床家·朱良春》《朱良春用药经验集》《医学微言》《朱良春医集》等。

曾任江苏省政协常委、中国农工民主党中央委员、中华中医药学会理事、江苏省中医学会副会长等。现任中华中医药学会终身理事、中国中医科学院学术委员、国家优秀中医临床人才研修项目专家指导委员会委员等。

《人民日报·海外版》2008 年 12 月 16 日

探讨生命之道，　回归朴素生命

——于丹对话朱良春、陆广莘

中国中医药报　樊　丹

2009 年 3 月 12 日，记者来到北京电视台科教频道的《八点非常故事汇》录制现场，参加由该台主办、北京中医药大学中医药文化研究与传播中心协办的特别节目《请教生命——于丹对话国宝中医》，聆听了北京师范大学教授于丹与全国著名老中医朱良春和中国中医科学院资深研究员陆广莘关于中医养生的精彩对话。

精神内守　病安从来

今年 92 岁的朱良春和 83 岁的陆广莘面色红润，精神矍铄，于丹将他们誉为"快乐的老寿星"。

当于丹了解到朱老和陆老都曾患过重病时，感到很惊讶，于是现场请教二老，这些疾病是怎么被战胜的？

朱老说他曾在中学时期患过严重的肺结核，当时西医没有很好的治疗办法。他完全是采用吃中药结合自身精神和生活调理，经过大半年才治愈。由于经受了病痛的折磨，就立志学医。

学医后，朱老的内心世界也发生了很大的变化，认为医生要帮助患者消除病痛，恢复健康，就必须认真学习，刻苦钻研，勤于实践，积累经验，才能解决根本问题，并逐步提升自己的精神境界。

陆老 20 多年前检查患有肝病，现在完全好了。陆老说："现在有些人，一说肝病，就马上联想到肝硬化、肝癌，从而产生恐惧，过度治疗，增加肝脏负担，进一步加重病情。""肝脏有病，首先要加强肝脏的自我修复能力；其次要减轻肝脏负担，少吃药；第三是控制情绪，保持乐观心态，这才是治疗的关键。"

"恬淡虚无，真气从之；精神内守，病安从来。精神安定，不追逐名利，不忧患得失。真正做到这一点，自身抵抗力强了，免疫力提高了，病邪也不易入侵了。"

养生须顺应自然

于丹对中医养生的理解是，"没病时防病"，而不是病来时"头痛医头""脚痛医脚"。

"健康是人一生中最大的财富。"朱老感慨道，现代人生活节奏快、压力大，经常熬夜，晚上 12 点之后才睡，这样容易损耗健康。古人"日出而作，日落而息"。中医讲究阴阳，白天是阳，晚上是阴，白天要多活动，晚上要休息。该休息时不休息，违反了自然和生理规律，导致人体五脏六腑功能失衡，气血混乱，削弱了自身免疫功能，长期下去影响健康。

于丹用一段形象的话来形容现代人的生活：先坐电梯到二三十层楼的健身房，再去跑步机上跑步，吃饭先胡吃海塞，然后再吃大把减肥药。"现代人就是把简单的生活复杂化了，变得不再朴素，违背了自然规律，所以疾病才容易找上门来。"于丹说。

健康是人与自然相适应的结果。人顺应春生、夏长、秋收、冬藏这个规律，就会健康。

动则活 贵坚持

生命在于一呼一吸、一静一动之间的平衡。

朱老80岁以前，每天骑自行车上班，坚持了近30年。后来，不骑了，就每天活动四肢，早晨醒来时，双手搓热，在面部耳后擦擦；晚上利用观看《新闻联播》的时间，活动10分钟，等到身体微微发汗，感觉会特别舒服。"适量运动，持之以恒。"年过九旬的朱老尽管忙碌，每周3个半天出门诊，却仍坚持每天运动。"运动一定要适量，根据年龄、体力来调整，青年人可以活动多一点，中老年人则适宜进行轻度的慢运动，比如散步、打太极拳等。"

"动则活。"二老表达了同样的观点，"运动了，经络通了，气血增加了，血流、心跳、呼吸加快，新陈代谢加速，免疫功能也会随之提高"。

吃了50年的食疗方

"药补不如食补"，朱老说他从不吃补品，只吃一种自制的食物，一吃就是50年。朱老在节目录制现场首次公开他的食疗方——黄芪二豆汤。用半斤黄芪煮水，除去药渣后，加枸杞子、百合、薏苡仁、绿豆、扁豆、红枣熬煮，熟了之后再放入冰箱冷藏。每天早晚取出少量，用微波炉加热后食用，不仅有营养，而且可以预防疾病，特别能降血脂、预防肿瘤。方子的成本低，普通百姓都可以接受。

针对目前市场上保健品名目繁多，且广告宣传能治疗各种疾病这一现象，朱老表示，保健品并不是每个人都需要吃。"中医讲究辨证论治，因人而异，从内在调理，以达到保健的目的。"朱老建议，每个人的体质不一样，不要轻信广告宣传，要经医生检查后再确定自己适合吃哪种补品，否则不是保健，而是影响健康了。

"阴阳是大平衡，人缺了什么，就失衡了。补了之后，又形成了新的平衡，这是一个动态的不断循环调整的平衡，但一旦失衡，补了一些东西，可能会过犹不及。"于丹补充说。

在日常饮食方面，朱老说，要注意平衡合理。目前，高血压、高血脂、中风等疾病的发病率高，与饮食习惯有很大的关系。《内经》称："饮食自倍，肠胃乃伤。"切勿暴饮暴食，少吃动物肉类，多吃鱼、蔬果类，同时要少饮酒，以免损害肝脏、血管，引发多种慢性病。

家中常备 3 种中药

陆老称他的100％报销的医疗证还没使用，是因为他家里有"小妙方"，是经过千年考验的古方。这其中有朱老提及的黄芪，可补中益气，对于气虚、易感冒等有效；其次，还有"防风通圣"，可表里双解，对感冒、咳嗽、腹泻等有良效。这两种药合用，还可以起到预防疾病的作用。第三种是疏肝理气的"加味逍遥"，该药与补中益气药合用，可抗抑郁。这 3 种药对脂肪肝、肥胖等有作用，可安全地调理身体功能。

陆老给大家算了一笔账，3 种药每天用的话，1 个月不到 100元，一年不到 1 000 元。但也不能经常吃，1 周吃 2～3 次就行。

陆老有自己的保健经。他说，吃东西时一定要细嚼慢咽，使食物充分消化吸收。咀嚼 30 分钟以上还可以预防高血压、高血糖，同时通过咀嚼肌运动，还可以美容，延缓面部衰老，同时促进大脑的血液循环，起到健脑的作用。

"在这个物质世界中，我们需要的是返璞归真。"于丹说，这是二老的养生经给她的启示。

学会调节"七情"

当人们面临坎坷、压力时，会产生一些情绪如焦虑、忧思、惊恐等，影响工作和生活。那么，该如何完成精神和情绪上的调节和平衡呢？"事在人为莫道万般皆是命，境由心生退后一步自然宽"，朱老说，精神调节尤为重要。中医讲"七情"，即喜、怒、忧、思、悲、恐、惊。"七情致伤""病从心生"，大喜伤心，大悲伤肺，大怒伤肝，大恐伤肾，大思伤脾。"要保持心态平衡，要知足常乐，有为有不为，不要强求，自寻烦恼。在事业上要突破，在学习上要进取，人与人之间相处要以平等心来对待，要退后一步，自我反省，这样很多困难就会自动解除。"

陆老讲述他儿时很顽皮，母亲曾教导他要向孔子学习。人的一生会面临许多坎坷，保持好心态非常重要。我国老年人口居多，每人都有三五种病，每天都要吃多种药，生活在恐惧和不安之中，这是比疾病更严重的"心病"。陆老说，"带病可延年"，要以一种积极健康的心态来看待疾病，从而改变机体的抗病状态。

于丹给大家讲了"最后一片落叶"的故事，一个女孩看着树上最后一片没有掉下的叶子而坚持活了下来。"人用一种良性的心态和信念，是可以完成机体的自我修复和调整的。"

于丹感慨地表示，听了朱老和陆老对生命的理解，有若参禅。而这些，不仅是他们用医学知识，更是用人格境界给我们的答案。

《中国中医药报》2009 年 3 月 20 日

高山仰止，智者良春

中国中医药报　常　宇

　　朱良春先生一直是我期盼着能亲自拜访的老专家，虽然大小媒体多次采访报道过，但是我仍非常想知道，朱老凭什么能偏于一隅而名扬天下呢，他为什么能超越区位强势，独树一帜，成为泰斗式的中医大家而形成独特的"朱良春现象"呢？

　　2008年，我得以有机会跟随江苏省中医院肾内科孙伟主任带领的拜访团一起去看望朱老。在以前总觉得专家难请，专家难见，那么以朱老在全国的声望和辈分，见面会是怎么样的感觉呢？在他的北濠山庄门前，我很紧张和拘谨地等待着……

　　走到眼前的朱老满脸慈爱，谈笑风生，我顿时顾虑尽消。朱老带我们参观他二层房间的藏书，还为我们准备了水果，定好了饭店要亲自宴请。年事已高且事务繁忙的朱老居然亲自为来访的江苏省中医院肾内科医生和记者共10余人分别题字，并将《章次公医术经验集》和《朱良春医集》签名送给每一个人，每次回想，那都是一次非常愉快、非常舒服的采访。

　　我终于明白，朱老宽广的胸怀和包容的性格是他独特的人格魅力，加之他的仁慈、宽厚、忍让、善解人意，他在学术上的远见和胆识，最终形成了独特的"朱良春现象"。

　　偏于一隅而名闻天下者，朱良春也。"朱良春现象"是中医界称道的话题。他的老师章次公送他一方印章"儿女性情，英雄肝胆，神仙手眼，菩萨心肠"，是朱良春一生的真实写照。

中医界治风湿病素称"南朱北焦"，即指南通朱良春和北京焦树德。而朱良春经验方益肾蠲痹丸是目前唯一能修复骨膜破坏的中药制剂。此外，还有很多癌症患者在朱良春这里绝处逢生。

现年 92 岁的朱良春有着骄人的精力和体力，气度儒雅，虽然一脸平和与安然，但其纵贯古今之学识，坦荡之胸怀，仁善之心肠，总让人生出无限敬意。朱良春虽久居南通，却成为一代名医，不以位高职显，而是真正以德服人，以术服人。

风雨经遍，依然从容

朱良春童年时代家境并不富裕，青少年时代处于战乱时期，为生存流离辗转，更别说求学之艰难。即使在以后的发展中，因为恩师过早地离世，也未能受到师辈过多的提携；还曾为地方中医的发展失去调北京的机会；"文革"中，也经历了不堪回首的磨难，被剥夺看病的权利，失去经济来源，被吊起来毒打，被关进火葬场隔离……

但朱老宽广的胸怀、包容的心态，使他把个人经历的坎坷看成是一种财富，哪怕是人生低谷，他也能积极而从容地走过。《虫类药的应用》初稿就是朱老在那些苦闷的岁月和病后静养的日子中酝酿出来的。

提起"文革"，很多创伤深重的人都会激动难抑，甚至有些人内心的伤口至今都不能愈合。但朱老回忆当年的情景，平和地微笑着、苦笑着。当年那些造反派，后来见到朱老时低着头、溜着墙边快速走过，每当这种时候，朱老总是主动打招呼，他知道把历史的错误算在个人头上是不公平的，他原谅了他们，因为朱老相信再也不会有第二次"文革"了，况且他更多的是想如何把耽误的时间抢回来！

朱老给人的感觉总是很阳光的，对中医充满了信心，这让人一扫内心的困惑和茫然。但朱老其实也不是一路顺畅，也曾有遗憾。

像所有人一样，朱老也曾向往到北京发展，但他的北京梦没有成真：1956年，朱老应邀前往北京开会，会议结束后应中国中医研究院鲁之俊院长邀请考察座谈。鲁院长还分别找朱良春等中医骨干谈话，征求意见，是否可以来京工作。多数人表示乐意接受。朱老明确表示，服从组织决定。可是后来调令由江苏省卫生厅转到南通市政府时，地方认为，中医院刚刚成立不久，突然将骨干力量调走（当时朱老任院长之职），不利于医院的发展，请上级收回成命。于是朱老与这次机会擦肩而过，但是朱老并没有懊恼怨恨，而是依托南通，将学术和影响辐射到全国和世界。

用虫药如神，善除肿瘤、骨病顽疾

朱良春善治疑难病在中医界是公认的，近年来广为传诵的是他治好了上海施先生的淋巴癌，这只是其中的个案。

日本西尾市寺部正雄会长的夫人患有乳腺癌，她瞒着日本医生天天喝朱良春开的汤药，1个月后手术时，原来的癌肿只剩了一小块，日本医生惊呆了。

上海14岁男孩小张，2004年4月在沪诊断为髓母细胞瘤，术后2个多月，头痛如重压、耳胀，泛泛欲呕，时轻时重。MRI示脑瘤术后复发，左侧乳突窦积液。朱良春用扶正祛邪、软坚消瘤法，予多种虫类药、补益精血药合用，精心调治，2006年至今复查多次，均未发现异常，已能正常上学。2008年小张父子等3人专程从上海来向朱良春报喜：复查肿瘤已完全消失。

朱良春积累了治肿瘤的丰富经验，在南通市中医院、良春风湿病专科医院、良春中医门诊部里，很多慕名而来的肿瘤患者，经朱良春及其女儿、学生采用扶正消癥的综合疗法施治，多数患者的病情得到缓解或好转，减轻了痛苦，提高了生活质量。

类风湿关节炎、强直性脊柱炎在风湿科界一直被称为不死的癌症，因为患者骨节畸形、骨质破坏，失去运动功能、生活不能自理不说，还伴着剧烈的疼痛，患者痛不欲生。

朱良春善治风湿骨病，益肾蠲痹丸是最能体现朱良春多年经验的代表方剂。32岁的蒋女士患类风湿关节炎16年，全身大小关节肿痛，活动受限，生活不能自理。经朱良春用益肾壮督、蠲痹通络法治疗1年半后，各项指标均正常，能正常工作生活，并于今年年初怀孕、待产。

南通市3位慢性肾衰竭、尿毒症患者先后被通知病危，朱良春用中医药使他们转危为安，现正安度着幸福的晚年。

在20世纪中叶，朱良春还有一个"五毒医生"的雅号，原因是他善用有毒的虫类药。虫类药为血肉有情之品，生物活性强，但作用峻猛、具有一定的毒性，能搜剔深入经隧骨骱之病邪，没有功底的医生不敢乱用。当年，药店老药工当得知开方子的朱良春只有20多岁时，赞叹道："这个年轻大夫，胆识可真大。"

深邃高远，引领学术，启迪后学

朱良春在学术上，思想深邃而有远见，对后学多有启迪和引领，而且不尚空谈、求真实干。

　　据医史学家马伯英考证，朱良春是我国最早撰文提出辨证、辨病相结合的学者。朱良春指出，"证"和"病"不可分割，但不能为追求统计学意义，就始终使用一个处方治疗，这样会把中医的辨证论治的"活法"庸俗化、机械化，要防止把辨证与辨病相结合的方法引入歧途。

　　中医界多年来热议的辨病辨证关系等，一直争论不休。如什么是"病"和"证"，关系如何，能不能结合，怎样结合，等等，从理论、哲学层面上探讨莫衷一是。朱良春从临床着眼，举了一个例子，马上就一目了然，并提出了公允的看法——

　　辨证论治灵活，体现中医特色，但对疾病的具体机制和明确诊断缺少现代科学依据。这种中西医之间的客观差别，如不经综合参考分析，有可能导致医疗上的严重失误。如直肠癌早期症状易与慢性痢疾或痔疮混淆，如不运用西医学方法早期确诊，中西医结合，及时给予相应的治疗措施，就很有可能贻误病机，致病情恶化，癌肿转移，甚至不治。

　　在危急重症面前，朱良春也颇具高见：对急性热病的诊治，他主张打破卫气营血的传变规律，提出"先发制病，发于机先"，采用表里双解或通下泄热，多能缩短疗程，提高疗效。2003 年"非典"期间，他参与广东、香港的远程会诊，取得显效，荣获"中医药抗击'非典'特殊贡献奖"，就是例证。

　　而对于一度迷惘、困惑的中医学子，朱良春不管在学术上还是在信仰上都让人看到希望。

　　对于中医发展，朱良春一语中的："一个是保持中医特色，一个是要有信心。""经典是基础，师传是关键，实践是根本。"

　　朱良春认为，世上只有"不知"之症，没有"不治"之症。事实上大部分病症还是可辨可治的，关键是找到"证"的本质。如果说不能治，那是我们尚未认识许多确有疗效的"未知方药"的缘故，但总会找到。

这不仅是一个人治病水平高低的反映，也是一个人看待世界的根本观念。朱良春对中医充满了信心，并敢于去攻克疑难重症，这种信念便产生出巨大的力量。

朱良春虫类药的应用对后学也颇多启迪：20世纪60年代，朱良春首创的复肝丸，以扶正化瘀立法，用红参、紫河车配穿山甲、鸡内金、䗪虫、三七等，开中医药抗肝纤维化先河。2003年国家科技进步二等奖内容之一就有"扶正化瘀法在抗肝纤维化的作用"；1963年朱良春在杂志上连载《虫类药的临床应用》文章，在水蛭条下曾明确提及，治胸痹心痛，配全蝎、蝉蜕、䗪虫等虫类药，收到常规药难以达到的效果。这对后来以虫类药为主治疗冠心病心绞痛的思路和方药，深有启迪。

山西灵石名医李可先生在一次会议上见到朱良春，热情地跑过来拥抱这位素未谋面的老师，因李可早年吸取了朱良春用虫类药的部分经验，效果很好，心仪已久。朱良春笑谦："不敢当，我现在用药审慎，不如你那样胆大有魄力。"

力倡实用，不尚空谈重实效

从临床干起，多年来，求真实干，绝不做表面功夫。对于虫类药的应用，朱良春不是妄用峻猛毒烈之品以邀功，而是从实践中摸索出的真经验。

朱良春是章次公先生的得意门生，章老倡导的"发皇古义，融会新知""注重实效"的治学主张，朱良春终身践行。

朱良春从临床干起，明白诊病关乎生死，当然要凭真本事，况患者也是医家的衣食父母，切忌空谈和造势。多年来，朱良春无论是临床、科研、讲学都求真实干，绝不做表面功夫。

很多人曾请教朱良春诊治疑难病的诀窍，朱良春总是倾囊相授："怪病多由痰作祟，顽疾必兼痰和瘀""久病多虚，久病多瘀，久病入络，久必及肾""上下不一应从下，表里不一当从里"。准确辨证之后，采取相应的扶正、培本、涤痰、化瘀、蠲痹、通络、熄风、定惊等法，再配合虫类药，很多时候都可明显提高疗效，这是朱良春70年从医生涯的心得，屡试不爽。

此外，朱良春讲学讲的也都是人们认为秘而不传的"真货"，故不管是应邀官方讲学，还是单位讲座，很多人都愿意自费从四面八方涌来，因能学到真东西，没有水分。

《朱良春医集》一书出版后短短8个月就重印，《朱良春用药经验集》已再版重印了14次，可见受欢迎的程度。

尽宏慈善，以菩萨心肠待患者

朱良春不仅医术高明，其怜悯和尽心也让人相当感动。

朱良春1949年前在南通行医时，曾经对穷人施诊给药，给患者开了药后，盖上免费给药印章，到指定的瑞成堂抓药，朱良春每年端午、中秋、年终同药店老板结账。

现在，92岁高龄的朱良春仍出诊，且不将患者看完不吃饭。因为有的患者担心吃完饭，他就不回来了，故朱良春一定要坚持看完病再下班回家。

找朱良春看过病的人知道，朱良春的号是限不住的。因为一限号，患者们就要半夜排队，朱良春说："这样子，没病也等出病来，我心里就不安啊。他们的心情我非常理解，所以只要条件允许，我都尽量满足患者的要求。"

以朱良春的名气和医术，要是在北京，诊费应在300元，就是上海，也应该200元。但朱良春的诊费才15元，特需50元。朱良春坦然地说："到了我现在这个年纪，看病肯定不是为了钱，体力可以的话就多看一点。我的诊费涨价感觉有点说不过去。"

2007年10月，朱良春不顾疲劳去郑州讲学，山东武城县一个胰腺癌患者水米难进，病情危急，其亲属赶到郑州恳请朱良春能否亲自去一趟。从郑州到武城，要坐5小时的汽车，这对于一个来回奔波已很疲倦的91岁老人意味着怎样的风险。但朱良春不顾亲属、朋友的劝阻，毅然退掉回南通的机票，赶赴武城，在场的人无不为之动容。

朱良春常说："中医不仅是一种谋生手段，更是一种仁术。"

海襟江志，大道源自平常心

朱良春从游者甚众，其并非借位高职显，而是"以诚待人，以德服人"。

朱良春既和邓铁涛、路志正、任继学、颜德馨等名师大家相知很深，也和民间医生、无名晚辈私交甚笃。多年来，朱良春从不以名医、大家自居，对同事、下属、学生、徒弟、平民百姓皆一视同仁，对求教者真正做到了有信必复，有问必答。

朱老发现并培育季德胜、陈照和成云龙成为"土专家"的故事，在杏林一直传为美谈。季德胜是旧社会流浪江湖的蛇花子，陈照和成云龙也是旧社会治疗瘰疬、肺脓肿的土郎中。

要知道，不少人对民间医生都有一种成见，况且他们3人都是生活窘迫、大字不识的民间游医，而身为南通市中医院院长的朱良春却能礼贤下士，待之以礼、晓之以义，用真情感动他们。

周末朱老会自掏腰包买水果，去看望住在土地庙里的季德胜，请他到联合中医院去出诊。后来，熟悉了之后，朱老知道季德胜爱喝酒，每次来院，都以酒菜相待，临走还客气地送上一程，就像对待一个老朋友一样。朱良春和有关领导将季德胜、陈照和成云龙三者收为医院正式职工，并为其申请工资到 105 元，相当于当时的市长工资。

精诚所至，金石为开。朱良春终和季德胜、陈照和成云龙成为莫逆之交。成云龙为朱老的行为所感动，还主动送一块地让朱良春试种铁脚将军草（秘方成分）。

季德胜等只知道地方草药的俗名和制法，不知道真正的科属，也不识字。由此看来，倘若不是朱老的积极挖掘，民间一技之长很可能被湮没，无法让更多的人受益。朱老和同仁还帮助 3 人申报成果，点化成金，并手把手地教他们学写签名。朱老为培育"三枝花"花了很多心血，而自己却不贪功。

假如朱老没有过人的眼力，没有博大的胸怀，没有真诚感人的态度，怎么能够得到 3 位民间医生的信任，并帮助他们把自己的东西转化为现代化的科研成果？朱老甘愿为一字不识的"土专家"当阶梯，可见其心胸！

这段佳话广为流传，以至于现在挖掘云南少数民族控制生育秘方还想请朱良春出山。

朱良春早年在南通办过中医学校，为新中国培养一批中医药人才。1949 年中华人民共和国成立初期又把合办的联合中医院及其全部设备无偿捐献给国家。

朱良春的弟子何绍奇因学徒出身报考研究生受到限制，朱良春亲自寄了航空快件给方药中教授，详细介绍徒弟的水平已达到报考要求，并且"我可以个人人格担保，不会让您收了无用之人的"。

朱良春另一爱徒朱步先当时职称还不高，朱良春大力举荐他做《实用中医内科学》的统稿人。朱步先出色地完成了任务，其才华后来被前来慰问的领导慧眼识中，才有缘奉调入京。

"以诚待人、以德服人"，和朱良春打过交道的人都知道他的大度，老人甚至对"文革"期间严重伤害自己的人都宽容地原谅他，能化云为雾，视往事如风。

布道神州，纵行南北，遍洒甘露

朱良春直到现在还没有退休。20多年前国务院发了一个"杰出高级专家，暂缓退休"的文件，使朱良春一直成为南通市中医院的职工，既然是医院的职工，就要尽义务，所以朱良春每周都到南通市中医院出诊。

朱良春还把大量的心血倾注到南通良春风湿病医院上，该医院采用纯中医药治疗疑难病症，突出中医药特色和优势，救治了不少的顽症痼疾患者，引人注目。中央电视台先后多次来采访拍摄，广为传播。

除了常规的出诊外，朱良春还到海内外讲学研讨，其他时间都用于接待来访、复信和整理文稿。这几年更忙了，他与邓铁涛和吕玉波等携手合作，倡导并积极参与名师与高徒的学术传承工作，名师与高徒传承的盛会在南通首开纪录，然后定位于广东省中医院，大力促进了中医药学术的弘扬传承。

他不仅纵行南北，还在北濠河畔笑迎八方来访者。他的四层寓所里，来此"取经"的高徒络绎不绝，这里，不仅来过新加坡学员，也曾住过广东的高徒，还有北京、上海优秀中医临床人才培养项目的学员登门来访，就在记者采访期间，两个山东省临沂市的学生跟随朱良春侍诊学习，形影不离。

朱良春的患者遍天下，弟子遍天下，朋友遍天下。

朱良春，一位心似佛而术近仙的中医长者！

高山仰止　智者良春

朱老的养生经验其实也是做人的智慧："我尽量持有一个平和的良好心态，既不能过忧，也不能过喜。一切听任自然，别人看重我，需要我去办事，我就尽力去办；如果没有人找我，就要耐得住寂寞。不要去钻营，也不要将得失看得过重。只有神安才能延年益寿。"

也正是朱老有这样平和的心态和独特的远见，才能发现别人不易发现的"三枝花"，才能看到别人看不到的历史机遇，才能发现当代中医学存在的问题和解决办法，走在时代前列，独创了耐人深思的"朱良春现象"。

朱老既看重名师大家，也结交民间医生、无名晚辈。多年来，朱老对前来求教的中医学子皆不厌其烦、真诚相授。无论是地处偏僻的乡村医生，还是懵懂无知的青年学生，朱老从不鄙视。

在多次采访朱良春先生时，总听说很多感动的事情。

当年，朱老夫妇和 7 个子女、母亲、岳母生活在一起，其艰难可想而知，可是，有一天，他竟然领来爱徒朱步先，对家人说："从今往后，朱步先同学就吃住在咱们家了！"

宽厚仁慈的朱老很少动怒，但偶有例外。在朱老 90 岁诞辰前夕，中南大学出版社正在编辑出版 80 万字的《朱良春医集》以示祝贺，但当朱老得知中南大学张功耀教授不断伤害中医的事情后，也十分气愤，甚至有人建议朱老撤稿。对此事，明理豁达的朱老却坦然地解释说，这是两码事，中南大学反对中医的只有一个张功耀，而支持中医、热爱中医的人何止数百上千？现实社会的人心向背十分清楚。何况该校出版社还是非常重视中医药图书出版工作的，我们不能良莠不分。《朱良春医集》由中南大学出版社出版，这本身就是一种支持的态度。

通过对朱老的采访，不仅了解了国医大师的风采，也触动我们重新思考自己的人生态度：

是不是应怀着包容和感恩的心态来对待纷扰的世界，更多的是理解和包容，而不是容忍和克制。

即使是个凡夫俗子，是不是也应使自己少受功名利禄的羁绊，真正地做点有价值的事情，活得真实而大度一些。

呵呵，不能脱俗的我们，不知道怎样的修炼才能达到朱老的那种境界——风雨经遍，依然从容？

《朱良春全集》编委会 2017 年摘编于《中国中医药报》2009 年 7 月 6 日、15 日

理论与实践结合　继承与创新并重
——国医大师朱良春教授访谈录

南通市中医院　高　想

近日，从北京参加人力资源和社会保障部、卫生部、国家中医药管理局首届"国医大师"表彰暨国务院《关于扶持和促进中医药事业发展的若干意见》座谈会载誉归来的朱良春教授，畅谈了中医发展和人才培养等有关问题，并寄语青年中医药工作者，对中医的未来充满信心。现将访谈记录整理成文，与读者共赏。

高想： 朱老，首先祝贺您当选首届国医大师，这是新中国成立60年以来中医界的最高荣誉，反映了您在中医界的学术地位。国医大师的评选，是中医界的一件大事，另一件大事是今年5月7日国务院发布了《关于扶持和促进中医药事业发展的若干意见》（以下简称《意见》）。请您谈谈《意见》的发表对中医发展有何重要意义和作用。

朱良春： 这次"两部一局"评选国医大师，是对中医药工作者的鼓励，荣誉不属于我个人，而属于中医界同仁。作为30名国医大师之一，感到任重道远，我今年92岁了，但是年龄不是限制，重要的是精神，我愿意和中医界同仁共同努力，团结一致，兢兢业业，把中医事业做得更好，才不辜负党和国家对我们的关心、重视、鼓励、鞭策。

几千年来，中医学为中华民族的生存和繁衍作出了巨大的贡献。

在西医学传入我国以前，中医学作为主流医学，自成体系，形成了系统的理论，积累了丰富的经验，经历了实践的检验；时至今日，依然发挥着不可或缺的作用，与西方医学一道，承担着预防、治疗疾病，保障人民健康的艰巨任务。近几年，国内极少数人质疑、否定中医，企图取消中医，这种论调甫出，即遭到社会各界的强烈反对，从另一个侧面反映了中医药具有广泛的群众基础和不可替代的地位。

1949年中华人民共和国成立，尤其是改革开放以来，党和政府十分重视中医的发展，始终坚持中医、西医和中西医结合的方针，制定了一系列有关中医药的政策，确立了中医药在中国卫生事业发展中的作用。毛泽东同志曾经说过"中国医药学是一个伟大的宝库，应当努力发掘，加以提高"；2003年，国务院颁布《中华人民共和国中医药条例》，使中国有了专门的中医药行政法规；新医改提出坚持"中西医并重"方针，指出要"充分发挥中医药作用"；国务院《意见》将中医药纳入国家基本医疗、预防、保健体系，强调"遵循中医药发展规律，保持和发扬中医药特色优势，推动继承与创新，丰富和发展中医药理论与实践，促进中医中药协调发展，为提高全民健康水平服务"，并提出5个"坚持"：坚持中西医并重，把中医药与西医药摆在同等重要的位置；坚持继承与创新的辩证统一，既要保持特色优势又要积极利用现代科技；坚持中医与西医相互取长补短、发挥各自优势，促进中西医结合；坚持统筹兼顾，推进中医药医疗、保健、科研、教育、产业、文化全面发展；坚持发挥政府扶持作用，动员各方面力量共同促进中医药事业发展。再一次表明了党和政府支持中医、发展中医的方针。尤为重要的是，党和政府针对中医药发展过程中存在的问题，提出发展中医药事业的基本思想和指导原则，明确了建立中医医疗和预防保健体系的任务和具体要求，就中医继承和创新、人才队伍建设、中药产业的发展、民族医药、中医文化建设、对外交流等关键性问题，指出了具体指导意见，并提出完善中医药事业发展的保障措施。

应该讲，《意见》的出台，从国家发展的战略层面明确了中医药的地位，这是党和政府支持中医药发展的又一项重要举措，《意见》是今后相当长时期内中医发展的纲领性文件，对于促进和推动中医药事业的发展，具有里程碑式的意义。中医药的发展迎来了又一个春天，走向了一个新的境界，我们要珍惜机遇，把握机遇，努力进取，实现中医药事业新的腾飞。

高想：在我国，中医和西医长期并存，您认为应该如何看待两者的关系？

朱良春：中医和西医是两个理论体系下产生的实践科学，各自在自身理论指导下进行疾病的诊治，两者互相补充、协调发展，共同维护和增进人民健康，这是我国医药卫生事业的重要特征和显著优势。

中医学和西医学的产生背景、存在环境、成长历史、发展方向各不相同。例如，西医学以解剖为基础，强调人体器官局部形态与功能的变化；中医学则以朴素的唯物主义为基础，讲究整体观念，注重事物变化，强调人与社会的和谐。辨证论治是中医之精髓，中医之所长，辨证论治指导下的"同病异治"和"异病同治"是中医治病的一大特色，这是西医无法想象和理解的。因此，用一种理论去套用另一种医学，试图解释其对疾病的看法，是不可取的；从未接触过中医，或者根本不懂得中医，而对中医妄加指责，不是一种科学的认知态度。事实上，如中医的"上医治未病"理念、"辨证论治"理论等，越来越为众多西医同道接受和应用。中医药凭借其简便、廉验、安全等特色优势，扬长避短，与西医药优势互补、殊途同归。特别是中医药在防治艾滋病、肿瘤及其他常见疾病，抗击"非典"及甲型 H1N1 流感等重要战役中发挥了明显的优势，这便是有力的证明。

医学发展离不开科学技术的进步。西医的许多诊断和治疗手段，如 X 线、CT、MRI、内镜以及心脏起搏器、人工肾、人工关节等，都是科学技术发展的结果。在这一点上，中医当然可以、也应当接受，采取"拿来主义"，为我所用，与时俱进，扩大自己的视野，延伸自己的触觉，增加临床诊治疾病的手段，这不是西化，不是否定中医。毋庸讳言，由于时代的局限，中医对事物的认识，存在一些形而上的东西，应当扬弃，但决不能因此否定中医。

高想：请您谈谈应当怎样理解中医继承与创新的关系？

朱良春：任何一门科学的发展，都离不开继承与创新两个方面。历代卓有成就的医家，无一不是学术上的精研经典、勤求古训者，亦无一不是学术上的推演发扬、革新创造者。章次公先生是我终生难忘的恩师，章师提出的"发皇古义，融会新知"，就是继承、创新的意思。继承与创新的关系，首先是继承，从经典中继承古人的经验，从师承中继承前辈的经验；在继承的基础上，有所领悟，有所启发，结合自己的临床实践，有所建树，是谓创新。所以，继承和创新是事物发展的两个阶段：继承是创新的基础和必由之路，创新是继承的延续和更高境界。离开继承而谈创新，必定是无本之木，无源之水；囿于继承而无创新，中医的发展就无从谈起。

这次被表彰的首批 30 位国医大师，年龄最小的 74 岁，最大的 93 岁，有的年事已高，行动不便。因此，继承老一辈中医学家宝贵经验的工作刻不容缓，要通过成立老中医工作室，配备助手，设立研究项目等途径，加强对老中医经验的研究，系统继承老中医的经验。2005年3月，时任国务院副总理吴仪同志在全国卫生工作会议上提出名医、名科、名院的"三名"战略，为中医药的发展创新指明了方向。名医是"三名"的基础和核心，造就新一代名医，以名医带动和培育名科、发展名院，发扬中医的优势和特色，攻克严重影响人类健康的常见病、多发病、疑难病，促进中医事业的快速发展，是一条可行之路。

高想： 您曾经说过，"世上只有不知之症，没有不治之症"。为了提高中医学术水平，应当如何更快、更好地培养人才？

朱良春： 中医学可以达到的水平，与目前实际水平之间，还有相当的距离。因此，加强中医临床人才培养的工作，已经不是单纯的学术问题，而是关乎中医事业存亡与发展的根本大计。中医事业是一个系统工程，临床、教学、科研、管理等方面缺一不可，但着眼点应当是以临床为中心，抓住临床人才的培养就抓住了根本，唯此，才能保证中医学术水平的提高；同时，亦不能忽视中医药基础理论的研究。在当代，中医人才的培养主要通过中医院校学习和师传两种途径。但无论从哪一种途径培养中医人才，"经典是基础，师传是关键，实践是根本"。

"自古医家出经典"，中医经典是取之不尽、用之不竭的宝库。中医经典理论的内涵，可以用"伟大的真理，科学的预见"来概括。经典著作文简、意博、理奥、趣深，要熟读精研。先通读原文，理解全书主要精神，辨别精华与糟粕；然后熟读警句，深入钻研，精思敏悟，始能有所心得；再通过实践，融会贯通，方可掌握精髓，有所造诣。所谓"书读百遍，其义自见"。中医经典著作中，《内经》

和《伤寒杂病论》尤为重要，必须精读；对于后世历代名著，也要进行泛览，择其善者而从之。通过学习，接近经典，其实就接近了这些大师，仿佛与大师对话，最后把我们自己造就成雷公、少俞、少师，这也是学习经典最根本的意义。

自古以来，中医人才培养有着独特的途径，"师传"是学习过程中的一个重要步骤，至今依然适用。每一位老中医，通过几十年的实践积累，历经多少次成功与教训，各有独到的经验，这些活的经验是十分宝贵的，我们不仅要继承下来，还要发扬光大，相互交流，共同提高。中医这门学问，"悟性"极为重要，找到名师，以虔诚尊敬的心态去拜师，聆听老师的教诲，虚心请教，勤奋学习，先要体会领悟，然后再加以分析思考，这样往往能举一反三，得到真传。早年我在上海师从沪上名医章次公先生，从侍诊抄方中学习、揣摩先生的临证思路，遣方用药特点，领会、体悟中医的博大精深，并且耳濡目染先生的高尚医德。这段经历使我受益终生，成为日后医学生涯的宝贵财富。毕业临别时，章师还赠送印章一枚，上篆"儿女性情，英雄肝胆，神仙手眼，菩萨心肠"，我谨守师训，行医做人。

"实践出真知。"中医学术、技能的提高，既要善于发掘继承，更要通过实践创新，不断总结提高。在理论指导下拓展，在实践总结中升华，这也是提高中医学术水平重要的一环，不可忽视。所谓经验，就是通过临床实践与验证，使行之有效的技能方药，得到重复与肯定，这种经验，只有通过实践才能取得，否则"纸上得来终觉浅"。所以，在研读经典，接受传承之后，一定要勤实践、多领悟，从而把客观的间接经验，变成自己的直接经验，使之得心应手，进入自由王国境界，才能成为处理各种疑难杂症的高手。如蜂房是一味祛风定惊、攻毒疗疮、散肿止痛之佳药，临证用于治疗慢性支气管炎时，有患者反映似有壮阳作用，复习文献，历代仅《唐本草》记载其有温阳益肾，治疗阳痿之功效，随后用其治疗阳痿、遗尿等，发现其确有温肾壮阳之疗效，这就是实践积累的经验。

高想： 请您对青年中医药工作者提一些希望。

朱良春： 青年是中医的未来，希望青年中医药工作者"博极医源，精勤不倦"，把中医药事业的接力棒接过去，走得更高，走得更快，走得更远，循此以进，成为上工大医。

我坚信，在这个中医的春天里，经过几代人的共同努力，辛勤耕耘，中医事业必将繁花似锦，硕果累累。

高想： 谢谢朱老。

《中医药文化》2009 年第 5 期

发皇古义，融会新知

——国医大师朱良春教授谈中医传承

同济大学中医大师传承班　陈煜辉　兰智慧　郭建文

国医大师朱良春是中医界公认的一代名医，不以位高职显，而是真正以德服人，以术服人。

2010 年初，我们同济大学首届"中医大师传承培养项目"成员一行三人，有幸怀着朝圣的心情来到朱良春大师位于南通濠河畔的家中，聆听朱老对我们后学的教诲。

谈恩师

年逾 90 的朱良春气度儒雅、仁善，一脸平和，又学贯古今。他深情地对我们谈起了跟随章次公先生学习中医的经历，章次公先生是朱老的恩师，是一位学验精深，富有创新精神的著名医家；其在上海行医，救人无数。章次公先生又是一位医学教育家，其主张理论联系实际，一边行医，一边教学，学以致用。当回忆起 1937 年随章先生学习的情景，年届 94 岁的朱老仍十分激动。

谈如何学习中医

谈到如何学习中医，朱老认为，首先是继承。《内经·灵枢》云"其未可治者，未得其术也。"中医博大精深，需要我们不断去探索和挖掘，但目前中医的继承还不够，我们必须在继承的基础上，通过实践与体会，才能发扬光大与创新。学习还应"博"，博览群书，广泛汲取前人经验，扩大知识面，始能集其大成，汲取精华，由博返约，为我所用。朱老告诫我们，学中医应下功夫把基础打好，熟读中医经典，熟谙阴阳五行、四诊八纲、脏腑气血、药性方剂，犹如胸中有雄兵百万，临证遣方用药，才能运用自如，辨证准确，配伍得当，取得好的疗效。朱老幽默地说，临床上应该对 200 味左右的药物非常熟悉，作为自己的"子弟兵"，每次出征时，成为精锐部队，克坚攻难，临床上才能应付自如，取得佳效。

在继承上，朱老谆谆告诫我们，除了向中医经典学习外，还应该从患者身上学习。《黄帝内经》曰："临患者，问所便。"这个"所便"，不是问患者的大小便，而是要详细了解患者的社会生活状况、疾病所苦，了解患者服药后的反应，病情是否好转，药后有无不适，等等，以便及时调整治疗方案，修正自己的辨证论治思维，以提高疗效，更好地服务患者。如朱老在用蜈蚣治疗骨结核的患者时，患者反映阳痿的症状也同时改善了，因此就发现了蜈蚣壮阳的功效。

在对中医理论的创新方面，朱老谈到自己治疗痹证的学术思想。痹证属于难治性疾病，其病因病机十分复杂。朱老以中医"肾主骨"理论为指导，抓住"风、寒、湿"三气外因，内外相合，虚实夹杂，久病入络，创造性地使用虫类药物，拟定"益肾壮督"的法则，大大提高了疗效。更为难得的是，朱老不耻下问，搜寻到民间用于治疗风湿病的药物——穿山龙，通过大量的临床实践，补充本草学对该药的认识，使其成为朱老治疗痹证的必用之品。他认为该药性平，功能扶正，活血，通络，止嗽，有强壮、调节免疫、类似非甾体抗炎药作用。一般剂量 30～50 克，其效胜过黄芪。穿山龙除治疗痹证、风湿免疫性疾病外，朱老在治疗肾病、肿瘤、咳喘时也喜用穿

141

山龙。另外，朱老发明的益肾蠲痹丸，是目前唯一能够改善类风湿关节炎、强直性脊柱炎骨质破坏的药物，为广大患者带来了福音！

谈行医心得

他是我国最早撰文提出辨证与辨病相结合的医生。面对后学，除了言传身教，教我们如何当好一个医生，他还倾囊相授行医70余载宝贵的行医心得，并认为，世上只有"不知"之症，没有"不治"之症。

"仙桔汤"，为朱老所创制，常用于治疗慢性痢疾及结肠炎，历验不爽。该方思虑缜密，意蕴宏深，遣药灵巧。"仙桔汤"，由仙鹤草30克，桔梗8克，乌梅炭、广木香、甘草各4.5克，木槿花、炒白术、白芍各9克，炒槟榔1.2克组成。朱步先师兄曾分析此方：方名仙桔汤，以仙鹤草、桔梗两味为主药。仙鹤草味辛而涩，有止血、活血、止泻作用，别名脱力草，江浙民间用治脱力劳伤有效，具强壮作用，此方用之，取其强壮、止泻之功；桔梗一味，仲景以其与甘草相伍治肺痈，足证其具有升提肺气和排脓之功，移治滞下厚重，是此药之活用；木槿花擅治痢疾，此方取其能泄化肠间湿热；桔梗伍槟榔，升清降浊；槟榔伍乌梅炭，通塞互用；木香伍白芍，气营兼调。本次大师班在跟诊时就曾遇到一慢性溃疡性结肠炎的44岁男性患者，曾在外院采用中西药物，中药已服2 000余剂，但仍反复发作，仅在朱老处以该方治疗2周，就基本痊愈。

在谈到蜂房的功效时，朱老也将其毕生经验和盘托出：该药可温肾壮阳，治疗肾阳虚导致的阳痿、慢性咳嗽、清稀带下、遗尿，疗效确切。朱老还给我们详细讲述了临床使用的细节：凡带下清稀如水，绵绵如注，用固涩药乏效者，于辨证方中加用蜂房，屡奏良效。另外无论小儿或成人遗尿，可用该药单味研末，4～5岁服2克；6～7岁服3克；7岁以上者服4克；或者研末后与鸡蛋同蒸，常常效如桴鼓。

对于肿瘤的治疗，朱老认为应采用综合疗法，治法不能单打一。首先要扶正，在扶正的前提下再祛邪，采取清泄热毒，涤痰散结，化瘀软坚的治法。另外，补脾健中也很重要，因长期使用清热解毒，或活血化瘀、攻坚消癥之品，易致脾胃受伤，脾阳不振，所以应重视健脾养胃。所谓"得谷者昌，失谷者亡"，就是这个道理。

章次公先生曾赠言朱老，学习应"发皇古义，融会新知"，指明了继承与发扬之间的关系。而章先生曾刻一枚印章赠送朱老，对医德医术的要求："儿女性情，英雄肝胆，神仙手眼，菩萨心肠"，即对患者，应关心，爱护，体贴；对病情，要明察秋毫，明辨病因病机；用药，则应该出手时就果断出手，才会取得满意疗效。这也是朱老对我们的要求。

临别，看到朱老客厅的一副对联"良医与良相，春雨又春风"，这是对朱老大医精诚、国医大师的真实写照。我们感叹，能亲耳听到朱老的谆谆教诲，是我们的福分。我们一定铭记先生的教诲，穷尽毕生精力，"发皇古义，融会新知"，成为一名合格的中医传承者！

《中国中医药报》2010年2月3日

《大家》为您讲述——朱良春：大医仁术

中央电视台《大家》栏目、《中国电视报》联合报道

2009 年，他被国务院人力资源和社会保障部、卫生部、国家中医药管理局评为国医大师，他就是朱良春。

他是国医大师，以医治疑难病症闻名中医界；他善于用虫类药为风湿病、肿瘤患者解除病痛；他的行医理念是只有"不知"之症，没有"不治"之症。他医术高明，师出于一代名医章次公；他慧眼识才，让郎中秘方服务于全社会；他尽心尽力，耄耋之年为中医薪火相传而忙碌，恪尽职守，医无止境，他就是 93 岁的国医大师朱良春。

辨证与辨病才可治风湿

93 岁的朱良春老人住在江苏省南通市濠河边的一栋小楼里，每周他要到 3 个不同的医院出诊。从 1938 年至今，70 多年的行医生涯，朱良春为多少患者号过脉，为多少人解除了病痛已无法统计。朱良春诊治过各种各样的疾病，现在，他主要诊治风湿病等疑难杂症，而业界普遍认为，风湿病是一类特别不容易治愈的疾病。

现代医学认为，风湿病是人体免疫功能下降引起的病变，它包括风湿性关节炎、类风湿关节炎、硬皮病、干燥综合征、红斑狼疮、痛风等 100 多种病症。据权威机构调查显示：我国自然人群风湿类

疾病的患病率达 14.1％，其中类风湿关节炎、强直性脊柱炎、骨关节炎的发病率最高，而且，这 3 种疾病的致残率也很高。目前，全国这 3 种疾病的患者已超过 1 亿。由于风湿病的种类繁多，医生常因难以判断到底是哪一种疾病，而将患者的疾病归于疑难病的范畴。

朱良春接触过众多风湿病患者，他发现只有提高医生的辨证论治水平，这些疑难病才可辨可治。为了让中医普遍达到一个较高的辨证论治水平，朱良春早在 20 世纪 60 年代初就提出"辨证与辨病相结合"的观点，就是既要用传统中医的望闻问切等手段来辨证，又要借助一些现代医学检测的手段来辨病。

五毒之虫皆可入药

20 世纪 50 年代，在江苏省南通市有一位被称为"五毒医生"的中医远近闻名，他擅长以虫入药，像蝎子、壁虎、蜈蚣等毒物都经常在他的药方中出现。家住广东湛江的吴某是朱良春 1997 年接诊的一位病患。他最初发病是从腿部开始的，最后发展到全身关节都不能动，病痛让这个青春年少的小伙子失去了活动的自由，在当地就医 3 年都没有治愈。经多方打听得知南通有个专治风湿病的朱良春，便来求医。强直性脊柱炎被医学界称为"不死的癌症"，得上这种病的患者因脊椎之间慢慢地融合而使身体变得弯曲并伴随着剧烈的疼痛，患者吴某当时的病情非常严重，身体稍微一动就疼痛难忍。朱良春看病有个特点，就是在看病的同时还要兼顾患者的情绪和心理。"在用药的同时，还要调节患者的心理，树立他的信心，只有综合治疗，收效才快。"他总是耐心地为吴某讲解，让吴某对治愈充满信心。吴某的病情明显好转，很快就能站起来了。2000 年 4 月，吴某来复诊时，患病 6 年的他第一次完成下蹲动作，腰部、胯部都活动自如。但他还是坚持服药来巩固疗效，前后共服药 5 年，如今，他已经是一位非常健康的父亲了。

行医多年，朱良春治愈了很多在别人眼里无法治愈的风湿病患者，并且他医治这些疾病的药方非常独特。为解除患者的病痛，朱良春在中医药的瑰宝中挖掘，并结合长期的临床实践，总结出一套治疗风湿类疾病独特的用药方法，像蛇、蜈蚣、蝎子、壁虎、䗪虫、蜣螂等动物都出现在他的药方里。多年前，朱良春已经把他治疗风湿类疾病的药方交给了江苏清江制药厂，批量生产这类药物，让异地的广大患者也能服用上朱良春的药，尽快解除病痛。长期的临床实践中，朱良春将一些被医学界称为是疑难病的风湿类疾病，变成了可辨可治的疾病，"益肾壮督治其本，蠲痹通络治其标"是朱良春医治风湿病的基本原则。

没有不治之症

在朱良春家中，有两间屋子堆满了古今中外的各种医书。几十年来，朱良春对祖国传统医学有着深入的研究，他对历代医书中动物药的记载都很清楚："明朝李时珍《本草纲目》1892 种药中，有461 种动物药，其中虫类药 107 种。这些历代的名方，对我们后世很有启发。"多年的积累，使朱良春对虫类药的应用范围不断扩大，除风湿病外，他还用虫类药给肿瘤患者治疗。

家住上海的施先生是朱良春 1995 年接诊的一位淋巴肿瘤患者。最初发病时他感觉胃部不舒服，有种烧灼感。在上海某医院检查后，诊断结果是胰腺上长了个拳头大的肿瘤，他当即住院准备做手术，但腹腔被打开以后，却因为肿瘤扩散没法切除。手术后的病理鉴定结果更让人吃惊——恶性淋巴瘤第四期。医院只能对施先生进行化疗，十几天后他体内的白细胞数量由原来的每毫升4 000降到了100，身体的免疫功能几乎完全丧失。

情急之中，施先生的家人托人找到了朱良春。朱良春最初并不肯去，"他已经滴水不进了，我去了也没法下药。"不过，朱良春想到了灌肠用药的方法，并给出了一个药方。在施先生所在医院的医护人员积极配合下，3天后，患者竟然能喝水了。随后，朱良春继续用药，但是，施先生本人的情绪很低落，因为他已经知道自己的病情，朱良春坚定地告诉施先生，他的病是可以治愈的。"这是为了消除他的顾忌，减少心理压力，这对吃药很有帮助。"接下来的治疗中，朱良春不仅根据施先生的身体状况不断调整药方，而且还制定了适宜的饮食。服药期间，施先生每年到医院进行一次全面的身体检查，第5次体检时竟然惊喜地发现，胰腺上的那个拳头大的肿瘤已经完全不见了。如今，十几年过去了，施先生的身体一直很好。

在接受过朱良春治疗的患者中，很多肿瘤患者在吃了朱良春开的中药后，肿瘤逐渐缩小。朱良春认为，治愈这些肿瘤患者都是因为找准了病根。"我认为世界上只有不知之症，没有不治之症，如果你能懂得病的来龙去脉，以及患者整个机体的情况，据此对症下药，就会取得疗效。""世上只有不知之症，没有不治之症"，这句话不仅体现了对生命的尊重，也传递出朱良春对祖国传统医学的坚定信念，而正是因为有了这种信念，在70余年的行医生涯中，朱良春才能征服一个又一个的疑难重症。

拜在名医门下

17岁那年，朱良春患上了肺结核，病痛让他不得不辍学，开始了为期1年的中医治疗，在医治的过程中，朱良春对中医产生了兴趣。他先跟孟河名医马培之的后人马惠卿学了 1 年，后来又报考了苏州国医专科学校，成了该校二年级的插班生。"七七"事变后，学校停课，1937 年 11 月，上海长达 3 个月的淞沪大战尚未平息，年仅 20 岁的朱良春，辗转来到这个战乱中的城市，找到了上海中国医学院，成为沪上名医章次公的入门弟子，开始了他人生当中非常重要的一段经历。

章次公是近代杰出的中医教育家、中医临床学家，也是民国时期上海中国医学院的 3 个创办人之一。他博览群书，学贯中西，是 20 世纪三四十年代上海最著名的中医之一。1949 年新中国成立后，章次公治愈了一位身份特殊的患者，当时，北京的多位中西医名家都束手无策：年近古稀的林伯渠时任人大常委会副委员长，他当时重病，呃逆不止，40 多天没有进食，多位医生诊治无效，中央领导对他的病情也非常重视。"这个病可以治"，章次公察看林伯渠的症状后成竹在胸地说，"只要大补元气，就能逆转。"他让人买来一两野山参，放在碗里蒸，用棉球蘸着蒸出的人参汁滴在林伯渠的嘴里。这个法子果然见效，半个小时后，林伯渠就不再打嗝了，竟然安稳入睡。接着，他又吩咐护士买来新米在炉子上煨着，撇去米粒只留下浓浓的米汤给睡醒后的林伯渠充饥。几次下来，林伯渠的病果然大好。朱良春的恩师章次公就是这样一位经验丰富的中医。

章次公先生是许多中医晚辈仰慕的名家，他早年拜国学大师章太炎先生为师学习国学，出于对章太炎先生的敬仰，他给自己取名为"次公"。改学中医以后，章次公得到多位中医名家指点。在学术上，他锐意进取、不断创新、自成一家。1929 年，章次公与他人一起创办了上海中国医学院，他提出的"发皇古义、融会新知"的校训，成为当时许多中医的座右铭。

在章次公先生的带教下，朱良春深刻领悟了中医的博大精深，也见识了医术高超的章次公在临床中的活法巧治。而朱良春的勤奋和迅速提高的医治能力也赢得了章次公先生的赞赏。有半年多的时间，章次公安排朱良春每天下午到上海难民医院出诊，让朱良春的医术水平有了相当大的提高。

自立门户光耀中医

1939年1月，朱良春离开上海去南通开业行医，临行前，章次公先生将"发皇古义、融会新知"的亲笔题词赠予朱良春，并送上了一方寄予厚望的印章——"儿女性情，英雄肝胆，神仙手眼，菩萨心肠"。他说，要做到这4句话，才是一个好医生。这于朱良春终身受益。

诊所开业后，朱良春像老师章次公一样舍医赠药。1940年，南通市暴发了登革热，患者高热，头痛难忍。一般的医生治疗要7天以上才能见效，23岁的朱良春凭借他在老师章次公先生那里的积累，大胆用药，仅用3天就可以治愈，因此名声远扬，慕名来学医的青年接踵而至，于是，他联合当地其他中医办起了国医专修馆。20世纪50年代初，南通市联合中医院院长朱良春以"药量足，治愈率高"在当地闻名，而他在用药方面的确是借鉴了老师章次公先生的一些方法。"章先生用药简练精当，少而精，疗效很好；其二，剂量或轻或重，该轻的很轻，该重的剂量可以是超剂量的。"

1949年新中国成立后的一段时间里，中医处在"被改造"的境遇之中，就在朱良春努力以他的医术在南通为中医正名的时候，他的老师章次公先生在北京治愈了林伯渠先生的重病，章次公的医术让多位参与诊治的名医惊叹，当时的周恩来总理就责成卫生部组织全体参加会诊的医生开一个病案讨论会。"会上，西医与中医彼此各执一词。争论不下，听闻这个消息后，周恩来总理亲自出席会议，会上他只说了3句话，中医好，西医也好，中西医结合更好。话音刚落，就获得全场热烈的掌声。"

就是1955年的那个讨论会，让医学界对中西医结合有了新的认识，从那时起，中西医之间开始相互学习，并驾齐驱地向前发展。对中医一直怀有坚定信念的朱良春在中西医结合方面也有他自己的体会。"两家各有所长，一般的病两家都能治，对于疑难杂症，中西医结合就是相得益彰！"

街头慧眼识人才

中医有句话叫"单方一味，气死名医"。就是说，对于名医没有治好的病，一味不知名的药很可能就能解决问题。朱良春曾多次为寻找民间秘方和有一技之长的民间医生而长途跋涉。20世纪50年代初，一个叫季德胜的人在街头卖蛇药，被朱良春遇上后，他浪迹江湖的命运从此发生了改变。朱良春发现季德胜的药饼对毒蛇咬伤确实有效，就对季德胜说，"你以后凡是到城里来，你就到我的医院来，吃饭、喝酒，免费招待你！"从那以后，联合中医院每次来蛇伤患者，朱良春都把季德胜找来，到1955年南通市中医院成立后，身为院长的朱良春把季德胜吸收为医院蛇伤专科的医生。而季德胜也不藏私，他告诉朱良春蛇药的两种主要成分是黄开口和雨箭草，在朱良春的推动下，季德胜的蛇药开始批量生产，并很快卖到了全国，让很多人免受蛇伤之苦。如今，季德胜蛇药已经卖到了东南亚，满足了更多人的需要。1958年，季德胜以著名蛇医专家的身份，出席了全国医学技术革命经验交流大会，并被中华医学会吸收为会员。

　　与季德胜有类似经历，被朱良春院长吸收为中医院正式医生的还有专治淋巴结核的陈照和专治肺脓肿的成云龙，他们也都先后成了南通市中医院的正式医生并献出了自己的治病秘方，朱良春培养的3位专科医生被誉称"三枝花"，一时间成为佳话。

　　已是耄耋之年的朱良春，一直在为中医事业的繁荣而忙碌。近年来，朱良春依托他的风湿病研究所进行过各种方式的风湿病以及人体免疫方面的经验交流和培训，全国有20多个省市的学者和医生参与过相关的活动。同时，朱良春也没有忘记对恩师章次公先生学术成就的整理与研究，并与中医同行共同分享章次公先生留下的宝贵财富。

　　在朱良春传记的自序中，他自己写下了这样一段话——学海无涯，医无止境。诚如清代顾亭林所言："昔日之成不足以自矜，今日之获不足以自限。"要以"不息为体，日新为道"，争取做到"自强不息，止于至善"。

《中国电视报》第 13 期　2010 年 4 月 8 日

弘扬传统医学，实现身心健康

南京中医药大学第一临床医学院　朱敏为

中医药学是中华民族优秀文化中的瑰宝，无论是从"伏羲制九针""神农尝百草""黄帝论内经"这些广为流传的故事中，还是从祖先们留给我们的诸多古典论著中，以及至今仍在被世界各国大量使用的许多简便有效的防治疾病的方法中，我们都可以了解到，中医药学是我们的祖先在与自然灾害和疾病作长期斗争的过程中，勇敢探索、反复实践、不断总结创新而逐步形成的防治疾病的有效手段。她在维护中国人民乃至全人类的健康方面发挥了巨大的作用。

许许多多的有识之士，在不断运用着前人的宝贵经验。保养自己，帮助别人，并且在不断丰富中医药学这一宝库。国医大师、南京中医药大学教授、南通市中医院首任院长、94 岁高龄的朱良春先生就是其中之一。他不仅在 90 多岁高龄时能保持着健康的身心，而且还在坚持悬壶济世、著书论述，为广大患者解除病痛，并在不断探索和总结中医药学的许多宝贵经验，丰富中医药学的理论，同时坚持培养后学，传承中国医药学。

为了让更多的人能够受益于中医药学，受益于国医大师朱良春先生，我们专程到位于长江入海口的美丽城市南通市采访了朱良春老先生，请他老人家介绍运用中医药学的理论和方法进行养生的有效经验。

慎食、节食和擅食

朱良春老先生首先向我们介绍的是饮食保养的问题。他风趣地说，民以食为天，饮食与人的健康、长寿是有密切关系的，要想保证健康，必须做到慎食、节食和擅食。正所谓，擅食之人寿自长。

朱老介绍说，所谓慎食，首先是要做到营养均衡，慎食肥腻。古典医籍《黄帝内经》云："五谷为养，五菜为充，五果为助，五畜为益，气味合而服之，以补益精气。"要以清淡为尚，少进肥腻。不要过食厚味浓肥之食物，唐代大医药学家、养生学家孙思邈也说："勿进浓肥羹，酥油酪饮。"其所说的浓肥、酥油酪饮，都属于肥腻的范畴。年老之人，脾胃功能日渐虚弱，进食肥腻食物更不利于食物的消化吸收，因此，尤须注意，切勿贪嘴。这一观点，为后来的多数医家及养生家所推崇。南宋爱国诗人陆游还写有著名的戒食肥腻诗："厚味伤人无所知，能甘淡薄是我师；三千功行从此始，淡薄多补信有之。"为此，朱老在饮食上，一方面尽量减少肥腻食物的摄入，另一方面则适当多吃一些新鲜的蔬菜、水果，如苹果、洋葱、茄子、海带、紫菜、胡萝卜，以及大麦、豆类及鱼类等食物。并将这些食物适当地加以调配食用。其次，是对生硬之物要慎食，老年人的牙齿，不是脱落，就是浮动，故咀嚼生硬食物，便有一定困难，咀嚼不细，也影响胃肠的消化、吸收，因此，要尽量避免进食生硬之物，要细嚼慢咽。

所谓节食，主要包括了两个方面。一是饮食应当是有规律的，三餐要定时；二是要做到"食唯半饱"，做到孙思邈所指出的"知饥而食，未饱即止"。《黄帝内经》中也有"饮食自倍，肠胃乃伤"的明示，是说饮食过量，会伤害胃肠。明代御医龚廷贤也明确指出：

"食唯半饱无兼味，酒至三分莫过频。"食饮定时、"食唯半饱"，可以使胃中的食物不过度充盈，有利于胃的蠕动，使食物能充分地搅拌，对食物的消化非常有利，使得食物中的精华在小肠中得以全面吸收，以布散周身，补养元气。北宋大文豪苏东坡在养生经验中讲"宽胃以养气"，也就是这个意思。其中所说的宽胃，实际也就包含了节食的要求。

为了做到慎食和节食，朱良春老先生无论是在担任领导期间，还是从行政岗位上退下来后，都很少参加宴会，接受宴请就更少了。实在推辞不掉的，在宴会上，朱良春老先生也尽量注意慎食和节食，以保证自己正常的饮食规律，保证身体健康。

所谓擅食，就是还要在慎食和节食的同时，针对自己的实际，利用药食进行补益。人进入老年期以后，经常有针对性地利用药食进行补益，亦是养生保健中不可缺少的方法。因为进入老年期，大多数人形体不充，气血不足或筋骨懈堕。阴阳失衡亦会相继而来。合理进行补益是大有好处的。唐代的孙思邈就曾提倡，人到中年以后，便可开始服用补药。他认为"五十以上，四时勿缺补药，如此乃可延年，得养生之术尔"。其后到了明代，著名医家张景岳也非常赞同这一意见，并明确提出了"中年进补，再振根基"的观点。

朱良春老先生还向我们介绍了一种他自己经常食用、用于补益的一种自制的被叫做"黄芪二豆羹"的食补方。这则食补方的主要成分和制作方法都很简单：取生黄芪半斤（250 克），洗净浸泡后加水煎沸，除去药渣，再加入洗净并经浸泡的枸杞子、百合、薏苡仁、绿豆、扁豆、红枣等各适量，一起小火熬煮，煮到烂熟，待冷却后，放入冰箱冷藏。每天早晚取出少量，加热后食用。

朱良春老先生强调说，中医讲究因人而宜，辨证论治，注重内在调理的针对性，这样方能达到养生保健的目的。由于每个人的体质不一样，如果要想进补，需要向身边的中医医生咨询，在医生的指导下进行。否则，很有可能会适得其反，影响健康。

动可延年，贵在坚持

朱老介绍说，古代医家、养生家大多十分强调运动养生。三国时期，号称神医的华佗就十分重视运动养生，他指出："人身益劳，劳则谷气消，血气流通。凡人能寡欲而时劳其身，运其手足、毋安作一处，则气血不滞。"华佗还创立了被称为"五禽戏"的运动导引方法，并对他的学生吴普讲述了"五禽戏"的健身功能："古之仙者，为导引之事，熊经鸱顾，引挽腰体，动诸关节，以为难老。吾有一术，名曰五禽之戏，一曰虎，二曰鹿，三曰熊，四曰猿，五曰鸟。亦以除疾，并利蹄足，以当导引。"华佗创立的五禽戏，模仿老虎、狗熊、梅花鹿、猿猴和飞鸟的动作，经常练习，可以活动四肢关节，流通周身气血，既可祛病，亦有利于步履，是延年益寿的好方法。唐代大医药家孙思邈也主张："养性之道，常欲小劳。"并指出："体欲劳于形，百病不能侵。"

古代医家之所以十分推崇运动锻炼养生，是因为他们从中感受到了运动强身健体、舒心安神、益寿延年的功效。《史书》中记载有："佗晓养生之术，年且百岁而犹有壮容，时人以为仙。"又记有吴普曰："行施普之，年九十余，耳目聪明，齿牙完整。"由此可见，当年的华佗和吴普都是健康长寿者，而他们的养生方法中都有运动养生的内容，并且经常加以练习。

朱老强调说，仅仅知道运动养生的重要性还不够，关键还在于身体力行，尤其要做到持之以恒。关于这一点，北宋大文豪苏东坡的论说对我们应该很有启迪意义——他说，近年颇留意养生……其效初不甚觉，但积累百余日，功德不可量，比之服药，其效百倍。因此，运动养生和其他养生方法一样，同样也需要坚持。"三天打鱼，两天晒网"，只能是半途而废，而长期坚持则必有所得。

在谈到应当采用什么样的运动方法养生时，朱老说，能不能选择一种好的运动方式，关乎能不能长期坚持锻炼下去的问题。所以在练习之初，最好先选择一两种能够有利于自己长期坚持的方法进行锻炼，这十分重要。朱老工作繁忙，每天生活节奏都比较紧凑。80岁以前，他都坚持骑自行车上下班，外出活动也骑车。他认为骑自行车是一种不占时间的锻炼方法，对于他一个工作十分繁忙的人来说，非常适合，能够长期坚持。80岁以后，为了确保安全，朱老则在每天的早晨或晚上，采用习练一种自我发明的保证四肢都能够活动的自由操的方法进行锻炼。锻炼时，手臂来回摆动，有点像是打太极拳；腿下沉、弯曲，呈半蹲姿势，就这样，使得四肢都动起来。接下来是用手指梳头，双手擦面，拽拉耳朵，左右缓慢转动头颈，等等。一般放在晚上看《新闻联播》时进行，一边看电视，一边做。每次坚持锻炼十几分钟，一直练得身体微微发汗为止，感觉特别舒服。

朱老强调说，运动项目的选择一定要根据各人自身情况（如年龄、健康状况等）来决定，这也就是中医所强调的"因人制宜"的原则。一般来说，青年人可以相对活动多一点，强度高一点，而中老年人则适宜进行轻度的慢运动，比如散步、慢跑、打太极拳、自我按摩等。

朱老说，他是很喜欢散步的，散步是一种很好的运动，古代养生家也多崇尚散步，因为一方面散步是一种简单易行的锻炼方式，既不需要花费，也不需要设备器械。而且，它是一种轻松舒展，平衡协调，安全有效的健身运动，比较容易被接受；另一方面散步、慢跑都属于"慢运动"，散步时，两足交替移动身体，既能锻炼肌肉，又能活动筋骨，强健脚足，让全身的经络、气血、骨骼、肌肉都动起来，促进周身气血流畅，有助于调节和增强五脏六腑的功能；第三，散步还是神补的一个重要方法。古籍《南华经》中就说过："水之性不杂则清，郁闭而不流，亦不能清，此养神之道也，散步所以养神。"

朱老还介绍说，散步也是有讲究的，既不同于一般的走路，亦又有异于跑步，它是一种悠然闲散的步态。散步古称曰步，步者，行也，缓行曰步，故散步又可谓行。清初著名养生家曹庭栋对散步做了这样的论述："散步，且行且止，且止虽行，如白云流水也。"是说散步的速度相对比较缓慢，恰似天上飘逸的白云，溪中潺潺的流水，由此可以得知，散步是一种步子较慢而又不是漫不经心的走路，是一种具有良好健身作用的运动养生方法。经常散步的人一般都会有这样的体会：散步确实可以改善心情。在空气新鲜、环境幽雅之处信步，会使人神清气爽，心旷神怡。散步还能调节大脑的功能，紧张的脑力劳动后，散步还可以消除疲劳，健脑益智，有助睡眠。许多古人把散步作为有效的催眠方法来使用，如古代养生著作《老老恒言》中就有："每夜入睡时，绕室行千步，始就枕。……盖行则神劳，劳则思息，由极而返静。"其中不仅介绍了散步可以用来催眠，而且还对其作用原理作了较为详尽的论述。

朱老还强调，"运动锻炼一定要适量"，不要超过自己身体的承受能力，这一点早在华佗的论述中就已经明确。华佗说，人体欲得劳动，但不当使极耳（极，过度意）。此外，朱良春老先生认为，运动还有一个禁忌，即切忌早晨空腹运动。

在注重体力活动的同时，朱老还十分强调脑力活动的重要性，他说，多用脑可以延缓衰老。"若要长寿勤用脑，颐养天年贵在勤"，确是经验之谈。朱老几十年如一日，坚持"每日必求一得"，每日都要坚持看书读报，以汲取新知识、获取新信息，并坚持伏案撰写心得，不断充实自己，进行"扩脑运动"。不少老年人退休以后，感觉自己已经苦了一辈子了，不要再辛苦，而是该享享"清福"了，也就不愿意再去多动脑筋了。可朱老觉得，越是退下来的人，越应当注意做到"退而不休"，通过运动锻炼可以使自己有一副好身板，而常常动脑则可以保持自己良好的心智和思维能力，延缓大脑的衰退。不仅有助于预防老年痴呆症的发生，而且使人的精神有所寄托，生活质量处于一个高水平的状态。

形神兼修，养神为先

从前面的访谈中我们可以看到，朱老是十分注重运用中医学中饮食和运动等方面的养生理论来指导自己的养生，规范自己生活行为，保养自己躯体的。其实朱老在养生方面还有着更为重要的内容，就是在养生中注意做到了形神兼修，养神为先。朱老认为，仅仅注意躯体的保养是远远不够的，还要十分注重精神的保养，这样才能够做到形神兼修，身心俱健。

中国传统医学历来强调精神对人体健康影响之重要。早在两千多年前，中医就提出了"形神相因"的理论。所谓形即形体，神即精神。形是本，有形体才有生命，有生命才产生神。而神是生命的主宰。神在人的健康中处于重要的地位。三国时期的著名养生家嵇康，在他的养生论中，形象而生动地论述了精神对于躯体的影响。

他说："精神之于形骸，犹国之有君也。"而古典医籍《黄帝内经》中则有："故主明则下安，以此养生则寿……主不明则十二官危……以此养生者则殃。"中医认为，神充则身强，神衰则体弱，神存则生，神去则死。是说，平稳而良好的精神状态是人体健康的重要保证，而不良的精神状态则可以影响人的躯体健康，致人损身折寿。

朱老介绍，《黄帝内经》中还有这样一段著名的论述："恬淡虚无，真气从之，精神内守，病安从来。"所谓"恬淡"强调的是这样一种性格的培养，就是要人淡看名利、声色等，不去追逐名利，不患得患失。真正做到这一点，种种欲望就不会来侵扰，人的内心就会保持安宁，进而保证了体内气血的正常运行，如此这般，疾病也就会离你远去。

朱老指出，人所处的社会环境中，会不断产生各种矛盾，不顺心的事也会经常遇到，有诗句云："人有悲欢离合，月有阴晴圆缺。"在漫长的人生道路上，既有鲜花美景，也有荆棘坎坷。人生活在社会上，难免会碰到这样或那样的不愉快，如家庭不和，人事纠纷，受人欺侮，被人误解，事业上的挫折，等等，恰恰是在这样的时候，除了要对事情的本身恰当处理外，尤其重要的是要思想乐观，胸怀开朗，淡泊名利，坦然处之，决不要消极、悲观、沮丧。在几十年的行医和从政生涯中，朱老也曾面对过许许多多的矛盾，遇到过这样那样的烦心事，但老人家总是尽量保持平和的良好心态。在受到冷落甚至是遭受误解，抑或被人无端指责时，能耐得住寂寞，保持内心平静；在被别人看重、得到表扬时，老先生同样不沾沾自喜，一样看淡。做到既不过忧，也不过喜，不为一点小事而耿耿于怀，一切听任自然。正所谓：宠辱不惊，看庭前花开花落；去留无意，望天上云卷云舒。

朱老不仅注意保持内心的平静，而且特别重视睡眠，以良好的睡眠来保养自己的精神。见过朱老的人，都会发现朱老精力旺盛，看上去一点不像 90 多岁的人，如同 70 岁左右的人一样。朱老说，人要想保持精力旺盛，首要条件就是生活要有规律。而他之所以能保持如此的精神状态，得益于他有一个好的作息习惯，尤其是睡眠很有规律。几乎每天都准时入睡。即使是在他担任院长的 20 多年中，白天要上门诊，给患者看病，还有大量的行政事务要处理，晚上回到家还要看书和杂志，写文章，有时还要给一些患者回信等。但是工作再忙，事务再烦，他对睡眠一点也不含糊，尤其是重视睡"子午觉"。

朱老说，我国民间流传着"吃人参不如睡五更"的说法，说明了睡眠的重要性已经是家喻户晓。我国古代的养生家还提倡睡"子午觉"，"子"时是指夜间的 23 点至次日的凌晨 1 点，"午"时是指白天中午的 11～13 点。这也是有医学根据的，我国古典医籍《黄帝内经》中就有这样的记载，说："阳气尽则卧，阴气尽则寤。"按照中医的理论，"午"时也就是中午时分，是阳气最盛、阴气最弱的时候，而"子"时也就是子夜时分，是阴气最旺、阳气最弱的时候。这两个段候是睡眠的最好时机，是一定要睡觉的。要想保持旺盛的精力，就要学会顺应大自然昼夜的阴阳变化，遵循人的睡眠规律，不要熬夜，否则，该休息时不休息，违反自然和生理的规律，就会导致人体五脏六腑功能失调，气血混乱，削弱自身的正气，长此以往，不仅人没有精神，还势必影响健康。

《银潮》2010 年 5 月

锦堂春慢

——与傅维康先生同访国医大师朱良春先生

上海中医药大学　李　鼎

　　远客美国的傅维康先生，每年回国都是事先规划好活动主题。今年为此事先后通了几次电话，至 6 月下旬才明确告知；经几方商定，于 7 月 7 日下午，几人一同去南通拜访国医大师朱良春。我当即再次表示赞同，并准备按时成行。

　　那天下午，我们一行 6 人从上海赶往南通。到达市区，朱老来人已等在路口，把我们引进北濠山庄朱老家。朱老开门接待，同时礼让我们上了二楼客厅茶叙。这时我们拿出了事先准备好的书法条幅等"雅礼"向朱老致意；朱老则将新近出版的各种书籍《中华中医昆仑·朱良春卷》《走近中医大家朱良春》《朱良春医集》《虫类药的应用》等分别签名赠给各人"指正、存念"。

　　晚宴之后，朱老特意招待我们去濠河夜游，乘坐游船观赏南通市沿河的景色。濠河，原是通州城的护城河，引长江水环流而成，以江水为濠沟，名为濠河，显示通州城特色。入晚星月、灯光，水天相映，环城一坐游，自成南通一绝。朱老家居北濠山庄，即当濠河北边，领略江城风光，可称佳境。

　　次日上午，傅先生本想提前告别，仍难以回却朱老一家的盛情接待，坚请参观其主要工作场所；先到市郊南通良春中医专科医院，后再赴市区的良春中医药临床研究所门诊部。两处中医药实业充分展示朱老一家的辉煌业绩。

在专科医院的二楼展廊上正悬挂有我为朱老 90 寿庆时写的隶书条幅；临床研究所的二楼有更大的展厅，我写的一副篆书对联则悬挂在内间朱老工作室座位背后。联语为：

善学当如食鸡距

解经直欲析牛毛

这是章太炎国学大师书赠章次公先生原句；上联说的是，善于学习的人，对经典语句应当有如吃鸡爪那样反复咀嚼（琢磨、体味）；下联意为，解释经典就要像剖析牛毛那样分析入微。对于医学应当也是这样。我重新书写此联转赠朱老，用意在于彰显其师门渊源关系，在题款时特意写上："章太炎国学大师书赠次公先生联语……良春医家念之……"

这次初访朱家，登堂入室，最后于朱老工作室内重见此联，有如重逢故旧，眼目为之一亮。有感于朱老对此联的重视，特摄影留念。

回沪后，傅君又上北京访友，转道回美国，电话数告行程，并问我南通之行有何新的写作，因为之赋就"锦堂春慢"一词。此词参照司马光的创作一改其感旧伤老，而以喜庆祝寿之情出之。

青鸟殷勤，蓬山有约，鹊桥远引江东。七夕佳期，招手海外归鸿。　难得一年一度，又续故国游踪。喜环飞万里，才下春申，便拜医翁。

词的上片，起句化用李商隐的诗句"蓬山此去无多路，青鸟殷勤为探看"。说的是传递信息的青鸟十分殷勤，告知蓬莱山有个约会，"鹊桥"已远接在长江的东头。"江东"原指长江下游的大片江南地区，也可看成是长江的东头。"鹊桥远引江东"，即指新建成的苏通长江大桥。"七夕佳期"阳历 7 月 7 日也可说成"七夕"。于此时"招手海外归鸿"，为我们的聚会增添诗意。"难得一年一度，又续故国游踪"，将苏东坡"故国神游"的词句也化进去了。这里已不是想象中的"神游"，而成为事实上的"游踪"。下句由一个"喜"字带动归来的全过程："环飞万里，才下春申，便会医翁。"点出了登门拜访朱良春医家这一主题。

　　而今八旬小弟，颂寿登九五，却未龙钟！《易》道天行常健，胜事如虹。　　直教性情儿女，披肝胆，菩萨、英雄。融会丁、章、朱氏，振起医林，光耀寰中。

词的下片，起句直接提出祝寿语："而今八旬小弟，颂寿登九五，却未龙钟！"现在我们算是八十多岁的小弟弟，祝颂朱老寿登九五，身体康健，并没有老态龙钟。用词"而今""颂""却未"语气曲折有趣。接叙"《易》道天行常健"，引用"天行健，君子以自强不息"语作为祝福，"胜事如虹"则是对其德业成就的颂扬。下句"直教性情儿女，披肝胆，菩萨、英雄"则取自章次公老师赠送朱老闲章中的用语："儿女性情，英雄肝胆，神仙手眼，菩萨心肠。"这是章氏的心传，为朱老所躬行的自勉语。词作中只略去"神仙手眼"，其余组合成词句，意谓：简直是让（直教）富有性情的儿女，都成为披肝沥胆，并具有菩萨心肠的英雄人物。表示对朱老一家致

163

力中医药研究工作的肯定。末句"融会丁、章、朱氏，振起医林，光耀寰中"，则是对其师承和家学的表彰：传承孟河丁氏医派，并受章次公先生亲授，"发皇古义，融会新知"，成为一代大家，弘扬中医事业，使光华广被于世界。

《中医药文化》2011 年 10 月第 5 期

芝兰之交　山高水远
——国医大师朱良春先生与医史学家傅维康教授的君子情谊

南通市妇幼保健院　赵宗普

在中国灿若星河的医学天空中，闪烁着无数知名医学人物的名字。国医大师朱良春先生与著名医史学家傅维康教授就是其中两位。他们自 1991 年相识以来，20 年的交往，情谊日益深厚，两位大师相知相亲，他们的友谊堪称芝兰之交。芝兰者花中君子，其品高雅，其味芬芳，其质久而弥坚，朱、傅两位大师的友谊适其喻也。笔者为其芝兰之交的亲历亲睹者，起到桥梁作用，不揣冒昧录其要者。

沪滨初会

国医大师朱良春先生，江苏镇江人，1917 年出生于丹徒县儒里镇。这位理学家朱熹的第 29 世裔孙，继承祖先"善恶分明"的传统，投身医学济世的历史长河。初拜孟河御医世家马惠卿为师，继入上海名医章次公先生之门。1938 年毕业于上海中国医学院，次年来南通挂牌开业。由最初的惨淡医业期，经过不断的求索和奋进，医术大进，赢得社会的认可和信誉，一代名中医终于出现和立足于长江之滨。嗣后，朱良春医名大振，自 1956 年至 1984 年长期任南通市中医院院长；1987 年获国务院授予"杰出高级专家"称号，暂缓退休；2010 年 5 月被评为首届国医大师。朱良春先生精于痹证、肝病、肾病的临床治疗和科研，尤其对风湿病、癌症、肝肾病等疑难顽症有独到的治疗手段。往往起患者于沉疴，有妙手回春之神效。他的医学著作衍生于他的医疗实践，闪耀着实用性、科学性和辩证法的光芒，如他的《朱良春医集》和《虫类药的应用》，据传有人誉之为"现代内经"和"当代本草"，其言并不为过也。

著名医史学家傅维康，福建长汀人，1930 年出身于医学世家。其父傅连暲医师，从 1950 年起担任中央卫生部副部长及中华医学会会长等职。1956 年夏，中华医学会第 18 届全国会员代表大会在北京召开，朱良春先生以会员代表出席会议，听取傅会长报告，深受教益，迄今记忆犹新。1957 年傅维康学成于上海第一医学院（即今复旦大学上海医学院）医疗系。1958 年，由于对医学史的浓厚兴趣，他被选中为医史专家王吉民的助手，从此走上研究医学史的道路。任上海中医药大学医史博物馆馆长兼医学史教研室主任，在医史研究、医史教学方面颇有建树，成为医学史界的顶级专家，加之著作等身，蜚声国内外。

朱良春先生与傅维康先生互相倾慕和神交已久，但云天远隔，相见无期。笔者（曾任南通市中医院、市妇幼保健院党组书记）为朱老忘年交的挚友，于 1988 年 12 月 6 日，在山东泰安的第八次全国医史学术会议上，由南京陈道瑾、吴云波教授引见，与德高望重的傅维康教授相识，并转致了朱老对傅老的思念之情。1990 年 5 月，在苏州召开的第九次全国医史学术会议上，傅教授热情而重托笔者致意朱老，相约相见之期。

1991 年，在上海金山为王文济名老中医编著的《金山医学摘粹》鉴定会上，朱傅两位大师的双手终于深深地相握在一起，感人一幕成为永恒瞬间。"嘤其鸣矣，求其友声"，芝兰般的友谊迸发出了同声相应、同气相求的君子之交。

友谊花开

时光不觉又流过了两年。1993 年，傅教授于是年 12 月 16 日致信笔者，信中诉说他对朱老的思渴之情，并再三致意问候朱老。1994 年 12 月 6 日，傅老给朱老和笔者邮赠了《傅连暲诞辰 100 周年纪念集》。1995 年 9 月，傅维康先生定居美国前夕，专程到南通拜访朱良春先生，并为医史博物馆寻购古药斗、老药秤、旧碾钵等藏品，参观了由朱老的学术继承人、四女儿朱婉华主任中医师于 1992 年创办的良春中医药临床研究所。不久，傅教授特意赶至我夫人王秀芳在上海参加会议的住地，托她将一对洁白如玉的纪念瓷瓶送呈朱良春先生，以表对其成功创办研究所的祝贺。傅维康先生到洛杉矶定居后，与朱良春先生失去联系数年。2004 年 11 月 10 日，傅教授忽请国内友人为笔者寄来两本他撰著的《医药文化随笔》，并嘱将其中一本转呈朱老。2006 年 3 月，傅维康先生从美国回上海，意欲挤时间赶来拜访朱老。那一次，朱老委托笔者，同南通市中医院司机专程从上海接傅老来南通。两老促膝恳谈。次日傅老从南通飞往北京，年已九旬的朱老让大公子朱晓春驾车，执意亲自送至南通兴东机场……2008 年，傅老带领《上海中医药杂志》执行主编李孝刚先生于 6 月 9 日至 11 日来南通拜访朱老，参观了位于南通经济技术开发区，由四女儿朱婉华任院长的良春风湿病医院，参观了市中心由小女儿朱剑萍主任中医师任所长的良春中医药临床研究所；朱家大公子朱晓春夫妇全程陪同参观全封闭的"良春风湿病医院制剂车间"。傅教授满含激情地讲话，盛赞朱老及"朱家军"对中医药事业的执着追求与重大贡献。

时光到了 2010 年的 11 月，傅教授带领黄素英、蒋梅先、樊建开3位主任中医师，上海辞书出版社图书馆馆长王有朋先生，中国书法家协会、中国博物馆协会会员书法金石家赵世安先生专程拜望国医大师朱良春先生。傅教授热情洋溢地赞誉朱老德技双馨的崇高品格和蒸蒸日上的中医药事业，友谊之花盛开在江城南通。接着，傅教授于2011年7月7日来南通恭祝朱老95五寿诞。"拜寿团"由傅老、针灸文献专家李鼎教授、中国医学史郭天玲教授、书法金石家赵世安、《中医药文化》副主编李海英博士等极为景仰朱老的同道组成。向朱老拜寿，赠送题词、印章、贺联；朱老一一回赠医著。参观了朱老和"朱家军"创办的良春风湿病医院和临床研究所。互颂康乐，畅叙友谊。

傅老每次来拜访朱老，事前都要精心筹划，往往从美国洛杉矶数次寄信函、来电话，挤出他回国有限的日程，问明朱老会否外出和身体健康状况，避免影响朱老专家门诊，而且多次吩咐不得过早奉告朱老，以免他老人家为此过于牵挂和操心费神。

学术交流

傅维康先生早年学西医，并服务于上海中山医院肺内科临床，后来专事医史研究；朱良春先生长期从事中医临床和科研实践，一向十分重视并亲自参与医史研究。他俩在中医学术上都有共同的语言，所以每次会面，傅老从来不观光游览，而是确保两人有足够的时间畅叙论医。傅老和同道，每次对南通医史爱好者和中医代表作学术讲座，从不肯接受讲课报酬。

傅维康教授来南通拜访，朱良春先生都要给他及同道赠书。据我所知，朱老所赠的著作先后有《虫类药的应用》《医学微言》《中医辨治经验集萃》《朱良春用药经验集》《名师与高徒》《名医与良方》《朱良春医集》《走近中医大家朱良春》等。朱老及时提醒笔者珍藏了 2004 年第 11 期《名人传记》所载《我党"第一个红色医生"傅连暲》；2005 年第二期《银色世纪·老年健康文化导刊》《在彭总身边保健的日子里》；2006 年 1 月作家出版社出版的《红墙医生——我亲历的中南海往事》……以表对傅连暲敬佩之情和深切怀念。傅维康先生的《医药文化随笔》，除第一版由笔者转赠朱老外，2006 年增订版、2010 年新增订版，他都自费购买多套，来南通除奉赠朱老、"朱家军"外，还赠送医史爱好者多人。傅老还常常委托他在上海的友人，将他新近在国内外报刊发表的多篇专文新作，复制邮寄给笔者学习，并转呈朱老交流。朱老与傅老都热心并乐于培养后继人才。笔者在职期间，主要任务是党务政工工作和思想政工研究，又是个业余医史爱好者，得到朱老与傅老悉心栽培。他俩给我赠书，选资料，改文章，编书稿。1991 年，朱老鼎力支持由我主持的南通医史学组，牵头在南通狼山召开了江苏省中医学会医史研究会第三次学术会议，并选编论文印装成辑。1993 年秋，朱老发起举办纪念蒋宝素先生逝世 120 周年学术研讨会，嘱我撰文参加，并一起赶赴镇江与会。

1993 年，傅老曾为笔者亲笔修改了《满腹经纶，万年利济》一文，让我参加了纪念清初著名医家徐灵胎先生诞辰 300 周年医史学术研讨会，缅怀医学先贤对我国医药学所作出的历史贡献。傅维康、陈道瑾教授曾邀笔者作编委，并指导笔者撰稿，以他俩为主编，2001 年出版了《中医护理学历史与中医护理学临床应用》。笔者被推荐为南通市医史学组组长（1988）、选聘为省中医学会医史研究会委员（1989）、省医史文献专业委员会委员（1999），让笔者得以跻身医史领域并获得入门的必要知识。

题词唱和

举凡中医大家名家，往往都有极好的诗文功底。医文相通，言之有据。当今中医各个领域的名家耆宿，多有令人击节赞叹的诗词美文问世。中医大家的诗词既抒发了其为中医事业而苦心孤诣的胸臆，又见证了中医发展过程中的诸多史实印迹，实为不可多得的良言美文。

国医大师朱良春先生与医史学家傅维康教授在 20 年的交往中，用丰富的情感、深邃的思索、抒情的笔触，写下了字字珠玑的优美词文。今仅取其一钟一粟，以展现他俩斑斓多姿的风采，山高水远的芝兰之交。

傅维康教授，先后 3 次以嵌入朱良春先生人名作联，并请书法金石家赵世安先生刻制，赠奉朱老五方对联：

良医济世，春暖人间（2008 年 6 月）

良师树人，春泽八方（2010 年 11 月）

良德美行，春兰秋菊（2010 年 11 月）

良著佳作，春华秋实（2010 年 11 月）

良医良师功卓著，春晖春煦恩绵长（2011 年 7 月）

为致贺傅维康教授医学史著述 50 周年暨 80 华诞，朱老惠赐傅老珍贵的墨宝，题词如下：

维康教授，博览群书，精研医史，谆谆育人，著作等身，诚笃处世，善待他人，谦谦君子也，与愚交往二十载，获益良多。

今欣逢傅翁耄耋之庆，谨以俚句颂之。

维系国故，

康疆万民；

教诲育才，

授人以渔；

长生多术，

寿逾期颐。

九五叟　朱良春拜贺
辛卯初夏于南通

墨宝题词两旁还盖上了 3 枚红色印章，右上："长乐永康"；左中："儿女性情，英雄肝胆，神仙手眼，菩萨心肠"；左下："以良方寿世，如春雨膏田"。

《中医药文化》2011 年第 5 期（2011 年 10 月）

访谈国医大师朱良春先生录音稿

北京中医药大学　倪胜楼

时间：2012 年 7 月 26 日

地点：江苏省南通市朱老家中

参与者：朱良春、朱建华、倪胜楼、刘西强

整理人：倪胜楼（北京中医药大学博士）

倪胜楼：朱老，您好！

首先，我自我介绍一下。我叫倪胜楼，导师傅延龄教授，因为导师是跟仝小林首席科学家一起承担国家 973 中医量效关系的研究。我作为一个博士生，只负责里面的一小部分，是名老中医的量效关系访谈这一部分。这也是我今天来拜访朱老您的目的。

说起来我跟朱老并非第一次见面，不知道您还记得 2005 年在北京中医药大学那一次讲座，那个晚上我也去了，朱老您做了一个"经典是基础，师传是关键"的讲座。这个讲座使我受益匪浅。因为我本来是英语（医学）专业的，硕士是跨专业考的是中医，学的是《伤寒论》。现在是跟着我的导师傅延龄教授，也拜了师，走的是师承这条道路。所以，今天能再次跟朱老见面实在是晚辈的荣幸！

问：朱老，我们很想知道您学习中医的经历，以便从中获取宝贵的启示。

朱良春：我学习中医啊，主要是因病而学医。早在我读中学的时候得了肺结核，因此辍学了。那个时候没有链霉素这些东西，就是吃中药。另外呢自己买了一些养生的书，气功啊，太极拳啊。一方面在吃药、休养，一方面自己也在锻炼。经过了大半年的时间，病情基本上就稳定了。后来将近一年的时间就完全恢复了。这个时候我考虑到未来，我跟我的父亲说"我不读中学了，我要学习中医"。因为是中医把我的病治好了，因此我父亲也同意，这是治病救人嘛，是件好事。这样我就到常州孟河，到马培之先生的侄孙马惠卿先生那里去拜师。因为马家同我们家里有一点亲戚关系，所以找了我的一个族祖介绍，那时他大概有十几个学生。他说"来吧，多一个没关系"。这样就去了。所以一开始是拜师学习，在那里学了一年多，我感觉到这个老师经验丰富，患者很多。我们每天上午到诊室，那里排了三张方桌子，患者在这边，那边是大师兄、二师兄、三师兄，一直排了一圈过去，我是后来去的，就坐在后头。老师诊察患者，看舌苔、诊脉、问诊，他始终看得很仔细，诊完病以后，他先报案语，都是四个字一句，对仗的，老师报了以后，这边大师兄就写，二师兄、三师兄都已经学了一两年了，他们也很熟悉地写。我们初去的就看，一个传一个地抄。一个上午，看三四十个患者。这样听抄得到很好的锻炼。那时对学徒是这样规定的：天一亮就要起来，背诵中医经典，下午由大师兄给我们初学的人圈点、断句，因为那时候的书啊，都是木板的书，没有标点的，当时就是用银硃红笔给我们圈点断句。下午，就背诵经典著作，他一般是圈一页到两页，然后你背。背熟了以后，我们就到大师兄那里去背书。背熟了，他再给你圈下面的一页两页。所以，在那里我感觉到入了门，打了一个基础。但是，那时候我的求知欲比较强，因为老师没有时间教，上午门诊，下午出诊。虽然他没有时间教，但是他有一个弟弟叫马笃卿，在上海行医。每两三个月就回来度一次假。他弟弟来了就检查我们的学习情况，这样就帮助了他哥哥来教并督促我们。老师呢，我就只能跟他抄方，天天听着他唱脉案"头痛发热，胸闷腹胀"，"舌苔脉象"，然后归纳病机，立法用药，听听就觉得很纯熟了，有基础了。这时我看到苏州国医专科学校校长王慎轩的招生广告（20世纪50年代他在北京中医学院任教务主任，他同程门雪、章次公、秦伯未都是同学，是丁甘仁的学生。当时他办了一个苏州国医专科学校）我就跑到那里去考试，因为我已经学了1年多，所以报考的是二年级的下学期。他那里有春季和秋季肄业，考试要求一是写一篇论文，二是中医基础综合试卷答题。考试3天之后被录取，我就到他那边去了。孟河马老师这边呢，我叫家里的长辈向他打个招呼，表示歉意。到苏州当然扩大了眼界。一个是师承教育，一个是学校教育。但是读了1年半后，1937年，抗日战争爆发了，学校停办，所以从那里又辗转到了上海。上海因为有租界，所以上海中国医学院还在办。我才有缘遇上了恩师章次公。先生是镇江人，我的老家也是镇江，我有一个亲戚同章老师也是亲戚，这样就投奔了他。因为那个时候我们已进入到四年级。四年级就是实习，之前向学校里讲好了在章先生那里实习，这样就顺理成章地跟了章次公先生。章先生确实是一位了不起的医学家、教育家。善于引导青年，开拓思路，能够举一反三，启发性地提一些问题，所以在他那里1年多，收益非常大。我的学医经历大概先是师承，后是学校教育。1938年底毕业。毕业以后就到南通来，我镇江人怎么到南通呢？因为我的父亲在南通工作，自此我就一直定居南通。这就是我简单的学中医的过程。

问：朱老，您认为当前临床的中药用量是偏小、偏大还是比较适中呢？

朱良春：我认为中药治病疗效的好坏、高下，它的因素是多方面的。量与效的关系只是其中之一，不是绝对的。因为药材质量的好坏，一等品，三等品，就差了很多。炮制的方法，药物的配伍，辨证的恰当与否，这些都很重要，不光是量的问题。当然量是个很重要的方面，量决定了它的疗效。我认为不是大和小的问题，应是适量，"药贵中病"啊！大了也不好，小了也不行。该大的时候需要大，该小的时候需要小，就是"药贵中病"。现在来看呢，我觉得有很多医生用药物的剂量，是偏小了一些。也有少数医生用量又偏大了一些。比如李可老先生他用附子，120克、180克，但各人有各人的经验。根据张仲景的经方的剂量来算，我认为仲景的用药剂量到现在为止还是适用的，他的比例、配伍，我觉得是恰当的。他（仲景）绝大部分的处方都是3～5味，8味以上的比较少，药物贵精、贵专，剂量呢也要掌握适当，因人而异。中医的"辨证论治"要因人而异，因时而异，因地而异，因证而异，都不是固定的。该用大剂量就用大剂量，该用小剂量则用小剂量，所以药物量要根据病情而确定，不是都用大剂量。比如虚人，身体比较虚的，你用大剂量可能会攻伐太过。如病很重，你用小剂量，杯水车薪，无济于事。所以，我认为量和效的关系，要根据病情、体质、季节、地域而确定。比如我去日本6次，有好几次他们都找我看病。当时我就知道日本的中药都是采用中国的地道药材，他们买的药，主要是"云贵川广"的，即云南、贵州、四川、广东、广西。对于这些地道药材，用量你更要小一点；第二日本人不是经常吃中药的，那么这个量也要小一点，我已经注意了。比如我们国内的患者一般 10 克、15 克，在那里我就用 5 克或者 4 克，我认为已经很小了。但是有一次看了 4 个人，第二天早晨，有 3 个人打电话来，说吃了你的药拉肚子。咦，我说"怪了，那个里面还有补脾的药，怎么会拉肚子呢？"后来一想，剂量过头了。我说"你一剂药，分两天吃"。这样，他们吃了就很舒服了。所以因为地区不同，人的体质也有适应、不适应的，因此药物的剂量也要注意多种因素。而现在中药的质量下降了，到处移植栽种，不是地道药材了。比如说川贝母，我们这边也种，种出来的也叫川贝母，因为水土、气候的关系，就影响了它的有效成分，药材质量就下降了。所以现在的用药一般都比过去大。过去我们是 3 分、5 分、8 分，一钱、钱半，用三钱的是很少，仅仅是龙骨、牡蛎之类才用三到五钱。而现在 10 克、15 克的是小剂量，一般都是 20 克、30 克，乃至更大，这个跟药物质量下降有一定关系，因此也就加大了它的用量。

问：朱老，那个《伤寒杂病论》里面的方子，我们把它称为"经方"。那么，您觉得张仲景经方一两等于现在多少克？

朱良春：这是经过很多学者、专家，还有出土的一些文物考证了的，张仲景的一两相当于 15.625 克，我认为这个量是比较恰当的。说什么 3 克、5 克都是不对的。那剂量太小了，15.625 克是个比较恰当的标准。比如说过去上海中医学院的柯雪帆教授，他就通过很多考证，现在北京仝小林同志也搜集了大量的资料考证，他们两个意见是一致的。过去我的老师章次公先生也接近这个数字。

问：朱老，我最近在读您的《用药经验集》这本书，发现您用天南星（即生南星），汤剂时用 20～30 克，甚至有的到 50～60 克，还有像用威灵仙治关节肿痛至少 30 克，包括用益母草60～120 克煎汤代水煮余药，像这样，我想问一下您对同一种药物，它的不同剂量，它的主治、功效有无不同？

朱良春：对，这个药物的用量可以改变它的效能。常规用药，那就是一般的众所周知的作用。比如说像益母草，用于养血调经，常用剂量为 15 克左右。但是《神农本草经》提到它有利水的作用，我就觉得，怪了，"怎么用 20 克、30 克还没有效？"但《神农本草经》上面记载的这些作用，都是信而可证的，我想肯定是剂量有问题。后来我就在1961 年、1962 年三年自然灾害的时候，那个时候出现浮肿、肝炎、子宫脱垂等病。浮肿病，是由营养不良而引起的。那么要退这个浮肿啊，我就想到这个益母草。益母草既能补血养血，又能利水。那时我就观察到，仅仅用 30 克没有用，用 40 克没有用，后来就加大，加大到 70 克的时候，哎，有效，今天吃了明天浮肿就显著地在消退，可能这个剂量起效了。但是还不怎么明显，待加大到80 克、90 克，到 90 克效果非常明显。后来，我在很多的水肿，比如肾炎的水肿，肝性的水肿，都用益母草，那时候就用 90～120 克。因为它这个体积太大，放在其他药里面煎，其他药的成分因它这个量大占掉了，所以先把它煎出水，用这个水再来煎其他的药，这样就减少了其他药物有效成分的丧失。结果，在这种大剂量的情况下，利水的作用就出现了。上海中医学院那个时候编了一本《中药学讲义》，编者在按语里面就提到《神农本草经》里说益母草能利水，但临床并未见到利水作用，其实是他没有用到这么大的量，所以就没有见到这个疗效，这是一个例子。其他的药物还有很多，都是加大到一定的量，它才能产生某种作用。又比如你刚才说的天南星，天南星我是不用生的，用制的，制南星。制南星呢，古人们是

177

用它来祛痰，祛风痰，治骨痛，因为很多本草里说它善治骨痛，所以我治疗很严重的类风湿关节炎肿、痛，都要用到它。一般天南星用 10 克、12 克、15 克了不起了，但是没有效果。我在临床观察了 30 克就起效了，但是到 40 克、50 克，效果就特别显著，所以我的这些学生和我子女他们现在治疗凡是有关节疼痛的，肿痛的，痰瘀兼夹的，一开始就用 30 克，然后 5 克 5 克地加，但也不是无限度的，以知为度。效果显著，就不要再加了。这个制过的南星你用这个剂量没有问题，但生南星不能用这么多，有时候我们对一些肿瘤也用生南星，但生南星一定要用生姜同它先煎，先煎 1 小时，然后再把其他的药放进去，这样可以减毒，提高疗效。（那您用生南星用多大剂量？）生南星一般用 15 克左右，不能太大。

问：朱老，您在临床上用一些药物，比如说六一散：滑石与甘草，它们之间为什么有特定的 6：1 的比例呢？

朱良春：古人制定方剂，确确实实是经过了深思熟虑而确定的。比如六一散，六一散主要的作用，是利下焦的湿热。那么利下焦湿热，主要是要用滑石，所以滑石的比例是 6，而甘草剂量比例是 1，就是用甘草引经，协同滑石加强清利下焦湿热的作用。所以这个药物的配伍，同剂量有很大的关系。

问：朱老，我想问一下，宋代陈承讲过"细辛不过钱"，然后在清代张璐讲过"细辛，辛之极者，用不过五分"，我想问问您对这个是怎么理解的？

朱良春：我认为这种看法可能是古人在使用细辛过程中偶然地遇到了一些过敏反应。因而认为用细辛要慎重。实则细辛假使用五分、一钱，可以说效果很小。我们现在用量最少 5 克以上，8 克、12 克、15 克，我用过，比如说小青龙汤里头我用过 15 克、20 克，要温肺啊，要化饮啊，那必须要用这么大的剂量。你用个 3 分、5 分、一钱，一钱不是 3 克多一点嘛，效果不显著。（那您用细辛用到 15～20 克要先煎吗？）不用（摇头），不用先煎，一起煎（跟其他药一起煎）。我有个学生，是广东省中医院的，是个博士，她用细辛用到 120 克，她观察了一些患者，效果能起死回生，因此她写了一篇文章，投到广东的《新中医》杂志，《新中医》杂志编辑看到这篇文章，说写得很详细，数据啊，什么切入语都很好，但是他不敢发表。这个学生就追问了，主编就跟她打招呼，他说："我相信你，因为是你自己写出来的，你自己承担责任，你不会说谎。但是你用这么大的剂量，没有办法推广。我们杂志上登了以后，将来人家用了出了问题，谁负责？所以，你这篇文章，我们暂时不能发表。你要退回，我可以退给你。"结果，我这个学生就跟我说，"您看怎么办？"我说："就这么办。因为你用的患者是一种特殊情况，需要这么大的剂量，而且你有很多的科室同你一起保驾，防止患者心肺麻痹。"（对，对，表示赞同）我问："你是不是找了这个心血管的、呼吸科的人一起跟你保驾的？"她说"对。"我说其他的医生不可能有这个条件。虽然你大胆，有创见，但是不能作为一个常规来推广。所以那个编辑是慎重的。我说："我也不同意你这么做。"因为医生这个职业，尤其现在医患关系很紧张，你要是出了问题，不论什么事情是你医生负责，如果你拿不出什么证据来，就会处于被动局面。

问：关于"细辛不过钱"有一种观点认为是散剂的时候不过钱，对此朱老您有什么看法？

朱良春：我认为用一钱的细辛，不会引起任何不良反应。（包括散剂的时候也不会，是吧？）哎。

问：我最近在看您那本《用药经验集》的时候，您提出"为十

179

八反平反""十九畏更无所谓"这样的话语，我想问一下，在临床用这些"十八反""十九畏"的时候，您是如何控制剂量的？

朱良春： 我认为"十八反""十九畏"，是古人在使用中药当中偶然遇到的一些事例。这就具有一种偶然性。这个人这么一说，那个人也就相信了，也顺从了。这个药物的七情合和，如相须、相畏、相反，我觉得是没有绝对的关系。大多时候是没有什么问题的。

问： 那如果您用，比如说，半夏和附子同用的时候，它不是有相反的作用嘛，那这个剂量您是用正常的剂量呢？还是会考虑一下减少一点？

朱良春： 这个当用则用啊！

问： 朱老，我看您好多的医案里面，讲到汤剂与丸剂一起用，比如与具有相同功效的丸剂一起用，然而我想问一下可不可以将这个汤剂的剂量加大，然后一天让他服数次而不用丸剂，这样您觉得可以吗？

朱良春： 把汤剂剂量加大，（对，就是一天分数次服用，而不像您所说的既用汤剂又用丸剂配合一起，您觉得这样可取不可取？）我还没有注意到这个问题。我想到在宋代就提倡这个散剂，那时候《太平惠民和剂局方》里面就有很多散剂，因为宋代战争频繁，内忧外患，有时候这边打仗，就要逃难。吃汤剂就很不方便，提倡散剂。散剂我感觉比汤剂一是方便，二是用药的量小，三是疗效快。因为散剂可以把它碾成细的药面，当然越细越好，它的分子也就越来越小，这样全成分吸收。煎剂由于水不是最好的溶媒，很多药的生物碱在水里不能完全溶解。中药有很多醋炒、酒炒，醋、酒都是非常好的溶媒，它（们）能使药物的有效成分充分溶解出来。所以说我们的古人真是伟大，了不起！现在西药里，盐酸制剂、醋酸制剂都很多，也就是用它（们）作为溶媒。煎剂呢，因为水，某些成分能溶于水，某些成分不溶于水，不溶于水的就煎不出来。所以，汤剂的用量总的来说，加起来可以是散剂的 2 倍、3 倍，乃至 4 倍、5 倍，而散剂只要 1/3 或 1/4 就能起效，就是这个道理。（同时也减轻了患者的负担。）第一保全成分；第二充分地吸收。而汤剂里不能溶解就有部分被倒掉了，再一个高温的挥发、破坏也减少了药物有效成分。至于汤丸并用，是意在加强作用。

问： 朱老，您在临床上有没有因用大剂量而导致的不良反应？如果有不良反应，您是如何控制的？

朱良春： 我到现在似乎还没有遇到由于用大剂量而造成的一种瞑眩反应，古人叫"瞑眩"。哦，有过那么一例，那是很早，几十年之前的事了，有个绦虫病患者，用大剂量的槟榔，可以祛除绦虫。我也是根据人家的经验，有单方报道，大剂量用二两槟榔，但是报道也说了，少数患者会有瞑眩反应，一旦出现反应，马上就给患者喝点糖茶，用被子盖起来让他保温，必要的时候还要吃一点参（人参是吗？嗯，人参）。我遇到的是个农民，我告诉他，如果出现心慌、出汗，感觉到有点坐不大住的时候，就吃我给他开的方子，就是黄芪、党参、附子、五味子一共四味药，马上煎了吃，另外喝糖茶。后来这个患者出现了这种情况，就立即吃，吃了以后就慢慢缓解了。这个患者通过这次泻了以后，大便里找不到绦虫了。所以古人讲，"药不瞑眩，厥疾不瘳"。但是有点冒险，我就遇过这一例。

问： 朱老，我想问一下您一般在临床上交代患者煎药方法是怎么讲的？

朱良春： 煎药方法，我看现代多数的患者对煎药的方法都不知道。他们回去就是把药往药罐里一放，加了水就煎，这是错误的。

我们对每个患者都要作交代，必须要浸，浸泡 1 小时。因为药物在冷水里可以充分地吸收水分，使植物细胞膨胀，然后煎有效成分就会充分地溶解到水里。如果加了水没有浸泡就加温，那很多植物里的淀粉或者胶质很快就把植物细胞糊住了，药物的有效成分就不可能充分地溶解到水里。所以必须要先浸，浸 1 小时，然后再用武火，就是大火煎，煎开了以后改成小火，也叫文火。再煎 30～45 分钟就行了。这是第一煎。第二煎就简单一点了，因为药物已经充分吸收了水，水也少放一点，煎开了以后20～25 分钟就行了，感冒药可少煎 10 分钟。我感觉现在煎药是个大问题，绝大多数医院单位都是用高压锅（对，煎药机煎的），至于什么先煎、后下，都不讲究了。这就影响药效。高压锅里的温度比较高，但使一部分成分遭到了破坏。所以现在煎药是一个问题。（的确是，因此我们这次要做一个问卷调查，看看大家对那个代煎，就像朱老您讲的高压锅煎的到底可不可取，进行一个论证。）

问：朱老，您一般在什么情况下会用大剂量？

朱良春：我是"大病用大剂量药，小病用小剂量药"，原则是该用则用，贵在辨证明确，审察这个人体质的强弱，正气的盛衰，邪气的强弱，这样来确定剂量。并不是什么病都用大剂量好，"药贵中病""中病即止"。

问：朱老，您对现代《药典》规定的中药饮片剂量如何看待？

朱良春：这个，我有些看法。（您可以具体谈一谈吗？）我认为参与制定《药典》剂量的专家，很多都是不接触临床的，都是些药学专家。他们考虑的剂量确实是非常安全，但是很多药用这个剂量都是无效的或者效果很小。这么一规定，要是超过了这个剂量用药，担子就不轻，我们的责任就很大，医生的安全保护就受到威胁。所以我觉得现在的《药典》要经常修订，药物的产地、质量都同药量有一定的关系，达不到这个剂量，就起不到疗效，药是用来治病的。治不了病，对患者有什么用。所以，我认为以后制定《药典》要邀请一部分临床家、实践家，而不应都是理论家。有很多药理学专家，他不看病，就没有临床经验，他所定的剂量是根据小白鼠定的，而不是根据人定的。我认为，用现代的西方的那些方法来套中医，是消灭中医，消灭中药！就是马克思列宁主义都要中国化嘛（对，对），那么现代的那些西方科学的东西，也应该要中国化，要适合我们的国情，适合我们中国人的体质和生活环境。这样才是真正的科学！

倪胜楼：我做一下总结，朱老。记得日本丹波元简先生曾讲过"中医不传之秘在于剂量"，从汉代，经唐宋，尤其是宋代煮散的盛行，使得本源剂量更为扑朔迷离。今天能有幸近距离听到朱老您对剂量及量效关系方面的观点，并且将您的宝贵经验毫无保留地传授给我们，是学生的至福，也是我们课题组的荣耀。感谢您，朱老！

朱良春：不用客气，我的信念就是"经验不保守，知识不带走"嘛！相互学习，共同提高，希望今后多多联系。

寻访大师朱良春

中国医药科技出版社　田原　赵中月

编者按： 2012 年 4 月至 5 月，中国医药科技出版社田原、赵中月数次来到南通，拜会朱老，与朱老进行了几次对话，内容涉及朱老的用药特色，朱老对疾病发生规律的看法，对民间医药的评价，对中医理论与经典著作的认识，乃至对宋明理学的心悟，等等。向我们展示了一个思维敏捷、学识渊博、虚怀若谷、风趣健谈的朱老。征得作者同意，我们将对话的主要内容收入本卷，让读者认识一个不一样的朱良春。

参加人员

朱良春

田原（中国医药科技出版社，中医文化传播人）

朱晓春（朱良春长子）

赵中月（中国医药科技出版社，中医文化策划人）

不久前，一位同事和我说："前几年评选出来的 30 位国医大师，已经走了几个人，再过几年，要是这些国医大师都没了，中医可怎么办？"

此言堪忧啊!

今天的国医大师们,大多已临近八九十岁的高龄,他们生在清末民初时期,既有较为深厚的国学根基,又适逢时代变迁,对西学,以西方为代表的现代科学,都有不同程度的涉猎和融合,因而形成自己的一家之学,拥有用大半个世纪临床、带徒、思考所得来的医学经验。他们是中国动荡的百年历史中,维系传统医学传承与发展的宝贵龙脉。

……

南通市中心,濠河北岸,朱良春的宅邸。

明媚的早春,风轻日朗,金黄色油菜花儿,波澜不兴的水面,垂柳,悠闲的往来人……在江南温煦的空气中,一切显得那么静谧、安详、平和。

进了朱老的房门,透过一个博古架,朱老背对着阳光,躺在一架躺椅上,窗外是婆娑的绿荫和绿荫下的濠河,老人家站起来迎接我们,握手,寒暄,谈话开始。

记得自2012年4月至5月,我们几次来到江苏省南通市,拜见国医大师朱良春,并和老人家进行了几次难得的对话。

尤记得6年前老人家的音容笑貌,那是第一次访谈。再见朱老,虽已96岁高龄,却感觉老人家变化不大,尤感青山在,人未老!

素描朱良春

与朱老对面相坐,这位96岁的老人,沉静安然,目光致远,近百年的中医大河流经于他,但我们丝毫看不出它的跌宕。静水流深。年近期颐的朱老,仍然会默默地把三根手指头搭在一个个患者的手腕上,凝神入境;毕其生,解民瘼,绵留一脉心香。

185

如果留意到良春朱老的家学文脉，更觉难得：他是儒学大家朱熹公的第 29 代裔孙。对于家族承传，虽未刻意，却始终有一份传递于千年祖荫下的自觉。对于先人的理念，朱老一再表示"惭愧，对先祖的学术思想，继承得太少"。然而他的体念如此平实深刻："先祖他恭恭敬敬，循规蹈矩，不敢越雷池一步。就是教一个人，要修身养性，克己呀，规规矩矩、老老实实做人，我感觉，真正按照朱熹公的理念来治病活人、治理社会，这个世界是真正地可以达到健康和谐的。"

宋明理学的文脉，以奇妙的方式贯穿朱老的一生：一面是血脉家学，一面是医学师承，医学国学湛深的章次公先生对朱良春的教诲熏陶，使之受益终生。我们很少听到朱老跟大家谈理学，但实际上他却把理学应用到了临床，应用于对生命、对健康的管理当中，尽得精髓。

百年国医当中，朱老堪称雄踞高位、见证历史，代表了当代中医较高的水平。他的身上，保留了太多的传统元素，有人说朱老"不谈玄，不论道，不摆文化姿态。一生偏安南通，却声名天下"，此话不假。朱老虽已达到国医大师级别，他所葆有的朴素、勤学、谦虚，仍饱含中国传统文化之美，在临诊中、在接人待物中、在对子女的教育中，无不自然流露。这是对"朱子家训"的秉承，更是对道德文章的坚守。

道乃天之道，德乃人之伦，而朱老能把二者完美地融合于自己近百年的中医人生实践中。

朱老低调，虚怀若谷，不论何时何地，笃行医者本位，留守在百姓中间，从未游离。而在朱老的著述当中，你同样会发现，他从来不把自己摆在一个高高在上的位置，他说"于低处去寻道"，他的目光，永远停留在患者身上，关注着每一个生命的切身体验，不管达官贵人，还是乡土百姓，都会进入他的中医视野。朱老有颗赤子之心，自然生命的变化、秘密，都在他的探寻当中。"看病"，从18岁学医之日起，九秩未辍，成为他生活和生命的重要部分，一天几十人诊下来，10年、20年、50年、70年……有人问朱老："您可真健康啊，养生有什么秘诀吗？"朱老笑而不答。据朱老的大儿子朱晓春解密，朱老唯一的健康秘诀，就是"看病、读书"！每天，他在给人看病或是读书的时候，平息、凝神，整个人的精神和意念，都沉浸在那一个状态当中，可谓境界与修行。

朱老曾著《医学微言》《虫类药的应用》《用药经验集》《朱良春医集》等，对虫类药的精当使用，对小药对的绝妙搭配，对疾病证型的缜密分型，无处不见他细致入微的观察精神，实是微言大义。他在学术上独辟蹊径，自成格局，于痹证的辨治和虫类药的理解与发掘等方面作出了杰出的贡献，在医学史上已经产生重大影响。长期处于主流视线之外的民间土医，被朱老誉为"民间的中医珍珠"，他至今铭记太炎先生对后人的提醒：下问铃串，不贵儒医。从20世纪50年代开始，朱老一直不忘发掘这些可贵的"民间珍珠"，引荐于世，他是识得真宝的。对中医药的学习和传承，朱老提出了3条重要的通道：一是对经典的学习；二是对名家中医、国医大师经验的传承；三是对民间经验的挖掘。这是对中医药事业发展的慧眼之光。

朱老喜欢引用明代张景岳说的4个字："学到知羞。"每日必求一得，是他长年坚持的读书习惯，九十几岁高龄，仍关注着后学的思潮与著述，常为年青一代有所得而欢赞。

对于当下大千世界的自我扩张与浮躁，他感觉到的是惭愧："中医传统文化这个东西，太博大精深了，我们这些人啊，知道的只是沧海一粟，实际上是渺小得很。"在"九秩述怀"当中，朱老说到了"医理幽奥，上工难臻"，这种情怀，是中医能够生生不息，振兴发展的一个重要精神动力和源泉。于是我们看到，大爱满怀的朱老，站在中医存废兴亡的转折关头，在对国家中医药发展的相关政策上，屡次呼吁、上书，并以自身所为去影响、带动更多的中医人。

所谓大匠，不仅示人以方圆，而且诲人于细节。无论对待学术，还是门人、弟子，对待每一位患者，对待自己所开出的每一个方剂，朱老都郑重兢业。虽说"医乃小道"，其实，解民瘼于倒悬，知民情于水火，得人心者，已经成就了人之大道——天之道。

正堪谓：得道成寿者，良春朱公也！

拾起民间的"珍珠"

话题很快就转到了我们所关注的"民间中医行动"上。我们将几年来的"中医民间行动"向朱老汇报。这个话题老人家很高兴，说："你们做得太好了，不辞辛劳，深入民间，和民间中医同吃同住，观察记录他们的一些东西，是非常好的。流失在民间的宝贝太多了，我在20世纪40年代就办过《民间中医》这样的杂志，挖掘出来一些有独家秘技的民间中医。现在你们做的是主流，可以说是一个典范，功在当代，利在千秋！这会给民间中医，给中医药事业作出很多贡献的！"

朱老又说："20世纪50年代，毛泽东主席就说过：'中国医药学是一个伟大的宝库，应当努力发掘，加以提高。'这句话大家都知道，都熟悉，但是宝库有何宝呢？我认为，一是历代先贤遗留下来的古籍资料；二是当代中医的治病经验；三是流散在民间，具有一技之长的医生及家传口授的单方秘方。这个问题可以这么看，对古籍文献，可以有步骤地挖掘、阐扬；对当代中医实践经验，政府已采取措施继承整理，且成效显著；但散在民间具有一技之长者的经验和单方秘方则正逐渐消失，实为可惜。你们已经做得很好了，但我希望，有关方面对这件事情也应给予重视，能够加大力度，全国有更多的人来参与，去深入，去调查，真正地把这块即将要消失，正在消失的民族瑰宝给挖掘出来……"

把散落在民间的这些中医明珠们打捞出来，一直是老人家未了的心愿，在这半个多世纪里，他一直想在这件事情上投入心力，花大力气。每每谈起，都对当年发掘民间土医"三枝花"的事情念念不忘，因为这里寄托着他对民间中医的情怀，始终萦绕于心。

再谈中医的传承，朱老说，这是个亟待解决的现实问题，如果做不好中医的传承，中医的发展就岌岌可危了……

虫类药对话：有传承有创新医史留名

田原：朱老，早在 20 世纪五六十年代，您就有一个美誉叫"五毒医生"，这些有毒的虫类药，蝎子、蜈蚣、蜘蛛，具有一定的毒性，您为什么敢用呢，而且得心应手？

朱良春：其实"五毒"很妙的，对我们临床疗效起到了一个很好的作用。中医用药本身，就是"用毒"，这个"毒"，往大了说就是一种偏性，中医治病讲"以偏纠偏"。古代中医就用虫类药来治病了，虫子，到处可见，它们和人其实一直生活在一起的，不稀奇，乡下的灶房、床底，蛐蛐、蜘蛛是很常见的，入夏以后，有泥土的地方，也常常会见到蚯蚓，中医用药称为地龙。说明古人用药是很广泛也很灵活的。

田原：很有趣，我们身边特别亲密的这些植物、动物，其实是帮助我们平衡生活的伙伴。

朱良春：是啊！中医早有五药之说，草、木、谷、虫、石，就是五类药物。"虫"其实不单单说的是"昆虫"，在古代它是动物的总称，"禽为羽虫，兽为毛虫，龟为甲虫，鱼为鳞虫，人为倮虫"，连人也是一只"虫"，（笑）我们现在不是还经常把老虎称为"大虫"嘛！这些大大小小的动物药，带有一种"动"性，中医讲是血肉有情之品，对我们身体的作用力是很强的，也就是西医说的"生物活性"。《神农本草经》上就列有 28 种虫类药，占动物药将近一半。但我用的"虫类药"，范围比较广，主要是小型动物类药物，不局限于生物学概念里面的昆虫一类。

田原：多数医生很少用虫类药，您是从什么时候开始对虫类药感兴趣的？

朱良春：那要感谢章次公先生，章先生很喜欢使用虫类药。

说起我的老师章先生，他是清末民初至新中国成立前后的一代名医，和我是镇江的同乡。1929 年夏天，他和陆渊雷等人创办了上海中国医学院，并提出"发皇古义，融会新知"的中医药发展新主张，兼采中西医之长，开启了当时中医现代教育的新局面。

蝉蜕、僵蚕啊，这些普通的虫类药，其实中医大夫还挺常用的。但全蝎、蜈蚣这些毒性较强的药，一般的医生就不敢用了，而章先生用得比较多，经常看他用，哪个剂量用多少，如何配伍，他的心里早就已经有数了。所以我跟他学，用得也就比较多了，虫类药带着生物活性，它的作用，比一般的植物药功效要强得多。如果将虫类药与其他的植物药联合一起用，效果必然更好。

田原：您用虫类药的剂量大吗？

朱良春：也不是很大，根据不同的病情用的量也不同，有的疾病治疗中，大到这些虫子的量就占了1/3，小的仅用一两味。在虫类药的配伍和使用上，要讲悟性，章先生把他主要的经验都传给我了，我也接受了，运用起来就会得心应手，越用越敢用了。

一边也留心搜集，凡是有关虫类药的史料，都找来，看看最早这个药是什么来源，什么药理，包括现代西医研究的药物化学，一边总结实践的效果。

田原：怎么理解虫类药的生物活性呢？

朱良春："血肉有情""虫蚁飞走"，这就是生物活性，进入人体以后，它有峻猛的走窜、搜剔作用，把一些藏得很深的病邪给搜刮出来。很多疑难杂症，都是这些病邪在作怪，"痰"和"瘀"是最主要的病邪形态，久病多虚，久病多痰，久病多瘀，这些痰交织着瘀，就钻进了"骨骱"里边。像蜈蚣、全蝎、水蛭、僵蚕、䗪虫，这些动物药和生南星、白芥子这些植物药最为合拍，可以深入经隧、骨骱，涤痰化瘀。

中医说的痹证，相当于现代医学说的骨关节疾病和部分胶原性结缔组织一类疾病，像风湿性关节炎、强直性脊柱炎、肩关节周围炎、骨质增生等，都是风、寒、湿、热之邪深入骨骱而引起的。我1989年研制出的益肾蠲痹丸，专治风湿病，里边就有7味虫类药，有13味草药，加起来一共20味，治疗风湿病往往能收到佳效，范围也比较广，是国家级新药，而且全国推广的。

但毒性大的虫类药，像蛇、蝎等，没有功底的医生是不能乱用的。还有毒性较大的像斑蝥、蟾酥，使用起来也应当谨慎，要保证"祛邪而不伤正，效捷而不猛悍"，以免产生不必要的不良反应。

田原：看过您的《虫类药的应用》，处处是细节，什么药入到哪一层，前后调配是怎么个过程，说得特别清楚。

朱良春：其实这些作用也不只虫类药独有，草药也有，只是我个人体会，虫类药的效果更为突出、稳定，用起来更得心应手。

田原：为什么现在很多中医人对虫类药的使用非常警惕，是他们不了解虫类药的生物属性和人的这种亲和关系，还是说有其他的什么原因？

朱良春：主要是自我保护啊。因为他不了解，他只晓得它有毒性，而不晓得它的真正作用。了解它真正的医疗作用，而且有目的地去用，是不会有害的。

田原：它毕竟还是有情之品啊。

朱良春：对。

田原：您刚才谈到自身免疫性疾病，临床上似乎越来越多见了，谈到生物活性，应运而生的是现代医学使用的生物制剂。这些天我在朱婉华院长这里跟诊，发现很多有自身免疫性疾病的人在使用生物制剂。以强直性脊柱炎为例，生物制剂用上之后，开始时效果很好，后来多数人的效果就会减弱。朱婉华院长说，我们良春风湿病医院现在使用的"金龙胶囊"属于具有生物活性的中药制剂之一。

朱良春：这个金龙胶囊，是用鲜活的虫子，保持了它的生物活性没被破坏，然后要超低温地冷冻、干燥，把它提取出来。而我们现在药方里用的是干燥的，经过炒啊、晒啊，等等。这样就有很大一部分主要成分丧失了。所以这个金龙胶囊，效果就比较好一点，但是成本太高了，老百姓使用起来不容易。有待进一步研究，把成本降下来，造福于更多的患者。

医者的静心与经典的心悟

田原：最近一个月，我在南通良春风湿病医院访问，跟朱婉华院长出诊，发现很多风湿病、硬皮病等自身免疫性疾病的患者，尤其年轻人，普遍存在一个状态——双侧尺脉弱，肾和命门不旺。您行医大半个世纪，在您的眼中，时代性与疾病发生的规律，是不是有迹可循？为什么当下年轻人多发肾气亏损？我们今天这个时代，还有哪些共性的疾病？

朱良春：历史在发展，社会在改变，环境也在不断地变，人的心态，精神压力，工作的节奏都同过去不同，所以现在的人内存的正气都比较虚，即正气不足，也就是老百姓说的肾虚，消耗太多，所谓透支。

全国大样本的统计，亚健康的人占到 75%，他们都有不同的疾病，真正健康的人仅占 25%。其中很多都是小孩子、小青年，到了 20 岁以后，学习、工作的压力就重了，正气就渐渐地亏损、透支。所以我认为，益肾壮督、蠲痹通络是治疗慢性病以及疑难杂症的一个重要治疗法则。

田原："益肾壮督"的思想是您在五六十年前就总结出来了，那个年代，似乎是年纪大的人容易肾虚，和现在年轻人的体质怎么能够相对应上？

朱良春：那时候我的药用下去，效如桴鼓。现在就是差一些，而且剂量加大了，原来剂量没有这么大，用一半的量就够了。现在是加大了剂量，疗效还没有 20 世纪 50 年代的好，为什么？他银行的"存款"太少了，我们要帮忙啊！

田原：哦！就是透支得太严重了。

朱良春：对，帮不上，就不容易解决问题！最近我有个实践，对于切脉，过去是笼统的、整体的，切脉作为参考。现在稍微留心一点，发现脉学确确实实是存在的，是客观的，是有物质基础的，不是玄妙的，但需要医者静下心来。最近一段时间，我的身体需要休息，可也有个别的患者非要来看病，有时候一个人，有时候两个人。我就感觉到，即使两个人，我也可以安下心来，慢慢地诊脉。但过去在医院看病，患者一大堆，你怎么去慢慢体会啊？不可能的，只可能大体地判断弦脉、滑脉、数脉。实际上这个寸关尺啊，心肝肾肺脾命门，不会一点不差。肾得病以后，病邪必然反映到脏腑上面来。正邪盛衰，病邪的强弱，都可以在手指下面反映出来的。

田原：这个需要医者静下心来。

朱良春：对，必须静下心来。像昨天那位主持人，夫妇两人，三十四五岁了，结婚 5 年，没孩子，现在想要孩子。她夫妻俩自己到南通来找我看看究竟怎么来调整。这个时候我就有充分的时间，而且没有其他人来干扰，我给她诊脉，诊脉后我就发现她右边的尺脉几乎摸不到。

田原：尺脉，命门，几乎摸不到？

朱良春：嗯，所以我就问她，我说你是不是比别人怕冷？她说对的，特别是冬天，手脚冰凉。另外呢，右关，脾，我说你脾胃也不好，吃了生冷的东西或难消化的东西，一定会胃胀。你的大便，是软的，不成形的。她说一点不错。我说你整个情况还好，就是命门之火要温肾助阳，所以给她吃附子。

田原：吃到多少？

朱良春：因为现代的人呢，也很娇，用大量也没必要，可以慢慢加，小量，开始只用了 12 克，附子、干姜、淫羊藿、仙茅、巴戟天，都是温肾助阳的。我说你先吃，吃半个月，感觉着好，连续再吃。3 个月以后可能整个阳气上来了，阳气上来了以后，身体的阴阳就会平衡，冲任就会协调，就可以怀孕。

194

所以说中医的很多东西都是确确实实存在的，问题是有些人认为现在就是靠 B 超、CT、X 线才能诊断。事实上，中医的望闻问切有时候超过了物理诊断！之所以有这个问题，是我们中医人没有掌握好技能。所以对中医经典，你要认真地学习。有时候《黄帝内经》里的一段话，甚至一两个字，就是一个阐发点，可以论述出一大篇文章。比方说，为什么《内经》里面，"人中"叫做"水沟"，膀胱为州都之官，津液出焉，气化则能出矣？临床上，看女性子宫问题，看男性的前列腺、生殖系统问题，就在人中这么一块小小的地方，就能看出来，这些问题都写在脸上了。这些东西没人教我们，但是《黄帝内经》里都有。所以说读经典怎么读，这个问题很重要，它是学习与传承中医一个很好的途径。

田原： 您说得太对了。最近在寻访中，我也有一个感觉，好像民间中医和主流中医一直在较量。当然民间有很多局限性，或者"妄为"或者"小农意识"。但感觉一些主流中医也让我有些许失落，当他照着书本说事儿的时候，我找不到有滋味的"感同身受"。比如有些人就会告诉我说，不知道自己开出的方子什么味道，还有很大一部分中医师，只知饮片而不识草药，等等。都有很大局限性。

又如对《伤寒论》的理解，我问为什么仲景只给了方法，而没有理论？有主流的中医人告诉我：古人是君子敏于行，讷于言，是不表达的。

朱良春： 这是哪儿跟哪儿呀，《伤寒论》，过去叫 113 方，实际上是 112 张方子，397 条，从字面上看呢，没有一条是说理论的，不是证，就是方药。事实呢，397 条，没有一条不在讲理！问题是你怎么去悟，心悟！现在都是从字面上望文生义，而没能深入。《伤寒论》每一个字每一句话都有深刻的道理，我们不能这么一带而过。

事实上，真正研究张仲景书的人就会深有体会。

田原：对于经方，历来不乏有人研究，占了中医理论研究的半壁江山，到底研究到了什么程度？

朱良春：应该说现在真正能深入的人不是太多。有些人搞经方，也运用经方，可能会把经方运用得比较灵活，但是呢，我感觉有些人在剂量方面还是有差异。这个也是为了安全起见吧，自我保护。

（2012 年 5 月 16 日）

想听朱老谈谈儒学、理学，作为朱熹的后人，老人家一定有他独到的理解。其中，在龙砂医派这一块就有着不少精彩的故事。

宋末元初，江浙一带有位大学者陆文圭，通经史百家和天文、地理、律历、医药、算数等学问，他就在龙山和砂山——江阴华士镇的两个小山——讲学 50 年。

由于名气大，吸引了上海、江浙一带的学子们纷纷来拜师、听讲，渐渐地，在龙砂，在江阴这一带，形成了一个深厚的文化氛围。在这个基础上，听他讲学的这些门人，有的开始世代从医，才形成了龙砂医派。

而朱良春既是龙砂医派传人，又是朱熹公的后裔，包括朱良春的太老师章太炎先生、老师章次公先生，都有国学和医学渊源……

先前一直没有联系起来去谈，现在有必要请朱老细致地梳理一下……这里边会有很多意味和史料价值。

朱老的医学思想来源很丰富，比如青年投师孟河马派，接触过龙砂医派，拜师章次公先生，又听过章太炎先生的讲课——我估计当今医家听过章太炎先生现场讲课的可能独此一人，没有第二人了。

这样就有了第五次拜访朱老的契机。

朱熹公的理学思想是一个高峰

赵中月：朱老，有这么一个话题。我这段时间读了点东西，浏览了一些文献，然后我发现有一个什么问题呢，我觉得在您身上，集中了这么几条历史文脉；从朱家的先祖朱熹公这一块，宋明理学，咱们说二程啊、朱熹啊，理气之说，到后来王阳明的心学，您是朱熹公的后人，理学对您的医学思想是有影响的，这里边有脉络可寻。比如说像章太炎，他的医学思想，包括对经学以及医学的研究，是一代大家。那么他的一些思想，尤其是医学思想，又传到了章次公身上，然后章次公又到您这里。这条文脉，实际上，它也是存在的，是贯通下来的。

现在医界内外都知道，您是朱熹的后人。大家仅仅知道这一点，实际上朱家是有家学的，这个家学在您这里，仔细梳理的话，是能找出一些脉络来的。所以就想请您聊一聊关于朱熹公的一些思想，您对他的一些看法。因为这是一脉相承下来的。

朱良春：你谈的这个问题，很重要。我作为朱熹公的后裔，第29世后人，我自己感觉到很惭愧，对我们先祖的学术思想，继承得太少，他的书啊，我们读得太少，所以在这方面呢，我感觉太肤浅了。

因为朱熹原来是安徽婺源人（后来婺源划分给江西），我们的老祖宗，就是从安徽过来的。在第8世，就是朱熹的第8代，从山东到了镇江丹徒。我们在镇江儒里镇，儒学的"儒"啊，为什么叫儒里镇呢？就是读书的人比较多。那里本来有两个祠堂，一个老祠堂，一个新祠堂。现在新祠堂呢，因为它房子比较新一点，改造成了学校。老祠堂呢，还保留在那里，我们前几年，全家还到那里去过。

赵中月：回儒里镇参拜朱家祠堂的详情，可否请晓春兄讲一讲？

朱晓春：大概是2009年的事情。前一段时间朱家的宗族里，有几个老人要把朱家祠堂修缮一下，一直在筹款，那么自然会想到我们。共凑了 1 万块钱，我们 7 个兄弟姐妹，一家出 1 000，父亲3 000。

赵中月：这个祠堂里边，应该是从朱熹公开始的吧，有族谱么？就是纪念朱家的先祖。

朱晓春：朱家那个祠堂是纪念朱熹公，同时纪念父亲刚才说的八世孙，但是我记得我在祠堂里看到的是 8 世孙。

赵中月：更早一些。

朱晓春：朱熹公的 8 世孙，过去了以后，在那定居下来，然后繁衍起来的。

祠堂里面有一块大匾，大匾上面写着"闽婺同源"，字写得很有力道！当时把这块匾也修复了，正在准备往上挂。同时，庆祝这个祠堂修缮完毕时，还做了几块匾，就是在朱熹公的后人之中，取得了特别成就的。其中，父亲在医学方面取得了很大的成就。还有一对双胞胎，他们的父亲好像是铁匠，培养了一对双胞胎，这对双胞胎曾赴美国留学，回来后，一位在上海的银行工作，是经济学家。还有一位是……反正是在部队里，官阶也是比较高的，做到少将以上了。祠堂为这 3 个人都做了大的匾。

另外还有一位，是女士！以前，根据祖先的那种思想，女的是不入祠堂的，因为她外嫁了，跟别的姓，而且本族之内是不会通婚的，所以女的基本上是不入祠堂的。但这一位好像是北京科委还是科协的主任，姓朱（朱宝凤，曾任北京市科协副主任——编者注），原来是云南白药制药厂的厂长，这人也是很了得，很有成就的，所以给她也做了一块匾。

赵中月：给朱老做那块匾题的什么字？

朱晓春：很大，都是红的，描的金字，上面题的是"杏林泰斗"。4个人都题了字,其他3位印象不是很深了,看了照片就知道。父亲是在一进祠堂大殿的右手边,左手边是兄弟俩和朱宝凤。

赵中月:除了这个祠堂之外,朱熹公还有他的故居和祠堂么?

朱晓春:那些房子都已经破败不堪了。特别是我们家,我们家的房子原来也是像一个大四合院一样。我是在10岁那年,跟父亲坐小舢板从码头上摇到大船,大船靠不了岸呐,也没有那么长的码头。坐上现在所谓的大客轮到上海,从上海坐火车到丹徒下车,然后再坐小车,就是人推的那种独轮车,坐到农村,回到乡下。那是我出生以后,第一次返乡。那时候是为了把祖父的灵柩下葬,祖父的灵柩一直停在南通的镇江会馆。

南通有一个镇江会馆,都是镇江那边过来的人,在南通殁了以后,然后灵柩就全部停在这个会馆内。会馆的地方,换成现在已经是在市中心了,当初就是在西门外面很远很远、又很荒凉的地方。后来会馆解散,灵柩就不能再放了,就把灵柩用小船运回到家乡,然后准备入土,是那个时候父亲带我回去的。

赵中月:这个祠堂……其实就是对朱熹公——人们心目中的朱子啊,现在的重视程度还远远不够。这样一个大思想家,现在他的故居,他的祠堂,按理都应该由地方政府来保护。

朱晓春:是呀!地方政府应该是……哪怕就把它开发出来作为一个非物质文化遗产,就是作为一个文化景点都可以呀!

赵中月:现在连古代小说里的人物——什么武松、潘金莲之类的,各地都争着建景点,然而像朱熹公这样的大思想家却无人顾及……真是可叹!这个家谱是否从朱熹公那儿开始立的,一直传下来了?

朱良春:对。所以有这么一个渊源,但是我们呢,就是学得太少了！小时候虽然上了私塾，私塾老师带着20几个学生。我在那里读书，读了5年左右，惭愧得很，只能叫启蒙，没有很好地读。比如《大学》《中庸》都读过，只晓得背，老师也不解释，就是拿一个木板的书给你圈一圈，你就是死背，背诵。所以我的国学基础没有打得很好，没有系统地学习。后来学医了，医书实际上就是很好的古文，对中国传统文化的接触慢慢就多一点。做了医生，也在工作当中自学，慢慢地积累。

不过朱熹公的理学思想，确实是了不起的。在孔子以后，我认为他是一个高峰！虽然二程同他经常辩论，他们那时候也办书院，经常辩论。"明心见性"啊，这些方面呢，还有一个《朱子家训》，不是朱伯庐的那个，是朱熹的家训。教人做人的道理，这些都是非常好的。所以宋代以后，这些皇帝，统治者啊，就宣扬孔子的，宣扬朱熹的。

赵中月：以前的历史教科书，对朱熹的评价是不公的，认为他的哲学思想是统治者作为统治工具的。

朱良春：对，就变成统治者的工具，恭恭敬敬，循规蹈矩，不敢越雷池一步。可是呢，他是教人，要修身养性，克己！过去不是批评孔子，克己复礼吗？其实这就是教一个人规规矩矩，老老实实做人，我感觉如果真正按照朱熹的理念来治理社会，这个世界是真正的可以达到和谐的。

赵中月：只是在明代，理学盛行起来，统治者抓住了其中的存天理、灭人欲等思想，推崇尊古重礼，将理学肤浅地应用到政治统治中，大肆宣扬，以愚化百姓，从而达到专制集权的目的。

朱良春：比如，他没有野心，包括排挤别人的那种心。在这方面我感觉到朱熹教人要好好地做人，做一个真正的人，不虚伪，求真务实，这是他一贯的思想。

赵中月：很长一段时间，一个是对董仲舒，一个是对朱熹，用咱们所谓的历史唯物主义观点，去评价这两个人，认为他们是主观唯心主义的哲学观。

其实儒学这块，孔子以降，到朱熹，把儒家的一些重要的理念进一步地深化了，和人们的生活密切相关。去年有一个韩国的留学生，他批评我们，就说中国人，所谓的汉人，很多家谱都没有了。这个留学生20多岁，他们家居然从他到他父亲，到祖父、曾祖、高祖……韩国他们祭祖有个风俗，必须得祭四代。

那么我发现，这四代人，再加入他这个人，进入五代。其实这个是什么呢？就是朱熹公当年确定了一个观念，叫五服观念。中国老百姓都知道这个概念，出没出五服啊，这个亲属没出五服，就是很近的，是直系。这个都是当时朱熹公确定下来的，已经作用于中国人日常生活伦理当中。

去年五运六气的研讨会在江阴召开，您给写了一封信，那封信写得让我看了很感动！您对这个五运六气的评价，指出五运六气学说现在已经大部分都被遗忘了，而这是中医，或者说古中医一个最重要的源头思想。那么我理解，所谓运气学说，里边关于"气"的思想，这个源头还在理气学说。江阴是清代的一个学术重镇，而江阴龙砂医派的"命门相火"之说，就是从理学的太极图里衍化出来的，您认为自己是龙砂医派的一员，他们对此很骄傲的，在江阴那个致和堂里边，您的手书挂在显著的位置上，并列的是致和堂创建人柳宝诒先生的手书。所以我说这条文脉传下来了，都集中在了您身上。

朱良春：这个运气学说，确确实实是了不起的！它能知道未来，过去嘛，已经过去了，但它能知道未来，能够预测，不光能预测气候，而且还能预测很多的疾病和自然灾害。运气呢，强调的就是天人合一，人与自然相互对应，人离不开自然，自然界的变化会影响到人，所以这个运气学说是客观存在的。

历代有很多的文献记载，真正懂得运气学说，运用运气学说的，都能知道未来的自然界的这些变化。所以在这个方面，我感觉到我们的祖先太伟大了。

20世纪50年代江苏省卫生厅厅长到南通来视察我们医院。我谈了中医的一些内涵的东西，他当时讲了两句话，我认为这两句话是对中国的传统文化，包括中医中药最好的评价，他说："伟大的真理，科学的预见！"他说有很多东西到现在还没弄清楚，古人在两三千年以前就在书上说得很清楚了。所以他当时归纳了这么两句，我认为用这两句话评价我们的中国文化，包括中医药都很恰当。

现在对运气学说，最近一二十年以安徽顾植山同志为首的在研究。也说明了我们国家的领导人，特别是卫生部是比较重视的，所以他的课题是一个国家课题，还被列为国家的重大课题，这个是了不起的！他们那个学科团队的人，都是隐姓埋名，埋头工作，不计名利。这也是了不起的，因为这个工作太枯燥了！太深奥了！你弄个三五个月，是弄不出东西来的，必须要花大力气，艰苦的工作，才能有所得。

田原：我跟着顾植山教授出诊的时候，他把五运六气技能方面的东西运用到脉学上了，他在给人看病脉诊的时候，就给人用运气的东西来看。我觉得他把那种高深的理论，落到临床实际上来了，这个是不是将来对指导中医人对付疾病、认识疾病的规律和自然界的规律有一个很好的指导性的意义呢？

朱良春：这是肯定的。但学起来会很难，掌握起来也很难。需要下功夫。

太极只是一个"理"字

赵中月：朱熹公一生以儒立身，修齐治平，这一条为人处世的人伦主线，在他这里还和"太极"连上了，成了"天理"，我想，这个"理气结合，构成天下万物"的社会观，甚至说宇宙观，其实和中医之道是很贴近的。

朱良春：对"理学"，朱熹公有种开创性的认识，他曾说过：太极只是一个理字。"理"，说的是天地万物之理的总体，和现在西方说的"真理"，我觉得是相近的一个大概念。

田原：比方说，溪边长出的一棵青草，亲水又疏水，有自己的性格，能入药，清热利水，这看起来好像只是中药学知识，其实它表达的是"理"。在溪水边生长起来的生命，它自然顺应了这个环境，应用这个环境，就有它的内在逻辑，这是对"理"一脉相承的生命之能。推广到动物、人，甚至社会人伦、宇宙运行规律，都是一样的道理。所以说"人人有一太极，物物有一太极"，每一个人，每一件物，都具有完整的理，也就是"理一"。

朱良春：大家总说"尊重"，尊重别人、尊重动物，认为这是一种文明修养，我想，还可以有更多内涵，尊重每一个太极，人和物都有他（它）完整的太极，有这个认识，和谐才有了真正的基础。

赵中月：当年出现了有名的一场争论，中国思想史上有名的"鹅湖会"，朱熹公和陆九渊，他们对"世界的本质"这一命题，看法不同。

朱熹公认为，在超越于我们眼前的现实之上，宇宙存在一种标准，是人们一切行为的标准，即"天理"，是世界的本质，只有去发现和遵循天理，才是真、善、美；而破坏这种真、善、美的，恰恰是"人欲"，为了穷尽自身的欲望，人们会生出狡诈、悖逆之心，泯灭天理。所以他就提出了自己的主张：存天理、灭人欲。要想顺应天道，首先就要"明天理"，怎么明？格物穷理。陆九渊呢，他认为人们的心里，先天就存有真、善、美，主张"发明本心"，让人们自己在心中去发现真、善、美，达到自我完善，而不是通过格物的途径。

田原：一个从客观求，一个从主观求。

朱良春：这就是"理学派"和"心学派"的辩论由来，一个是客观唯心说，一个是主观唯心说。

赵中月：您一生做的是中医工作，应该说，在某种程度上更多继承、融合了这两种思想的观念。（笑）

田原：让我想起由来已久的"理性与感性"之争，其实它们的目的是一样的，应该说是殊途同归。严密的科学推论，和诗人电光火石间的一个灵感，它们有一种"通感"。

赵中月：但是呢，很现实的一个难题是，对于感性，人们常无从把握，理性呢，给了我们做事情很现实的扶手。"格物致知"，也并不全是凭借现代所说的理性、逻辑，不是这样的，它更多表明的，是一个求真知的方向，走出去，在天地间，向万物学习，而不是全凭内心做文章。朱熹公当年在潭州，现在的湖南长沙，修复了岳麓书院，在讲学中就明确了一个思路：穷理致知、反躬践实、居敬。三大主旨，有一个物我相印的过程。我后来到岳麓书院去看，还供奉着当年朱熹公讲学时坐的那张椅子，象征性地保存着一脉文香，但是今不如昔了。

田原：王阳明的知行合一来自于朱熹公的思想启发。他曾经说："吾平生所教，只致良知三字。"致良知，就要通过知行合一。

我觉得，致良知其实就是照镜子，就是深夜的自省，就是和心灵的对话。在这个时代，良好的知觉格外需要恢复，而不是追求物质的繁华生活。

朱良春：你这个"恢复"说得挺好。其实，我们先人已经在这条路上走得很远了。

赵中月：朱氏家族对后代的教育，有什么秘传？

朱良春：朱熹公谈过"小学"和"大学"教育，孩子从一个婴儿，长到青春期，再到青年，不同的时候，应当教授的东西、教育的方式都是不同的。

那时说的"小学"和"大学"不是我们现在说的这个意思，8～15 岁算作小学教育阶段，这期间，教导孩子，是开启"圣贤坯璞"。孩子还小，智识未开，思维能力还很薄弱，不能教太多让他们"钻脑子"的东西，更多的是"学其事"，教他们怎么在行走坐卧、日常起居中，通过具体的做事情，懂得基本的伦理道德规范，养成一定的行为习惯。一边呢，学一些基础的文化知识技能，比如小孩学写字，都从描红开始，很基础的、需要重复练习的东西。15 岁以后，开始大学教育了，"坯璞"的初步雕琢完成了，就要打光加饰。小学教育重在"教事"，大学教育重在"教理"，让孩子们感兴趣，去探究万事万物背后的道理。

田原：我觉得这个区分是很客观的，很尊重人的成长生理。孙思邈在他的《千金翼方》里特地纠正了"望子成龙、望女成凤"的育儿观念。他说，这种传说是周文王父母的胎教法，并不适合于普罗大众，大众该有大众的"中庸育儿经"。在孩子长到 10 岁以前，一定不能苛刻地要求孩子苦读念书，孩子那时的承受力是很弱的，身体还需要大量的精力完善发育，压力太大，会使孩子心惊胆战。

朱良春：我在临床上也见到过一些智力早衰，甚至出现脊柱问题的年轻人，他们中大多年少就聪慧过人了，但智力的过早调用，使得他们的身体没有发育完善，长大后表现出了一些缺陷，这是得不偿失的。所以说，10 岁以前的孩子，不应当学过于精细的东西，对他们的生长发育是一种负担。现在流行的有些早教项目，做父母的要三思啊。

田原：这里边有一个"身体学"，确实很多人不得其门而入，有些育儿经验只是坊间流传、道听途说，其实根子还在"生命学"上。

朱良春：所以啊，不是学问好的人都能做良师的，"师"有"师"的传学方法，朱熹公培养了很多人才，还传下来一个很有意思的"朱子读书法"，有 6 条，即循序渐进、熟读精思、虚心涵泳、切己体察、着紧用力、居敬持志。古代的书是珍贵物，带有字的纸片都不能随意丢弃的，这种对知识的珍重，是现代人远不能想象的，古代很多村子里都设有焚字炉，或者惜字楼、圣迹亭等，一纸一字来之不易，即便是废纸，也要收集起来，到这些特定的地方焚烧成灰，取义"过化存神"。这种感念圣人的居敬之心是德才兼备的基石。自然地，读书就不是随便的事情，现在出版的书很多，可能很多人已经感觉不到这一层敬意了，很可惜。朱子读书法，既是对著书人的敬意，与著书人的沟通，也是一个自我勉励、激发的心路。

田原：很宝贵的先人遗珍，用心良苦。有很多人没有认识到这一点，觉得我有技术，我就有了一切。实际上技术跟德行比是第二位的，德行应该放在首位。就是说有好医德的人，才能有好医术。

朱良春：对，他才能真正把中医的精髓掌握到手。过去的老医生有这么两句话——"道无术而不行，术无道而不久。"道就是医德。你虽然有一定的技术，但是，没有医德、品德也不能长久和深入；当然，尽管你对自己要求很严格，做人很端正，但没有技术也行不通。

田原：这句话到今天仍然是至理名言。

朱良春：所以我们总是在讲"必须把道放在前头"。

章太炎先生对"五行"的成见

赵中月：请您再说一说，章太炎的一些医学思想，包括章次公先生师承他的是什么？

朱良春：这里面，还是蛮妙的。章太炎先生，是不修边幅的，放荡不羁的。1936—1937 年，我在苏州读书，他呢，那时候在苏州办了一个国学的讲习班，带一些研究国学的人，因为他也懂医，所以我们那个国医专科学校，就聘请他为名誉校长。每学期开学的时候，都要请他来训话！事先就同他说好，能够同医学界的后生见面、谈话，他还蛮高兴的。当然要用专车接他来，他那个时候已经 70 多岁了，两个人扶着他，慢慢地上台。

田原：他个子不高，是吧？

朱良春：中等个子，留了一对小胡子，就是羊角胡子。

田原：穿着长袍马褂么？

朱良春：对，那个时候都是穿长袍马褂，有一个书童照顾他。上了台以后，一边是一个茶杯，一边是一个吐痰的痰杯，再有呢，是香烟。那时候的香烟，是一听一听的，铁皮罐子装的。他上了台之后，向台下看看，"阿嚏"一声！书童就拿痰杯过来，给他吐出来，吐了痰以后，烟也是书童点好了，送到他嘴里，吸两口，他又把它放下来，书童再把茶杯拿过来，喝一口茶。

赵中月：他吸一口烟，喝一口茶，再吐一口痰。呵呵。

朱良春：三个一，这叫水火既济。（笑）然后呢，再讲一句到两句话，然后又是吐痰、抽烟、喝水，轮流着。我们那时候，全校有两百多人，坐在下面，鸦雀无声，而且都是正襟危坐，目不斜视。大家也很自觉地对他保持这种崇敬。因为大家都是对他非常尊敬的，所以不敢随便说话。在这个过程当中呢，因为他是余杭人，讲的是杭州那边的余杭话，那时候听不懂。

赵中月：他不会说官话，还用方言？

朱良春：方言。而且他有严重的鼻炎，鼻音很重，再加上这个方言，基本上听不懂，我们就是看到这么一个大的学者，领会他的神韵吧。就这样子，大概讲半个多小时。

他讲话大概的意思是什么呢？听不懂，最后就是《国医杂志》上面登出来。他每次都是讲一段他对中医的一些看法。他是中医革新派，但他对五行有看法。

田原：有成见？

朱良春：嗯。他认为五行，是个机械唯物论，金克木，木克土，土克水，水克火，火克金就这么循环。

赵中月：他这是有点狭义地理解五行了。我插问一下，太炎先生的老师俞樾，教太炎先生，主要是国学方面的？

朱良春：国学。

田原：没教过医学？

朱良春：没教过。

田原：那就是说太炎先生的中医学是自修的？

朱良春：自学的，完全自学的。

田原：而且太炎先生可能就唯一收了一个章次公这样的中医弟子，其他都是国学的多，经学啊，子学啊这些方面。

朱良春：还有，陈存仁也是，就这两位。后来到苏州了，因为要求他讲学的人多，上海那个地方太闹了。

他在苏州买了一座房子，他就在国学讲习所讲课，也在苏州。南京金陵饭店的老板是苏州人，章太炎的儿子当年也在苏州。大概十七八年前，一个朋友请我到金陵饭店吃饭，和那个老板还有章太炎的儿子一起。我说你的父亲是我的老师，又是太老师，他哈哈大笑。我说是双重老师啊！

田原：朱老，从章太炎先生关于存阴阳、废五行，到章次公先生也有这个主张。时间过去这么久了，这几十年过去了，现在这也是医界的一个悬案，那么对于这个问题，从您现在的眼光来看，怎么看待您两位老师的观点？

朱良春：客观地评价一下，我认为中医理论问题，它是一个体系，整个的一环扣一环，环环相扣。至于五行呢，就目前来说，还有利用的价值。当年章次公先生的文章里头，也不是那么反对，而说的是"商榷"。

田原：哦，五行可以商榷。

朱良春：嗯。所以我认为从目前的这个情况看，五行可以保留，因为古代的书，里面都是阴阳五行。

田原：朱老，您说这阴阳五行和五运六气也是一环扣一环的关系？

朱良春：那都有关系。所以这个东西，你不能把它一下子废掉，但是章次公先生，包括章太炎先生，他们是认为医学应该革新。他是一个想革新的观点。要突破这么一个框框，要跳出这个五行的圈

209

子，辨证论治。比如张仲景的《伤寒论》《金匮要略》，就从来没有提五行。他都是方证结合，所以他就不是用五行来指导用药的。

田原：可以说，疾病的问题和其他社会问题一样，有各家的学派，条条大路通罗马，不仅仅只有一条是真理，有很多路可以走？

朱良春：对。

"因明学"及章次公先生的胆识与风骨

朱良春：说起来章次公先生的父亲章哲亭，还是前清的秀才，曾经留学日本，加入同盟会，是革命先烈赵伯先的部下，后来参加辛亥革命。章先生幼年即开始练武习文，后来进入丁甘仁先生创办的上海中医专门学校学中医，1925年毕业，师事经方大师曹颖甫先生。又师事国学大师章太炎先生，研习国学，学习梵文，并深谙印度的"因明学"；还在太炎先生的引导下接受现代医学，深得章太炎先生赏识，称赞他胆识过人。

赵中月：这么说来，次公先生的治学之功，还真是得益于章太炎先生的眼界。古人说，一日为师终生为父，这一份心智上的开启，有如重生。

朱良春：在当时的环境下，章先生成长为一代名医，是有多方面原因的，我觉得，其中很为关键的，就是他师从章太炎先生之后，找到了一个很好的治学方法。

次公先生回顾跟随太炎先生学习时，说过这么一段话："我从前问医于太炎先生的时候，先生指点我治医之余，如能对印度因明之学加以研究，当有助于察事辨理；如能用印度因明学的方法研究仲景的辨证用药，可以更加深切。学问极则在舍似存真，因明一学，乃印度教人以辨真似之学也。吾国医学发明之早，比勘世界医史实居先进，汉唐两代，注重实验，已向科学之途迈进。金元以后，医家好以哲理谈医，以邀文人学士之青睐，于是玄言空论，怪诞不经，满纸皆是，亘千年而其流未息，其为害非浅显矣！"因明的主旨在于求真。古印度的人，给因明下了一个定义：考定正邪，研核真假的方法。正是树立了这么一个客观的求真态度，章先生对现代医学、民间验方和仲景经方医学一视同仁。

田原：这么说来，章先生的行医用药，也必然是求真为务的。

朱良春：章先生，人称"章本草"啊，用药也是很务实的，对很多常用的草药，有自己独到的看法，对一些不被医家重视的药物，他却用得很灵活，一切用疗效说话。我钻研虫类药，最早就是从章先生这里起步的。他的临床经验非常丰富，用药风格泼辣，处方以廉、便、验为特色，救治了无数危重患者，深受广大平民的尊敬和爱戴，在上海素有"平民医生"之赞誉。

田原：时隔多年，对恩师您有什么样的评价呢？

朱良春：章次公先生这位前辈是了不起的人，是杰出的、不可多得的一个中医人才，风骨铮铮，品格高洁，培育后生不遗余力。

记得上海沦陷之后，他的生活比较窘迫，但是他拒绝敌伪机构委任的重职，并声明：宁可全家饿死，也不当汉奸。后来参加抗日救亡运动，还资助几位热血青年去敌后参加革命。抗战胜利后，国民党当局崇洋、崇美，歧视中医，甚至采取了一些取消中医的政策，他对此深恶痛绝，对家人说：国民党不亡是无天理，中医如亡亦无天理。

田原：风骨洒然！1949年中华人民共和国成立之后，章先生的境遇如何？

朱良春：他呀，古人说得好：有大德者方有大能。他对中国传统文、史、哲、医均有精深研究，著有《药物学》4卷，可以说多发前人之未发，补古人之未逮。中华人民共和国成立后他应邀进京做了卫生部中医顾问，全国政协委员，给首长们看病，毛主席、周恩来、朱德、邓小平等领导人都找他看过病。1956年毛主席曾两次与他畅谈中医学，从晚上六点多钟开始谈，一谈就谈到天亮，通宵达旦。午夜吃小米粥、窝窝头等食物当夜餐。

赵中月：毛主席跟他谈了些什么？

朱良春：毛主席跟他谈中医学术源流，主席中医书籍也读得很多，主席不能理解的就问章先生，结果章先生都对答如流，所以毛主席称赞他是"不可多得之高士也！"那时候中医的政策就是听了他很多的建议。但是后来他受到排斥，因为他不善于跟人说一些虚伪的话，很直接地说就得罪人了。他写过一篇文章，他是章太炎的学生嘛，就从太炎先生论五行那个个案说起，阴阳必存，但是五行是可以商榷的。作为个人的一个参考意见，写成文章了。有人比较保守，认为中医理论一个字都不能少，也一个字都不能多，你作为中医顾问对五行产生不同的意见，就是反对中医，就是反社会主义，性质很严重。

后来卫生部一位副部长说，这个问题不是政治问题，属于学术上的不同看法，可以求同存异。为了缓解矛盾，就把他送到中央党校学习去了，学习马列主义，改造思想。他不是党员，但他学就用心地去学，还作了不少笔记。关于那个事件，他在给朋友的信中附寄了一首古诗，以抒胸臆。这是阳湖赵翼的一首诗，原诗是"双眼须凭自主张，纷纷艺苑漫雌黄。矮人看戏何曾见，都是随人说短长"。

田原：透着醒世独立的风骨，恩师难忘！多谢朱老，今天谈了这么多，也让我们难忘！

儿子眼里的朱良春

田原：我听说朱老平常很少吃中药？

朱晓春：是的，他很少吃药。

田原：他怎么调养自己？真是像他自己讲的那样，他是经常动么？

朱晓春：动，是一方面。其实他不是一个爱动的人，只是觉得疲劳了，累了，他会起来摆一摆，动一动，他会这样（示意）做两个动作。但实际上他并不是一个很喜欢动的人。

田原：那朱老怎样养生呢？

朱晓春：他平时那些积累，比如看病，诊脉，东奔西跑，不断地讲课，说起来也是一种劳累，其实对体力方面来说，它是一种锻炼。

在家中，就是读书，翻书，哦！去查资料，一会站起来，一会又翻书，一会翻到那个书，不停地把书翻过来翻过去，站起，坐下，实际上体力劳动、脑力劳动在同时做，他体力劳动的活也没少干。对于他这样的一个人……就是说，一个好中医，跟书法家，跟这些画家，我认为有异曲同工之妙，妙在哪里？他诊脉时，进入境界的时候，他是凝神静气，修炼的也是精气神。他凝神静气，思想完全集中到一点。这种呢，我认为有气功的作用，达到了这种静修的气功的作用，思想全部集中在这3个手指头上，他才能感受到你的脉，你的脉象表达了一种什么样的病气？这样不断地积累，以至于达到升华的程度。

田原：凝神静气，正是气功追求的境界。

213

朱晓春：所以他每天上班要不停地号脉，号过脉以后，他又会从凝神静气的状态中再恢复到平常的状态，再来跟人说话，再来跟人表达，把自己思想当中所想的东西表达出来。然后再做下一个循环。你想想，他一天要看多少患者？一天要做多少个循环！他就是一次又一次地循环，几乎天天月月年年如此，70多年下来，这是一种什么样的修炼？

田原：其他的中医人也是这样看病啊，为什么达不到像朱老这种境界呢？

朱晓春：这个，呵呵，这与练气功的人万万千，气功师却没有那么多是一样的道理！就是能不能做到凝神静气，思想完全集中到三个指头这一点上。

田原：不难想象，几十年的这种"修炼"，朱老的高寿与境界也就找到答案了。

莫道朱公老矣，真情里相守无恙

这段时间，我一直在体会，这样一位老人，他现在到底是怎样的一种心境——

大半多个世纪过来了，什么东西在他心里能留下？

老人家还有什么没放下？

那一定是对中医未来的担忧，是对他的老师，对待章太炎，对待章次公，他言必称"太炎先生""次公先生"，对老师的这份心怀，萦绕于心，时刻感念着。

另外一个他没放下的，也许就是患者——我相信，如果不是家人这么看着他的话，他肯定要出去看病。因为在看病的时候，他能"找到自己"，能感觉到自己的价值，人生暮年，仍然对别人有用。

我们的存在也一样，当你发现自己的存在没用了、没有价值的时候，真是一件非常可悲的事情。朱老总是说：人啊，要多为别人想，不要去追求功名，功名是没有用的。在朱老这里，我们切实体会到了一代大医的境界。

范仲淹曾祈签："不为良相，则为良医。"这种情怀，在朱老这里我们体会得很深。在他面前，没有高山仰止的感觉，这么平易近人的一位老人，走过了这么漫长的历史长河，只剩下一颗返璞归真之心——一颗赤子之心，看看还能为别人做点什么。

朱老家中，一切细节是按照他的心思安排的，看似典雅，实则简朴。朱晓春先生说，朱老现在每天最愿意做的事情，就是不断倒腾书，看东西、找资料，天天翻。书房里，满墙壁古版的线装书。朱晓春说，可惜啊，我们小时候，还不懂事的时候，这些书流失了很多。

一楼的会客室中，同样到处是书，资料摆放得整整齐齐，朱老不让别人动手的，别人动手会给翻乱了，他要找哪本就找不着了，所以都是他自己一手整理的。

这时我想到赵中月老师为朱老写过的贺词——《满庭芳·和良春朱公》

　　九十六年，今谁存者，算来君与长江。岸然成道，浩浩御风霜。闻道孟河马派，在沪上，次公文章。归北濠，止于至善，解瘼安梓桑。　　绵绵，传薪火，朱子一脉，理通万象。愿杏林良春，慰我岐黄。莫道朱公老矣，真情里相守无恙。长空月，道心人心，千古为徜徉。

那天，赵老师把这首词的书法长卷读给朱老："莫道朱公老矣，真情里相守无恙。"老人家真是开心呀。对中医事业的无限热爱，这份态度，一生不变，是怎样的一份身心相许啊！

莫道朱公老矣，真情里相守无恙。

田　原

2012 年 12 月

2015 年 5 月稍事修改

《朱良春全集》编委会 2017 年摘编于中国医药科技出版社《中医人沙龙》2013 版

"大医王"朱良春

文化中国　陈毅贤

今年春节前夕，收到朱良春先生发来的贺卡。一如往年，这位96岁高龄的老朋友，仍是自己用毛笔写的贺卡。正面是：佛为心，道为骨，儒为表，大度看世界；技在手，能在身，思在脑，从容过生活。背面是：值兹新春佳节莅临之际，谨向阁下及合府致以诚挚贺岁与祝福：新春吉祥，万事如意，工作顺利，长乐永康。九六叟朱良春率子女拜贺。

一封贺年卡，让人如沐春风，浮想联翩。

"大医王"称谓的由来

南宋有位理学集大成者名叫朱熹，他的学术思想，在中国元明清三代，一直是封建统治者的官方哲学，标志着封建社会意识形态的更趋完备。元朝皇庆二年（1313）复科举，诏定以朱熹《四书集注》试士子，朱子定为科场程式。朱元璋洪武二年（1369）科举以朱熹等"传注为宗"，朱学遂成为巩固封建社会统治秩序的强有力精神支柱。朱熹的学术思想在世界文化史上，有着重要影响，他的主要哲学著作有《四书集注》《四书或问》《太极图说解》《通书解》《西铭解》《周易本义》《易学启蒙》等。此外有《朱子语类》，是他与弟子们的问答录。

朱子的文脉流到第 29 代的时候，出了一位中医大家，叫朱良春。

而几十年来，老人家从不愿提起此事，只是前两年不经意闲谈中问起时，朱老才淡淡一笑说："惭愧惭愧，对于先祖的学术思想，继承得太少。先祖他恭恭敬敬，循规蹈矩，不敢越雷池一步。就是教一个人，要修身养性，克己利他，规规矩矩，老老实实做人，我感觉，真正按照朱熹公的理念来治病活人、治理社会啊，这个世界是真正地可以达到健康和谐的。"

这份千年祖荫下的文脉传承，成为朱良春近百年的自觉行为。在他的心脉之中，一直流淌着的是济世救民的血液。

朱良春先生 1917 年出生于江苏镇江，18 岁跟随孟河马派传人马惠卿先生学医，次年考入苏州国医专科学校，抗战开始后转学到上海中国医学院，师承章次公先生，深得真传。从医已逾 70 载，历任南通市中医院首任院长（1956—1984），中国农工民主党中央委员，江苏省政协常委暨南通市政协副主席，中华中医药学会第一、第二届理事暨江苏省分会副会长，南通市科学技术协会副主席等职。现任南通市中医院首席技术顾问，中国癌症研究基金会鲜药研制学术委员会终身名誉主任、中国中医科学院学术委员会委员等职。他因擅长用虫类药治疗疑难杂症，有"虫类药学家"之称，他尝取苏东坡之"博观而约取，厚积而薄发"为座右铭，博采众长，冶为一炉。章次公先生"发皇古义，融会新知"之主张及张锡纯氏之求实精神，对他启迪殊深。他治学严谨，勤于实践，师古不泥，锐意创新，颇多建树，是一位理论联系实际的中医临床家。朱老从医 70 余年，是全国著名中医内科学家，对中医事业投入了毕生精力。1992 年，他在南通成立了"南通市良春中医药临床研究所"。2006 年，在近 90

岁高龄时又成立了"南通良春风湿病医院"。朱老治学严谨，医术精湛，最早提出了"先发制病"的论点，大大提高了疑难病的疗效。另外，朱老还对虫类药进行了悉心研究，创制了"益肾蠲痹丸"，使类风湿关节炎的治疗获得突破性的进展。除此，朱教授还创制了复肝丸、仙桔汤、痛风冲剂等新药，对慢性肝炎、结肠炎、痛风、癌症等疗效显著。

1987 年 12 月国务院近授予其"杰出高级专家"，暂缓退休；同年卫生部授予"全国卫生文明建设先进工作者"称号。1991 年 7 月，国务院颁予政府特殊津贴证书。2003 年 7 月获中华中医药学会"中医药抗击'非典'特殊贡献奖"。2006 年 12 月获中华中医药学会"中医药传承特别贡献奖"。2009 年 5 月被国家人力资源和社会保障部、卫生部、国家中医药管理局（人社部发〔2009〕44 号）授予"国医大师"荣誉称号，享受省部级劳动模范和先进工作者待遇。2009 年 6 月获中华中医药学会"终身成就奖"。2009 年 12 月被中国中医科学院聘为"荣誉首席研究员"。

有道是古井无波，静水流深，在朱老的眼里充满了慈悲和友善，当这位年近期颐的老者，面对一位患者的时候，就像一个小学生面对老师那样毕恭毕敬，无论你是达官贵人，还是平民百姓，他都会静静地对你观察一番，然后三根手指搭上你的脉搏，凝神静气，如同入定的老僧。而他的面前永远是一张纸一支笔。70 多年冬去春来，他为多少人解除病痛，帮多少人脱离苦难。

朱良春家的厅堂里过去一直挂着弘一法师为他题写的横匾："为大医王，善疗众病。"这是一代宗师 20 世纪 30 年代给朱良春的授记，而这一授记成为朱良春今生的使命。

到了"文化大革命"，这就成了罪恶。那年月，法师被打倒，医王被打倒，一切都被颠倒。但是，朱良春并没有因"大医王"而自喜自封，相反，不断积累"善疗众病"的经验，更加坚定了为众生解除病痛的信念。

20世纪80年代海灯法师病重，胃痛进不得食，朱良春适巧在绵阳讲学，有关领导便邀请他去江油县重华镇海灯法师的家庙为其治病，海灯感叹朱良春的医术精妙而不可思议。于是，给朱良春题写了："良春名医是不可思议功德。"

在南通环西路有个"良春中医药临床研究所门诊部"，在这个研究所后面不远，是范曾的老家。范曾是范仲淹的后人，范曾的父母也请朱良春治过病，在朱良春客厅挂着范曾的字画，画的是"李时珍采药图"。

"大医王"的师从传承

朱熹的第8代裔孙亨三公，是个目光敏锐的学人，他把家族迁到了今天的镇江丹徒，于是这里成了读书人的家园。1917年，朱良春就在这个鱼米之乡出生。

他的祖母对他寄予厚望，给取名"朱亮春"。

13岁那年，朱良春跟随父亲到教育之乡南通求学，老师误将他的名字写成"朱良春"，他想，良春也许比亮春更美好，更切合人们心中的一种期盼。于是，干脆叫"朱良春"。

1934年，朱良春咳嗽、盗汗、低热，当地医院确诊为肺结核。那个年代，西药抗生素还没有使用，治疗时对于肺结核无可奈何，多少人因此而丧命。朱良春是幸运的，他遇上一位中医高手，用中药救了他的命。这期间，他自学了中医的相关知识。

病愈之后，他经过深思熟虑，决定选择中医作为自己的毕生事业。

听说他要学中医，父亲语重心长地对他说："你要学中医，为人解除病痛，这是件好事，家里有我支撑着，也不需要你赚多少钱，只要你一心济世活人，积德行善我就心安了。"一番话激励朱良春毕其生，解民瘼，后来成为中医界独步青云的人物。

父子俩商量好之后，委托远房亲戚，坐上独轮车，到几十里之外的武进县孟河镇御医马培之的侄孙马惠卿处求医。

要说这孟河，虽是长江边上不起眼的小渔村，但这里名医荟萃，中医界流传一句名言：吴中名医甲天下，孟河名医冠吴中。一百多户人家的小村镇，就有十几家中药铺。各地百姓都到这里求医问药，到后来连皇族高官、道光皇帝、慈禧太后都差人前来请医。

孟河医派是中国传统医学的一大流派，最具代表性的是费、马、巢、丁四大家，晚清就开始名扬大江南北，连现代许多中国名家都是孟河医派的传人。

费家代表人费伯雄医术高超，曾两度应诏入宫，先后治疗皇太后的肺痈和道光皇帝的失音症，效果显著。道光帝御赐"是活国手"匾额。还御赐对联："着手成春，万家成佛。婆心济世，一路福星。"费家名震一时。

朱良春师从的马家，也是中医世家，马文植，字培之，是费伯雄的内弟，著有《医略存真》等多部专著，光绪六年，慈禧召费伯雄之子费子彬入宫治病，当时费子彬学业未精，故请其舅父马培之代之，为慈禧治病，果然应手见效。慈禧称其"所拟医方甚佳"，并赐"福"和"务要精存"两块匾额。从此马家名声大振。

朱良春师从马培之的侄孙马惠卿。马惠卿有十几个徒弟，开始学抄方子，马先生一边诊脉，一边唱方："头痛、发热、恶寒、无汗，周身酸痛，苔薄白，脉浮紧。证属风寒在表，理当发汗解表，麻黄汤加减……"大堂里鸦雀无声，弟子们抄着方子。清晨和下午诵读医经，晚上抄写医案。

开始朱良春还感到很新鲜，一年多之后感觉到求知欲得不到满足，同时也为120块学费犯难。于是，他不得不离开了师父，报考了苏州国医专科学校。

苏州国医专科学校校长是章太炎。章太炎出身于"三世皆知医"的书香门第。为了研究中医，特别推崇佛家的"因明学"，并把这一思想传给学生章次公。章太炎非常赏识章次公，称他看病"胆识过人"，说他的脉案"笔短如其人"。

朱良春后来总结说："孟河抄方是启蒙教育，苏州国医专科学校是稍入门径，插入上海中国医学院跟随章次公先生实学侍诊，才算是登堂入室。"

章次公的父亲章峻是前清的秀才。章次公是上海中医专门学校毕业，在校就读时，就深受孟河丁派传人丁甘仁的器重，后留校任教研工作，1927年与王一仁、秦伯未等创办中国医学院，后任上海世界红卍字会医院中医部主任。

抗战爆发后，章次公拒绝为敌伪服务，自立门户悬壶济世。他每天规定时间专为穷人诊疗，不收医疗费，无钱买药者，还可以拿着他签名的药方到指定的药店去配药，无需花一分钱，是个有骨气的"平民医生"。

在淞沪大会战的余烟下，苏州国医专科学校停办，朱良春不肯半途而废，投奔了章次公。

那时伤寒病多，患者常常高热昏迷，章次公开出"全真一气汤"。作为学生的朱良春见之大惊：人参、熟地黄、附子并用治伤寒，医书上见所未见，临床上闻所未闻。章次公看出朱良春的疑虑，一定让这位学生从医书上找出来龙去脉，最后，朱良春终于找到了有关医书，弄清了为什么人参和附子联手能使衰竭的人逆转过来。从此以后，朱良春一直倡导：经典是基础，师传是关键，实践是根本。

战乱造成的物价飞涨，给朱良春带来了举步维艰的困苦，老师看出来了，采用了绅士式的扶贫，一天，他把朱良春叫到一旁，说："红卍字会难民医院患者太多，你的基础比较扎实，诊疗技术也比较好，以后每天上午出半天门诊，下午过来抄方，津贴虽然不多，但可以贴补一些。你看好吗?"如同雪中送炭，朱良春每次回忆这段往事，总是心存感激，师生的情意实在太珍贵了。

经过章次公医德和医术的言传身教，朱良春很快领悟了其中要旨。临别时，先生为他写下了自己定为上海中国医学院的校训"发皇古义，融会新知"。又专门请人为朱良春刻了一枚印章："儿女性情，英雄肝胆，神仙手眼，菩萨心肠"。

从此，这方章一直伴随着朱良春济世救民。

"大医王"的菩萨心肠

告别老师，回到南通，朱良春才二十出头。

那时候，人们普遍认为，中医是越老越值钱。一个二十几岁的毛头小伙能看什么病?

朱良春就在门上贴了一张纸条："贫病施诊给药。"他效仿老师章次公，凡是贫苦之人，一律免费看病。看完病在药方上盖个章："朱良春施诊给药。"穷苦之人拿着药方去瑞成堂药房取药，一律不收药钱。朱良春与瑞成堂有约在先：每年端午、中秋、过年各结算一次，瑞成堂每次按 7 折向朱良春收钱。

不久，"登革热"大流行，西医治疗效果不佳。朱良春用清瘟败毒之法 3 天见好。朱良春自己也得了"登革热"，自己吃自己的药，很快就好了。从此声名鹊起。

1949 年后，朱良春筹组"中西联合诊所"。在此基础上，1956年，南通市中医院成立，朱良春任首任院长。

在 20 世纪 50 年代，朱良春恪守章太炎"下问铃串、不贵儒医"的教诲，不断发掘搜集民间验方。"只要听说哪里有治疗疑难杂症的民间医生，我都要登门拜访，把那些'土医生'请进医院，让他们发挥一技之长。"

于是，浪迹江湖的"蛇花子"季德胜，专治淋巴结核的"邋遢先生"陈照，专医肺脓肿的农民成云龙，在朱良春的帮助下考察药理、观察疗效，整理出季德胜蛇药、瘰病拔核汤、金荞麦口服液等特效药，季德胜、陈照也成为中国医学科学院特约研究员，成云龙则获评 1989 年江苏省十佳新闻人物。这就是流传至今的"三枝花"的故事。

20 世纪 50 年代后期，乙脑大流行，乙脑患者常常在号脉过程中就昏迷过去，等号脉、开方、拿药、煎药到吃药，要耽误很多时间，往往延误了治疗，朱良春每天一大早叫人煎好一大缸药，谁来谁喝，随到随喝。善巧方便，利益大众。

一直到前一年，95 岁高龄的朱良春仍出门诊，且不看完患者不吃饭。因为有的患者担心吃完饭，朱老就不回来了，所以朱良春一定要坚持看完病再吃饭。

找朱良春看过病的人都知道，朱良春的号是限不住的。因为一限号，患者们就要半夜排队，朱良春说："这样子，没病也等出病来，我心里就不安啊！他们的心情我非常理解，所以只要条件允许，我都尽量满足患者的要求。"

一直到九十二三岁，他的专家门诊诊费才15元，特需门诊诊费50元。要是在北京，诊费应在300元甚至500元，就是上海，也应该在200元以上。但朱良春的诊费就是不抬价，他说："到了我现在这种年纪，看病肯定不是为了钱，我的诊费涨价感觉有点说不过去。"

朱良春不仅医术高明，悲悯之心时常让周围的人相当感动。2007年10月，朱良春不顾疲劳去郑州讲学，山东武城县一个胰腺癌晚期患者水米难进，病情危急，其亲属赶到郑州恳请朱良春能否亲自去一趟。从郑州到武城，要坐5小时的汽车，这对于一个带着疲倦的91岁老人意味着怎样的风险。但朱良春不顾亲属、朋友的劝阻，毅然退掉机票，赶赴武城，在场的人无不为之动容。

2012年，是朱良春的多事之秋。年老眼花，地上有一点水没有看清，脚下一滑，凭空朝天摔了下来，只觉得头被人轻轻托了一下没有着地，但腰被摔伤了，在床上躺了几个月。时过不久而小中风，左侧手臂麻木无知觉。在这种情况下，他依然坚持给部分疑难患者把脉治病。

这位百年国医，平常得就像自己的长辈：不参禅，不论道，不摆文化的架子，骨子里透出来的是一脉书香。一生偏居小城，波澜不惊，却心系病家，名满天下。

中央台有句广告语：心有多大，舞台就有多大。在朱良春身上，心有多大，天地就有多大。这种爱心不光是一个人去传递，而是让周围的人都去传递。他的弟子上百，正式拜师者也有几十人，加上历届带教实习及各地求术的私淑者已超千人。

18 岁学医，九秩未辍，看病是他生命的重要组成部分，一天几十人，70 多年治多少人？朱老微笑着说："不算什么，如果让更多的人如我一样去治病救人，中医药事业就会大发展，百姓健康就可保无虞。"

在传播中医药理论和实践方面，朱良春从不保守。他著作很多，几乎每本书都附有大量的处方，有本《朱良春医集》，收集了 30 多万字的经验，涵盖了内科、妇科等，同行手捧秘笈，心里有底。朱良春说："经验不保守，知识不带走，假如一万个医生用我的方法能治多少人？"

菩萨心肠，大爱撑天。

"大医王"的神仙手眼

朱良春从临床干起，明白诊病关乎生死，要凭真本事，而患者是医家的衣食父母，切忌空谈和造势。多年来，朱良春无论是临床、科研、讲学都求真实干，绝不做表面文章。

朱良春对于历代名家名著，从源到流，兼收并蓄，学为己用，自成一派。他善于治疗各种疑难杂症和危重病症，如对类风湿关节炎的治疗，以益肾壮督，配以蠲痹通络、钻透搜剔的虫类药材组方，往往出奇制胜，疗效卓著。他用养肝明目之品，治疗视神经萎缩，眼底病变，屡试不爽；他用虎杖宣痹定痛，用仙鹤草涩肠止泻，用一枝黄花疏风清热，妙手回春，成为一绝。

在 20 世纪中叶，朱良春有个"五毒医生"的雅号，原因是他善用有毒的虫类药。虫类药为血肉有情之物，生物活性强，但作用峻猛、具有一定的毒性，能搜剔深入经隧骨骺之病邪，没有功底的医生不敢乱用。当年，药店老药工得知开方子的朱良春只有 20 多岁时，赞叹道："这个年轻大夫，胆识可真大。"

20 世纪 60 年代，朱良春先生首创的复肝丸，以扶正化瘀立法，用红参、紫河车配穿山甲、鸡内金、䗪虫、三七等，开中医药抗肝纤维化先河。1963 年朱良春先生在《中医杂志》上连载"虫类药的临床应用"文章，曾明确提及，治胸痹心痛，配全蝎、蝉蜕、䗪虫等虫类药，收到常规药难以达到的效果。这对后来以虫类药为主治疗冠心病心绞痛的思路和方药，深有启迪。

善用虫类药的朱良春还探索出一些新方，如治疗慢性支气管炎、肺气肿的咳喘胶囊，治疗慢性痢疾、肠炎的仙桔汤，治疗痛风的痛风冲剂等，皆有不俗疗效。

很多人曾请教朱良春诊治疑难病的诀窍，朱良春总是倾囊相授："怪病多由痰作祟，顽疾必兼痰和瘀""久病多虚，久病多瘀，久病入络，久必及肾""上下不一应从下，表里不一当从里"。准确辨证之后，采取相应的扶正培本、涤痰化瘀、蠲痹通络、熄风定惊等法，再配合虫类药，很多时候都可明显提高疗效，这是朱良春 70 多年从医生涯的心得，屡试不爽。

朱良春认为，世上只有"不知"之症，没有"不治"之症。事实上大部分病症还是可辨可治的，关键是找到"证"的本质。

朱良春研制的益肾蠲痹丸，在 1989 年通过省级鉴定，上报卫生部经评审获得新药证书，至今仍是国内治疗类风湿关节炎、调节免疫功能，并对骨质破坏有修复作用的中成药。"中国传统医学真了不起，这是我看到的最杰出的奇迹！"诺贝尔医学奖金评选委员会原主席诺罗顿斯·强对此评论道："它纠正了类风湿关节炎骨质破坏不能修复的错误认识。"

朱良春一生在中外各专业讲坛讲课无数，主要著作包括《虫类药的应用》《章次公医案》《医学微言》《朱良春用药经验集》《现代中医临床新选》《朱良春医集》等10多部，发表学术论文200多篇。

朱老用药灵巧，思考缜密，药量轻重、药味多少，皆以病情为定，体现了其辨证论治与辨病论治结合的思想。

辨证论治和辨病论治相结合，是朱良春对于中国中医学事业的杰出贡献。他认为，宏观辨证用药与微观辨病用药不应该是机械的两者相加，而是有机结合，方能相得益彰。如对于浸润型肺结核、慢性纤维空洞型肺结核、肺结核咯血等使用抗结核药而久不见愈合者，必须从整体出发来辨证，此等病症基本属虚，但均有瘀滞的表现，治疗时宜病症结合，标本兼治。他自创的保肺丸，处方为䗪虫、紫河车、百部、制首乌、白及共研末，另以生地榆、黄精以煎取浓汁，泛丸如绿豆大，每服9克，每日2次，一般服用半个月后即见效。连服2个月以上，病灶可趋吸收或闭合。此方既辨证，又辨病，标本兼治，充分反映他的诊疗思路和临床经验。

1996年，恶性淋巴瘤已经转移到肝、肾和胰腺，滴水不进的患者用朱老灌肠的方式将中药点滴入肠，让肠道直接吸收中药，死里逃生以后继续用朱老的中药治疗，3年后患者完全恢复了。

5年前，朱良春去广州讲学，遇上一位全身长满了蕈伞一样的肉芽肿，皮肤溃烂后又结了几毫米厚痂已28年的怪病。当他被朱良春从生死线拉回来的时候，一时还反应不过来。

20世纪八九十年代，朱老还传真处方治好了日本爱知县西尾市寺部正雄的肝病，接着又治好了寺部儿子的头痛病及其夫人的乳腺癌。让日本医生惊叹不已。

2003年，"非典"猖獗，朱良春应邀参加会诊，"非典"患者60岁以上治愈率低，有一位77岁的患者中西药治疗无效，院方请朱良春开药，结果药到病除，很快就出院了。

2004 年，上海 14 岁髓母细胞瘤男孩，术后 2 个月余 MRI 示脑瘤复发。朱良春用扶正祛邪、软坚消瘤法，予多种虫类药、补益精血药精心调治，2006 年至今复查多次，均未发现异常，已能正常上学。

……

朱良春说："先师章次公先生教导'医虽小道，乃仁术也，要以身尽之，方能尽其业，否则罪也。'从医以来，我虽然是尽力践行，但由于学养谫陋，成就不多，遗憾不少，有些菲薄经验，也有不少教训，值得回顾自省，争取在有生之年有所弥补，聊尽吾心。"

医乃仁术，最早写作"｜二"，即一竖二横，一为阳，二为阴。孔子把"仁"当作最高的道德境界。现在的写法是"仁"，人字边上是个"二"，指人与人相互友爱、帮助、同情等。医生讲仁，把患者当亲人，患者得到医生的救治，医生从患者身上得到经验，医生只有讲仁术，才能设身处地为患者着想。虽说是"医为小道"，但解民于倒悬，救民于水火，便能成就人间大道，这种大道就是天道。

朱子家训，文脉传承，传到现在朱家一家 29 口人，祖孙四代有 14 人从医，其中长女朱胜华、二女朱建华、四女朱婉华都是主任医师、教授，次子朱幼春、幼女朱剑萍都是副主任医师，他们都是医学界"响当当"的骨干医生，其中一位江苏省名中医，两位南通市名中医，第三代人当中还出了几位医学博士和硕士。"朱家军"传承了朱家古训，更继承了朱良春的医德医风，在中国中医界享有盛誉。

朱家医脉充盈旺盛，是朱氏门中之大幸，也是百姓之大幸啊！

妙用亲和，巧增疗效

——国医大师朱良春谈行医的艺术

广东省中医院　老膺荣　陈党红

日前，笔者有幸到南通拜会朱良春国医大师，请教名医学术传承中的一些问题。精神矍铄的朱老以早年跟师马惠卿、章次公先生学艺，后来传授朱步先、何绍奇、史载祥3个得意门生的经历娓娓道来，解答了笔者心中的诸多疑惑。交谈中，朱老特别指出，作为老师，应针对学生不同的专业基础与性格特点，采用不同的方法帮助其充分发挥长处，掌握老师的诊疗技术。同时，也应向学生教授"行医的艺术"，通过增强与患者的亲和力，使疗效得到保证。

朱老认为，医者除了需要掌握书本学习及老师传承的理论方技以外，在临床实践中必须懂得一些重要的患者心理知识。通过自己的言行举止，给患者一个良好的印象，可以拉近与患者的距离，从而提高患者对医疗方案的依从性。也就是说，学好医术的同时还要懂得沟通艺术。朱老结合自己70余年的切身体会，建议后学在诊疗时要"注重三头"。所谓"三头"，是指"笔头，口头，行头"。

首先是"行头"，医生的精神面貌与衣着打扮可能是给患者的第一印象，对患者的就诊心理有着不可忽视的影响。整洁得体的穿着和和蔼端庄的仪态，是对患者的尊重，可以获得更多的信任。邋遢的外表、奢华的或者不合时宜的衣着，容易引起患者的反感，不利于深入沟通。

其次是"口头"，医为仁术，业者应口出良言，不应对患者呵斥责骂，也不可冷淡傲慢地听患者诉说，作高高在上之专家状。应该用亲切的话语主动跟患者沟通，打消患者的疑虑。患者的精神负担解除后，就能提高临床治疗的效果。同时也要猜测患者的心理，通过巧妙的问诊方法获得更多的有效信息，为诊断和治疗决策提供充分的依据。朱老举例，一些患者不熟悉中医学望闻问切四诊合参的意义，就诊时不诉病情，而是让医者切脉断症。如果遇到色脉无特殊，临床信息不足以决断结果者，可以正色问道："你这种不舒服的状态有几天了？"当患者回答病程后，接着再问："前一段时间吃过什么药？"一般患者都能如实作答。那么，医者就可以打开僵局，推知大概的病情了。

第三是"笔头"，为医者，应写得一手好字；脉案处方令人赏心悦目，让患者感受到医者的文化修养，可增加其对治疗的信心。若不能熟练书法，至少也要做到清楚端正。切不可潦草，否则不但使人有素质不高的感觉，还可能导致外配处方时出现错误，贻误病情。

学习和应用朱老"注重三头"的行医艺术，可以增加医者的亲和力，提高患者的信任感和依从性，从而提高治疗的效果；更有助于改善目前仍较为紧张的医患关系。

另一个方面，包括名医学术传承在内的中医科研工作中，也存在着重视提高严格的科研条件下的效能，轻视实际推广（不同的日常诊疗情况）中的效果等现象。中医学有着鲜明的人文属性，临床诊疗有着与西医学不一样的特点。如何保证中医临床干预能获得最佳的效果，不仅需要通过传承与创新提高干预方案的效能，还要在诊疗的实施过程中提高患者的依从性。因此，笔者认为学习领会朱老的教诲对加强中医的科研工作同样有重要的指导意义。

朱良春先生精彩答疑

南通市中医院　高　想

南通市良春国医堂　南通大学附属医院　朱建华

2013 年 4 月，96 岁的朱老在"国医大师朱良春学术思想暨临证经验学习班"作了题为《掌控中医精髓，破解疑难杂症》的学术报告。学习班结束前，朱老为与会学员就有关痹证、肿瘤、肾病、温阳药和虫类药的应用，辨证和辨病的关系等问题，作了精彩答疑，历时 1 个多小时。我们根据录音整理成文，以飨读者。

问题 1　益肾蠲痹丸的研制思路和药物配伍有哪些深意？

朱良春：痹证的治疗原则，不外寒者温之，热者清之，留者去之，虚者补之。如果初起或病程不长，风寒湿痹，当以温散、温通为正治，湿热痹则以清热利湿为主。久病则邪未去而正已伤，久病耗伤气血津液，就多错综复杂，比如说久病多虚，久痛入络，久病亦多痰瘀、寒湿、湿热互结，如此则邪正混淆，胶着难解，不易取效。应以攻不伤正、补不碍邪为基本指导思想。

我们体会到，痹证的形成与正气亏虚密切相关，即使初起时，也要充分顾护正气。我提出"益肾壮督治其本，蠲痹通络治其标"。益肾壮督提高机体抗病能力，使正胜邪却。蠲痹通络，多辛温宣散，走而不守，药力难以持久。通过益肾壮督，使药力得以加强，疗效

232

巩固。

"益肾壮督"有两个意义：一是补益肝肾精血；二是温壮肾督阳气。阴充阳旺，自然可以驱邪外出，也可御敌不至再侵，何来反复发作？筋强骨健，必然关节滑利，客邪不会留注不去，痰浊瘀血无由而生，何患顽痹缠绵不愈？故益肾壮督是痹证治疗中首要考虑点，如此可使迁延难愈的痹证得到根本的治疗，当然，"益肾壮督"不仅仅是扶正固本，以利祛邪的重要治法，顽痹也并非仅用一法而治，而是根据临床实际需要，采用两种、三种或者更多的方法合用，疗效才好。比如益肾蠲痹丸就是熔益肾壮督、养血祛风、散寒除湿、化瘀通络、虫蚁搜剔诸法于一炉而组方遣药的。

过去认为类风湿关节炎的骨质破坏是不可逆的，但通过病理模型试验和临床观察证明，中药"益肾壮督"治本、"蠲痹通络"能阻止骨质破坏的进展，并使其大部分得到修复。

除了少数患者原来有胃病的，吃了此药后胃有点胀，极个别过敏的患者吃了后有皮肤瘙痒感。这两种情况，胃不舒服的可加一点徐长卿、凤凰衣，徐长卿 15 克，凤凰衣 10 克就行了；皮肤瘙痒一般加地肤子 30 克，白鲜皮 30 克，瘙痒的感觉就没有了。我们还没有见到引起药疹的情况，也没有发现其他不良反应。在 2004 年，经国家中医药管理局的检索筛选，认为益肾蠲痹丸是当前中成药中唯一有修复骨质损害的药品。

问题 2 恶性肿瘤手术并放疗、化疗后转移和癌性疼痛的治疗应考虑哪些问题？

朱良春：中医治疗肿瘤，第一，是救人，如果人都不在了还治什么病呢？首先以人为本，要扶持人的正气，调整阴阳。特别是恶性肿瘤术后或放疗、化疗后转移的治疗，更要强调这一点。通过中医药治疗，往往能取得较好疗效，可以减轻患者的痛苦，提高患者的生活质量，延长患者的生存期，等等。治疗肿瘤患者第一步是"话疗"，西医是化疗，而我们是"话疗"。就是通过讲话劝导患者消除思想负担和顾虑。

我曾经面对一个失去信心的晚期食管癌老人，通过对话交流后，增强了其对治疗的信心，患者顿时精神提起来，抬着担架来的，"话疗"之后能被家人搀扶下楼。来时已不能进食，回去后2小时即喂几口中药汁，经治疗2天后，进流质已畅通了，2周后能搀扶着上楼就诊。"医乃仁术"，这个"仁"呢，是两个人，这两个人就是"你"和"我"，是患者和医生的合作，互相信任，你对我信任，我对你负责，这样建立了信心，吃药才能效果好。用语言启发他，消除他的顾虑，对治疗疾病很重要，"话疗"对肿瘤患者特别重要。

其次是要在辨证论治上下工夫。恶性肿瘤的治疗大法是扶正祛邪，在肿瘤治疗的整个过程中始终要贯穿扶助正气，顾护胃气的原则。我一再强调扶正非常重要，保留一分元气就有一分生机。通过扶助患者的气血津液，使阴阳达到平衡。根据疾病所处的不同阶段，治疗的侧重也有所区别，早期邪盛而正气未虚，治疗以祛邪为主，兼以扶正；中期邪盛正伤，治疗以扶正祛邪并重；晚期正虚邪盛，治疗以扶正为主，兼以祛邪。务求攻不伤正，阴阳气血平和，重在补脾益肾。祛邪可加用虫类药如蜈蚣、䗪虫、全蝎等。

肿瘤淋巴系统的转移较多，猫爪草、天葵子、半枝莲、白花蛇舌草都可加用，但不能忘记扶正。癌性疼痛非常痛苦，我们可用内服加外敷，减缓其疼痛。用制南星可减轻骨转移的关节疼痛，我的学生徐凯教授在临床上作过统计，证实了使用制南星治疗后还可以减少麻醉药的用量。

这里用的是制南星，而不是胆南星，胆南星是化热痰的，至于用量可以由小量逐渐加量，一般从 30 克开始使用，入煎剂，无不良反应可逐渐加量，5 克、5 克地增加，最多加至 50 克。对放疗、化疗后白细胞、血小板下降，加用鸡血藤、炙牛角鳃、油松节等有佳效。

问题 3 虫类药有毒而峻猛，使用特殊虫类药应注意什么？

朱良春：有人认为虫类药峻猛，有毒而不敢用。其实，除蟾酥和斑蝥我用得很少外，其他虫类药均无毒或小毒，可以放心使用，只有极个别体质过敏的患者，因食用异体动物蛋白而过敏。常规可在初次使用虫类药时加入一味中药徐长卿。徐长卿既可以防止过敏体质的反应，又可宽中理气，镇静安神。关于虫类药的剂量，我的《虫类药的应用》一书中都有说明，基本上是使用安全剂量。过量使用须从小剂量开始，逐步增加。

问题 4 目前关于附子用法用量的各种说法比较混乱，请朱老就此谈谈看法。

朱良春：不可不加辨证地滥用附子，原则是有斯证，用斯药。某些地域如四川为潮湿之地，寒湿之邪较甚，易患寒湿一类的病证，故存在使用附子的条件；且由于药材和炮制不同，各地附子燥性亦异，切不可一概而论、无限量地加大附子用量。

好药要善用，不可滥用。李可先生是善用附子的好榜样。我们要学习他善用附子的辨证和配伍。如他创订的破格救心汤，是救治急危重症的常用方，救治了无数的垂危重症。此方脱胎于《伤寒论》四逆汤类方和张锡纯的来复汤，两方合二为一，不仅可以互补，而且破格重用附子、山茱萸后发生了质变，更伍以大量甘草，一以监附子之毒，一以甘缓之性，使姜附逗留于中，则温暖之力绵长而扩达于外，使回阳之力持久，这样的配伍可谓参透玄机。

问题5 肾病使用激素后出现库欣综合征，如何处理？对于顽固性血尿的治疗有什么好办法？

朱良春：虽说激素能很快减少蛋白尿，使肾功能指标正常，但激素有依赖性，不易减量。长期使用激素出现的不良反应，如满月脸、水牛背、痤疮等，因此有些人找到中医想把激素降下来。这些患者都有阴虚阳亢的症状，治疗重用生地黄30～40克，并可用淫羊藿20～30克，因淫羊藿有激素样作用，可减少激素量的使用。我们常用的穿山龙，味苦性平，入肺、肝、脾经，是一味吸收了大自然灵气和精华的良药，药性纯厚，力专功捷，有类似激素的作用，而无后者的不良反应，且可止咳化痰、通利关节，提高机体免疫功能。可以用于免疫性疾病，一般用量30～60克。对阴虚阳亢比较厉害的可加玄参、石斛比较好。

临床上肾炎血尿，比较复杂。对于急性血尿，可以用清热凉血的药很快止血。慢性者，红细胞满视野，用凉血药止不住，需要辨证论治，看患者整体情况如脉象、面色、舌质，再来用药，不能见血止血。初起湿热蕴结下焦，灼伤血络，应在清热利湿的同时，加用凉血之品，如生地榆、生槐角、苎麻根、木槿花等；迁延日久，往往气阴暗耗，正气不足，祛邪乏力，又使湿热留恋，虚实夹杂，用药不能妄投苦寒，宜顾及气阴，甘淡渗湿，通利膀胱，参入收敛止血之血余炭、仙鹤草之类。后期，则出现肾气不足，封藏失司，并兼瘀浊残留，故治以益肾固摄为主，参入化瘀止血、温经止血等药，如三七、炮姜炭等。我们也常用象牙屑、琥珀末等，琥珀末不易溶入液体，可调成糊状服下。

问题 6 蜈蚣解蛇毒，可否与乌梢蛇同用？

朱良春： 蜈蚣和乌梢蛇可以同用。蜈蚣是季德胜蛇药片中的主药之一，因为蜈蚣善解蛇毒，有镇静熄风作用，对神经毒有佳效。

《中国中医药报》2013 年 4 月 24 日

朱良春教授对话徐安龙校长

北京中医药大学　徐安龙　邱浩

时间：2013 年 8 月 6 日上午 9 点 05 分至 11 点 08 分

地点：江苏省南通市朱良春老师寓所

参与者：朱良春、徐安龙、邱浩、朱建华、朱幼春

徐安龙：朱老，您好！

朱良春：您好！您最近一直在外面忙？

徐安龙：是的。我今年 1 月份到北京中医药大学（简称北中医），很荣幸被教育部任命为校长，我原来是做免疫学研究的。所以我到中医界是个外行，我跟我们北中医的老师们说，我来北中医当校长，从学生开始做起，接着做成他们的忠实粉丝，再做成他们坚强的支持者，最后跟他们一道把北中医做成中医界名副其实的首善之校。所以上任后，我一直在校内做广泛的调研，拜见了国医大师，如颜正华、王玉川，还有其他老先生，如孔光一、贲长恩、季绍良、吕仁和、聂惠民、田德禄、武维平、肖承悰，等等。我通过到教授的办公室、实验室，到学生的饭堂、宿舍调研，现在对校内的情况已经了解了一个基本的轮廓，但还不能说有深度。同时，我也希望通过向您这样的国医大师请教，以了解中医界的基本情况，从而便于我更好地开展北中医的工作。有一次，我在吃早餐时，认识了我

238

们年轻老师邱浩，我跟他提起我有一个愿望：就是特别想去拜访一下全国所有能够拜访到的国医大师，请教他们咱们怎么办好北中医。可是，我苦于找不到国医大师的联系地址。邱浩老师说，他由于长期跟中医界老先生打交道，可以帮我协调安排。由于邱浩的精心安排，我才有这整个暑假的全国调研，也才有今天与您见面请教，我非常感谢他！我利用整个暑假就基本干了这一件事，马不停蹄地到全国各地走。在苏州也见了在北中医工作过的王慎轩老先生弟子的后人；正巧王慎轩的儿子在中山大学第一附属医院，是一个著名的西医外科专家；王慎轩的孙女在中山大学工作，跟我也很熟，那时我还不知道他的爷爷是那么有名的我们北中医的老前辈，通过这次调研，我才了解了这个脉络。昨天呢在上海见了颜德馨老、李鼎老、朱南孙老。然后呢，今天来南通拜见您。见过您了，还要去南京看望干祖望、周仲瑛、孟景春等老前辈。就是想把江苏、上海华东这一片跑下，跑完了回去休息几天再到山东、陕西、河南，再到成都去参访一下。目的其实很简单，就是请教如何办好北中医，如何通过北中医的舞台来为中医药事业的复兴做点事。朱老，我来之前读了您发过来的3篇文章，这3篇文章非常深刻地讲到了很多有关中医事业存亡兴废的东西。

朱良春： 很肤浅。

徐安龙： 不是很肤浅，比如您到同济大学中医大师班讲的话，以及后面您说找回中医的魂，等等。特别是您关于中医很多的概念需要重新厘定，以及对于教材要重新编写的呼吁，我深深地感受到见解深刻、入木三分。我一直在纳闷，早一批的教材，我们北中医也发挥过很大的作用，为什么现在的教材，我们北中医的声音小了？在北中医创建的早年，我们学校一批老前辈大多是从江苏调来的，同时孟河医派的一些老先生，比如章次公、徐衡之、秦伯未、王慎轩、印会河、颜正华等，陆续去了北京，那一代人确实为中医学院教育的开启奠定了基础。对此，您也在文章里讲到了，认为他们对新中国中医教育作出了不可磨灭的贡献。但是问题的关键就是很多概念通过这么一年一年地教下来以后，有些概念有被偷梁换柱的感觉，或者说现在是误导了很多人，连我自己在北中医读了一些书都觉得有问题。您举了很多例子，关于问题的所在，主要是中医概念怎么理解，比如：六气怎么理解？阴阳怎么理解？是阴阳平衡还是阴阳稳态？治病要阴者阳之，阳者阴之，虽然是这样，但是不是说阴阳一定要达到绝对对等平衡，还是阴阳求得一个恒动的稳态，我想，这是治病的关键原理所在。

朱良春： 原来我说的中医是平衡医学，不完整，前面应该要加一个动态的平衡。

徐安龙： 还有您讲的这个时空变化对人生理、病理及方药、针灸、食疗施治均有影响的观念，讲得太对了！中医跟西医不一样的关键地方就在这里，"人与天地相参"嘛，对疾病的时空观念西医很少提到。

朱良春： 平衡医学是基本法，但是一定要加一个动态，绝对的平衡是没有的。

徐安龙： 是没有的。所以我读了您的东西觉得您是个真正的大家，看问题的视野很开阔，高屋建瓴俯视着中医界纷繁芜杂的一些事情。因此今天专程来请教您几个问题。第一个问题：您觉得今天的中医药教育该如何改革？中医药高等教育在中华人民共和国成立以后，第一批中医学院办了 4 个，经过风风雨雨已经 50 多年了，到2016 年就是整整一个甲子。新中国成立也 60 多年了，如果加上民国，我们推翻满清王朝有 100 多年了，如果讲这个西学东渐，中医走下坡路，中医真正大规模的变化是在大清光绪二十年——1894 年中日甲午海战之后。中国人在被日本人打败以后，自卑感日益上升，对自己民族的自信心日益下降，之后不断否定自己，中医式微就是一个例子。当然，割地赔款、民不聊生最终导致了彻底否定国学。20 多年后，"五四"新文化运动提出砸烂孔家店等口号。那个时候，有这样那样过激的行为可以理解，因为我们的民族正处在求索强国富民的路上，在找寻我们中国人自己的出路。

但是，走到今天这个时候，我们国家已不再是昔日 100 多年前贫穷挨打的国家了，不是积弱成疾的国家了。我们应该有重新找回民族自信的东西，中医就是这样一个宝贵的、还在为老百姓生命健康发挥作用的遗产。

朱良春：对对对！

徐安龙：第二个重要点，我认为，这 100 多年的求索告诉我们不要跟着别人跑，要走自己的路。无论是毛泽东领导的新民主主义革命胜利，还是邓小平领导的改革开放成就，都是走了自己的路。中医是中国人几千年与大自然作斗争发展起来的、有自己独特理论的医学体系，因此我们更应该建立我们中国自己特色的中医药教育。但是，如何建立？这是我今天要问的第一个问题。

第二个问题，在教育过程中，学院教育和师承教育、民间教育之间的相互协调关系应该怎么摆比较合理？

第三个问题，国家对中医事业的发展应该给予怎样的政策和支持？因为您是中医大家，所以我想请教一下，中医事业的发展，人才培养方面，国家还有哪些做得不够的？

最后，对于咱们北中医，对我这个新来的校长有什么要求？昨天我在李鼎老师那里请教，他流露了一点批评意见，他说北中医出来的专家有一点心高气傲。我觉得李老的批评有道理，这个是不对的，其实很多中医大家在民间，有时候在荒郊野外。在学院里面的教授不一定就是最高成就的中医学家，不要以为北中医是教育部唯一的中医药大学，好像专家从这里走出来都比别人高人一等，其实不是的。所以今天来另外一点我就是想听听您对北中医的批评意见，我是真心诚意地想听到！关于这个话题，好话都不用讲，就是请您提出怎么样改进。北中医怎么做才能真正做到引领中国中医药教育事业。这就是我想问的 3 个问题、一个请求。

朱良春：徐校长以真正务实学者身份来主持北中医，我认为是中医之大幸。

徐安龙：谢谢，谢谢！

朱良春：刚才你讲的这一番话呀，我认为你作为一个高等院校的校长能够做到这样，深入基层，平易近人，我深受感动。

徐安龙：谢谢，应该的！

朱良春：我听了你刚才提的几个问题都是中医面临的最根本的问题！那我们就从根本上谈起。现在中医呀，包括中医领导机构、学校、医院、科研院所，好像位置都坐得不对，没有坐在自己本位上面，已经移位了。为什么要移位？要跟上时代——好像跟西医更加趋近就是进步了。与时俱进，这个意思是好的，但是进步的路子绝对错了！如果中医不坐在中医的位置上，而是想要往西医的思路上去靠，去接轨，是绝对错的！这不是接轨，是出轨！

徐安龙：嗯嗯，不是接轨，那是出轨。您这话讲得太形象了！

朱良春：中医首先应该要坐在中医的本位上，要坚持中医基本的思维和理论。中医的思维是整体观，天人合一。西医呢，它是靠仪器、设备确定对疾病认识的，制药方面也是比较依赖高精尖的科技设备，临床各科都是分得很细的。

徐安龙：嗯，它把人体分得很细，从整体到器官，到组织到细胞，甚至到基因，到分子水平，都是这样一层层细分。

朱良春：到最后……

徐安龙：到最后目无全人，对活生生的一个人就糊涂了。

朱良春：很多问题西医没有解决。所以有一个人讲过这个话，这个话不完全正确，他说西医看病呀，一直看到患者死都是非常清楚，明明白白地让他死去；中医呀，是模模糊糊地让他活下来。因为中医有些东西，阴呀，阳呀，气呀，血呀，一般人不了解。什么阴呀阳，气呀血，这些东西好像是糊里糊涂，但是能让你活下来。这句话当然只能说是一部分对，不能说全对，但这个也说明了中西医各有各的长处，各有各的立足点。

徐安龙：嗯。

朱良春：首先，我感觉到中医要姓中，现在是不中不西。

徐安龙：我们很多老先生都批评过这个问题了，连我们北中医的附属医院都被批有这个问题。

朱良春：非驴非马，变成个异类。现在的中医呀，你要真正懂得谈中医，不如一个老中医；你要真正懂得谈西医，不如一个西医院校刚毕业的学生。临床治疗中西医都没有把握……

徐安龙：这样治病效果就有问题。

朱良春：这样不中不西是错了！其实呢，我感觉中医这么多年的教育是存在问题的。当然，中华人民共和国成立以来，总体上说中医也确实有很大的发展，这个是肯定的。

徐安龙：确实应该肯定，中医高等教育有举世瞩目的成绩，这是肯定的。

朱良春：但是关键问题出在教材上面。

徐安龙：我那天读了您那篇文章，所以就是讲的教材问题。

朱良春：教材是一个大问题，因为中华人民共和国成立初中医院校办学一开始，盲目拓取，从各地汇集了一堆东西。总的来说，1版教材相对是杂凑起来的；2版教材比较规范一些，但是后来3版、4版……越来越差了。为什么差？它慢慢地在西化。它是辨证分型了，一个病把它分成几个固定的证型，一个证型里头有一个什么代表性组方。这是不行的，这样硬是把活生生的辨证论治变成僵尸了。

徐安龙：其实辨证本来应该是一个最灵活的东西。

朱良春：现在变机械化了。中医大家张仲景就说了12个字："观其脉证，知犯何逆，随证治之。"根据他的症状，属表属里，属寒属热，属虚属实，属阴属阳，随证治之，这就是辨证论治。所以他就是12个字，很概括。

徐安龙：很精辟，高度地概括了。

朱良春：所以中医呢，学起来说复杂是很复杂，但是要说简单也很简单。《内经》里面就说："知其要者，一言而终；不知其要，流散无穷。"中医这门学问你掌握了它的精髓以后，你就是无往而不胜；你没有掌握中医精髓的东西，你仅仅凭那些皮毛来辨别疾病，来用药，那就没有疗效。所以我认为现在的教材要大改，为什么呢？如果越来越西化，向西医靠拢——中医是辨证论治，现在是搞成辨西医的病，好像能套上西医的某一个病，就好像跟上了时代，其实是错的。有的病可以套，有的病没办法套。这方面呢，中医必须坚守中医的四诊八纲，望闻问切。现在望闻问切四诊只剩一个问诊了。

徐安龙：望的本事也没有了，很多人没有望的本领了。

朱良春：没有望的本领了，他说望患者，也是望得很皮毛的。

徐安龙：望不出里面的门道。

朱良春：望不出的，真正懂得"望"的才是中医大家，故古人说"望而知之谓之神"啊！

徐安龙："望而知之谓之神"，这是最高境界。

朱良春：最高境界。就像我们过去，我们的老师，患者一过来，他一看稍辨证就有个五六成，再坐下来听他讲了一两句话，基本上得其病机要领，再问几句，诊断就能完全符合患者的实际了，所以这个望诊非常重要。现在教材当中将望诊基本上淡化了，大量的是声光理化检查的一大套东西。这个一大套要不要？有的病要，有的病不一定要。假设你都检查了，这是某某细菌，那是某某病毒，你现在怎么用药？哪些中药是能对抗这个病毒的？哪些是抗菌消炎的？选哪些药杀死癌细胞？就无从下药了。所以我说呢，辨证论治一点不能动，辨病论治可以作为参考。因此教材一定要改革，教材一定要为临床服务。

徐安龙：嗯，一定要为临床服务！

朱良春：临床要体现疗效，没有疗效说的都是空话。所以，我觉得教材必须要好好改。而改呢，就必须要找一些临床多、理论基础扎实的人来改。

徐安龙：临床多、理论基础扎实的人来改，是的！

朱良春：过去编写教材，有不少人是理论基础不错，但是很少临床。还有很多教师只会讲课，不会看病。举的例子都是死的，不是活的，学生听了没有兴趣。所以，20多年以前南京中医学院办了一个《伤寒论》师资提高班，找我去讲一讲。我说你们听讲的学员都是《伤寒论》教研组的组长，都是专家，我就不去了；不行，无论如何要我去讲。我说我就讲讲《伤寒论》的临床应用，讲这个题目；讲讲六经病的处方、变方，它和这个临床的联系，怎么样应用就有好的疗效。最后学员反映说我讲的课是中医人最最适用的，有很多东西提供给我们到课堂上给学生去讲，学生听了以后很容易理解，很容易跟临床结合起来，觉得很实用。

所以我感觉要找一些有理论基础，更要有临床实践经验的人来编写教材，这种教材才会编得好。如果以西化了的思路来编写教材，那就错了！所以我们一个老中医说，现在好多中医都要洗脑，把脑子洗洗，把西化的东西洗掉，要回到本位上来，我说这话也是对的，但不一定说得那么很完全。教材呢，我感觉要切合实际，教师既要能讲课，又要能看病，这才是好教师；所以教师只会讲课、不会看病，这个教师只做了一半，是不行的！

徐安龙： 我们学生向我反映：老师没有临床经验的，讲课都非常枯燥。

朱良春： 对的，所以我就希望今后中医院校的教师，每个礼拜都要上一两次门诊，这样子他自己对所讲的中医内容才有切实体会。我希望徐校长能在中医药大学这个阵地里面起一个带头作用，扭转现在的理论脱离实践的局面，这是中医之大幸，从根本上解决问题。

另外说到师承教育，过去一个老师就带这么几个学生，这几个学生后来都不错，为什么呢？他经验丰富，因为他的老师经验很丰富，他就吸取了他的这些经验，把老师的经验变成自己的经验，这样子应用起来就得心应手了。

我有一个学生叫朱步先，原来在《中医杂志》社当副社长，是副总编，他是我北京的同学费开扬同志推荐去的。费老呀——也是中医界的老前辈了，原来是《中医杂志》社的社长、总编辑。1982

年，就是中医第一部大型临床著作《实用中医内科学》在上海延安饭店统稿，一共 10 个人，其中 8 个统稿，我推荐了朱步先，我的另一个学生何绍奇也去了。审稿、定稿即由四川重庆中医研究所的所长黄星垣和我两个人承担，黄老是西学中，但是这位西学中的老前辈很了不起，他完全把屁股都坐到了中医的位置上来，他熟读中医的经典著作，然后从事中医研究，这些研究的东西不断地被临床验证获得好评。中医司当时的领导是吕炳奎和胡熙明，他们两位一个正司长，一个副司长，在主持中医工作。为了编写好这部《实用中医内科学》，集全国中医学院的部分中医教授，集体分工，一个病一个病，一个系统一个系统地把写作任务分下去，经过 2 年左右的时间写成了初稿。集中了以后，需要修改的不少，因为你写你的，他写他的，很多地方重复了，还有一些不足需要审改。最后是找黄星垣所长和我两个人审稿。还配了 8 个人统稿，按规范的要求把不规范的地方都统一起来。这 8 个人当中，有后来是上海中医药大学校长的严世芸和蔡淦教授，有中西医结合专家张大钊，还有成都中医学院的院长李明富和郭子光教授，以及我的学生朱步先医生，都是这个统稿组的……北京就是 2 个，何绍奇，西苑医院研究生班的教师，后来在香港因冠心病去世了；还有一个是你们学校的王琦，他俩都算是我的学生。他们 8 个人统好稿，我和黄老两个人都要审阅，这样一连工作了 3 个月。这当中，胡熙明副司长同中医研究院的施奠邦院长，以及《中医杂志》总编费开扬 3 位前来慰问。

徐安龙：这是哪个年代的事？

朱良春：这是 1982 年的事情。他们 3 位到上海来，说是慰问，其实是检查工作。我们把看过的、改过的稿件，给他们看；他们就翻阅，就看你改的地方，看你改得怎么样，很认真地看了一天，甚表满意。最后卫生部决定招收一些外地的医生到北京，吸收一些人才到北京来。我的学生朱步先，当时还是江苏泰兴一个基层的医生。他呢，语文基础比较好，中医也学得很好，悟性比较高，字又写得好。所以他们3位看了修改稿之后认为，在这8个人中，朱步先虽是学徒出身，现在在基层，才华却是最佳，8个统稿人里面他是改得最好的。

徐安龙：这是谁说的？

朱良春：胡熙明副司长说的，我们当时不知道。几个月以后就下调令了，到了省里，省里转到县里。但是朱步先那个时候还不是主治医师，那个时候要进北京，最起码是一个主治医师，才能办进京户口。当时地方政府开绿灯了，因为他的水平是超过了主治医师。

徐安龙：这样的人才职称被耽误，有才学没有被认可。

朱良春：当时我就写了一个证明，说他是我的学生，曾经跟过我，他的水平达到了或者是超过了主治医师的水平，我用我的人格担保。那个时候我是南通市中医院院长，还盖了公章证明，事实符合——没有公章不行，不然我私人写一个证明信也没有用。

徐安龙：其实我觉得您私人写的更有用，比公章更有用。

朱良春：所以后来县里经考核给他发一个主治医师证书，凭着这个东西再向北京汇报，最后得以调京。去了以后，在费开扬的手下，先是当编辑，两年后费开扬很明智，因为年龄大了，就退到二线，大部分工作都交给了朱步先。他说：我没有话说，朱步先干得太好了！所以这样升了他的职，担任《中医杂志》社的副总编、副社长。但是后来呢，这个就是中医界内部的事了。朱步先这个人很踏实，是做学问的人，不善交际，说他没有正规学历，因此晋升职称、分房子、调工资都轮不上他。这样在《中医杂志》干了10年左右。后来有个英国的中医机构到北京来，就把他招过去了。他现在在英国牛津行医讲学，他现在的身份比我都高，只看半天门诊，不多看，半天当中只看 10 个人，多一个都不看，他就这样子。他说：我是知足常乐，自得其乐，我下午半天就是看书，自己想看什么书就看什么书。他后来写了几本书，写了有关《普济本事方》的书。他就是学徒出身，但是他安心地坐下来，把中医的基础理论钻下去，结合临床干起来。所以他这样子呀，能成为一个好的中医，既能写文章，又能看病，还善讲学。

徐安龙：您的这个例子举得太生动了！

朱良春：他就是朱步先。

徐安龙：他的年纪现在多大？

朱良春：现在六十六七岁。

徐安龙：70 岁不到。

朱良春：我就说他是学徒，路子对了，只要能好好地学，学徒也能成才。那么我另外一个学生，原中国中医研究院西苑医院的何绍奇，也是学徒出身，报考任应秋任老的研究生——北中医最出名的一位教授，他的四川同乡。他是 1978 年中医研究院第一届中医硕士生，当时考研究生还有一段故事。何绍奇因为是学徒出身，我就为他写了一封信给方药中教授，方药中方老也是四川人，曾经是中学西。方老与我认识很长时间，跟我很熟，我又亲自写信也是以人格担保何绍奇达到了这个报考水平，考试好，你录取；考试不好，你把他筛掉，我要求你给他一个机会，让他有报考的这个机会。方老说，放一马吧，看看他的成绩吧。后来何绍奇考了那一届的第一名。任老看了他的成绩之后，当即做了一首诗，在录取的会议上读了一下，结果过了 5 分钟，何绍奇就和了他一首诗，他们两人都是四川人，四川话对四川话更加和谐亲切。

何绍奇是四川梓潼人，当年《光明日报》上面有一篇报道，说中医研究生录取，梓潼考生名列前茅，就是指的何绍奇。何绍奇毕业后留在中医研究院研究生班做教师，他写的东西方药中非常欣赏。但是我的这两个学生，一个是内向的，朱步先内向，不大开口；何绍奇外向，他有什么就说什么，很多评委都被他批评过。其实他批评是对的，但是得罪人了。最后他的学生都晋升为教授了，他还是副教授。他一气之下就出国去了荷兰。在荷兰待了七八年，那里也给他绿卡，夫人、女儿都可以过去。但是荷兰那个地方吃的都是动物性的食物，蔬菜很少，他痛风太严重了，隔几天就发作，受不了就只好回国。回来以后，当时中医研究院王永炎当院长，就找了他，他也答应可以回去工作，可是重重困难之下还是没能回去。后来香港浸会大学把他请过去，何绍奇能看病，能讲课，能写文章，很能干！

徐安龙：他现在多大年纪？

朱良春：太劳累，2005年去世了。他2005年到南通开会，出来一个礼拜，结果回香港以后，之前落下的课都要补上，上午讲课，下午讲课，晚上讲课，太辛苦了，以致突发心肌梗死。太可惜了！

徐安龙：所以说当时年龄也不大。

朱良春：不大，终年60岁。所以我说学徒不一定差，问题是要看到他怎么学，老师怎么教，怎么坚守中医的阵地，这样才能出人头地。我感觉到，我这个说法不是否定院校教育，院校教育有好处，集思广益，学生能够正规地、按部就班地接受系统的教育。关键嘛，在教材，教材好，教师好，学生才会学好。

徐安龙：您讲得太对了！您看现在我们北中医岐黄国医班招的9

年制学生，都非常优秀，这些学生，凭他们的考分在他们省有的连清华、北大都可以考上的，这样的考生在我们北中医学习是多么好的苗子。我当时跟他们座谈，感觉到现行中医体制对他们的教育，满足不了他们的天分——这就是我为什么一来就要抓教育的原因。通过调研，我看到了问题所在。刚才谈到那些没有临床经验老师讲的课枯燥无味，都是跟他们座谈，他们讲出来的。他们说："徐校长，那些老师临床经验丰富不丰富，他们一开讲，我们就知道了。"

朱良春：五六年前我在你们学校的"博导论坛"讲过一次。那是在北京开会，利用晚上讲的，当时听课的人是"博导论坛"开讲以后人数最多的。除了报告厅坐满了，走廊里面都坐满了，门外面还安了喇叭。

邱浩：2005年您去的，那是300人的报告厅，走道里、楼道里站满了人，听课的大约去了500人。

朱良春：是啊，是啊，哈哈。当时我讲的是："经典是基础，师传是关键，实践是根本。"就讲了这个。学生当场提了些问题也很好，我感觉青年学生还是想学的。那一次反响不错。

徐安龙：那当然了，一大批孩子报考北中医，就是有志于中医药事业。

朱良春：现在关键就是教材不行。

徐安龙：对，这也是我们担心的两个方面的问题之一。你要培养一流的未来中医师，就要有一流的老师，一流的教材，同时还要有一流的临床基地，这些合在一起，才能产生未来一流的中医人才。

朱良春：关于师传教育，对这个问题，我有一个观点是民间好的中医人才有很多，可以用。

徐安龙：要不拘一格用起来。

朱良春：要开方便之门，要适当地吸收进来，发挥他们独特的作用。

徐安龙：朱老，跟您讲啊，我自己有一个构想，我来之前刚刚到北中医当校长还不到1个月，我就有这个想法。但还没有想好什么时候实行。就是我想设立1个"北中医名医工程"，我去找一笔钱专门来培养名医。一是支持本校的名中医，另外留出一个口子，让民间口碑好的中医来北中医讲课，哪怕没有学位也不要紧，不管他什么职称。我只要他一在民间有口碑，二有临床效果。中医坐得正的人，以中医精神来做的，他讲得好，我就请他来学校系统地讲；如果临床效果好，我还让他到我们国医堂坐诊。我北中医就给他一个适当的聘书，表明我们认可他。不管怎么样，在我们心目中他就是一个有医术和医德的中医，给他们一个学术和社会的认可。拿着我们的聘书，你还可以回到老家去，你是四川的回到四川去，你是陕西的回到陕西去，但是我这里认可你，这个比考试发的什么证书都有分量！这样给民间大医们有一个出口，有一个社会的认可，把他们好的绝活在北中医传承下来，我设想做这个事，您觉得可以吗？

朱良春：这个完全可以！太好了！

徐安龙：太好了，谢谢您的支持！

（朱老转身去拿民间中医郭博信的书）

朱良春：这是我的一个朋友写的，他叫郭博信，书名是《中医是无形的科学》。这个人了不起，他先送了一部给我，我就先转送给你。

徐安龙：谢谢，谢谢！

朱良春：郭博信这个人呢，你适当的时候可以请他到北中医讲一讲。他讲起来太生动了，澳大利亚、新西兰，还有好几个国家都请他去看病、讲课。

徐安龙：现在他人在哪里？

朱良春：在山西，我把联系方式给你。前不久北大有一个讲传统文化的系列讲座，也曾请他过去讲过一次。这个人他能够不用稿子，引经据典，列举病案，滔滔不绝地讲，记忆力很不错。

徐安龙：不得了，很好！

朱良春：另外就是顾植山，安徽中医学院有一个教授叫顾植山，这个人现在退休了，回到江苏江阴老家，办了一个致和堂医学研究所，他是专门研究运气学说的。

徐安龙：您讲这个运气，把我点拨了。我原来对五运六气了解不透，我读了您的文章，《找回中医的魂》那篇，就那么几行字，使我豁然开朗——这个五运六气真是中医很重要的东西，值得深入研究。

朱良春：顾植山现在是国家运气学说课题组组长。这个组非常不错，吸收了天文、地理跨学科的很多人才，组成一个大组。"非典"的时候他老早就预测出来要大流行；禽流感他预测了，不要慌张，这是局部的，个别的地方。

刚开始他预测有大疫，结果"非典"来了，大家认为有可能是偶然巧合；后来就很慌张，"非典"会不会就这样持续下去呢？再请他，他说不会，应该到什么季节会终止，最后果然印证了。后来国家给他一个重大课题，专门研究预测重大流行疾病。

徐安龙：是吗，哪里给他的经费？

朱良春：国家科技部。

徐安龙：我现在在北中医准备去募集捐款，来支持纯中医的研究。对于顾先生的工作，我们可以考虑支持他一笔钱，让他静心地从事这项值得探索的工作。

朱良春：顾植山是我师弟的学生，他叫我师伯。他很踏实，才60多岁，是做学问的人，传承江阴龙砂医派的。像这些好的优秀人才可以吸收到北中医去。

徐安龙：您讲得对。广纳贤才是开门办大学的关键所在，也是成就一流大学的关键所在。原来没进入中医界前，在我心中有一位我很尊敬的学者，他就是国学大师陈寅恪，当年在清华的时候，梁启超推荐他给梅贻琦校长做教授的时候，梅校长问陈先生有没有学位？梁说他没有。又问有没有专著？回答又没有。那梅校长反问怎么推荐他到清华国学院任职？梁启超说陈寅恪写几个字的稿费都比我写一篇文章值钱，你说我推荐不推荐他。既然梁启超都那么推荐陈先生，梅校长就认可了。一来果不其然，陈寅恪在清华园里很快成为教授中的教授。这样不拘一格用人才的故事至今都是清华大学的一段佳话，也是中国大学办学的佳话。多少年后，谈到陈先生的学术，著名学者季羡林回忆当年清华国学院的事一直记忆深刻。在中山大学纪念陈寅恪诞辰100年的学术会上，季羡林老先生老泪纵横说到他这个老师，当年在北平许多学者为了听陈寅恪的课，骑单车从城里去清华园听课——清华园在郊外，离市区很远，从北京城过去听课，那是很需要学术吸引力的！陈寅恪生命的最后20年是在中山大学度过的，为什么呢？日本侵略中国，占领了北平，陈先生为了不为日本人服务，离开了清华，就四处流浪，那一路艰辛有很多书中说到，我就不赘述了。最后流落到香港。新中国即将成立之时，他是在国民党安排去台湾的学者之列，本来是可以跟着国民党元老去台湾，傅斯年和朱家骅都多次催他去，他不去，坚持要从香港回大陆，他是一个非常爱国的人。新中国成立后，中央邀请陈先生回北京，到中国社科院历史研究所任所长。从香港去北京途经广州，陈先生被当时岭南大学（注：1953 年，院系调整并入中山大学）的校长陈序经所感动和挽留，从此陈先生就一直在中山大学，度过了他人生中的最后 20 年。说到陈序经校长，他在治理岭南大学时有一句名言："校长是教授的仆人。"陈校长可以说是民国年间，可以与北大的蔡元培和清华的梅贻琦旗鼓相当的著名大学校长。他一生先后在南开大学、暨南大学、岭南大学、中山大学当校领导，每到一处，都是受师生爱戴的。因此，他一直是我尊敬的前辈和学习的楷模，特别是我在中山大学担任院长和副校长期间，我常常以陈校长为榜样，勉励自己。

陈寅恪在中山大学的 20 年（注：详细请读《陈寅恪的最后 20 年》一书），为史学界和中山大学留下了许多宝贵的学术财富。但是，由于种种历史原因，特别是"文化大革命"，陈先生在中山大学的人生结局是非常悲惨的。但是他一生为之追求的"独立之精神，自由之思想"（注：这句话也可见于清华园中，由陈先生题写的王国维墓碑上）的治学精神将永存在以学术为生命的学者中！

15 年前，刚刚从浙江大学调任到中山大学当校长的黄达人教授，召开了一个青年学者座谈会，请大家为中山大学的发展献计献策。当时，我就向黄校长提议："办好中山大学就学两个姓陈的。"黄校长问我什么意思？我回答说，第一个姓陈的是陈寅恪，他所倡导和追求的"独立之精神，自由之思想"的治学精神是当时中山大学非常需要建立的。由于广东地处经济改革的前沿，20 世纪 90 年代末期，商业思潮严重影响中山大学的学术氛围，应该重建崇尚学术的精神。第二个姓陈的是陈序经，他做校长所践行的"校长是教授的仆人"的治校理念应该尽快在中山大学建立起来，让学校各级管理职能部门尽快建立起服务教授学者的机制，真正为教师解决办事难的官僚作风。如果校长都是教授的仆人，学校其他管理干部更应该是教授的仆人，这样学校就会很快形成一个风清气正的大学办事作风。也正是这次坦诚向黄校长建言，使我与黄校长结为一生的良师益友。

我今天讲这些过去的事，一是让您知道，我来中医界办大学所追求的办学理念，二是让您知道我所崇尚的治学精神。特别提到国学大师陈寅恪，就是要表明我的关键思想，即是对大学者应该是英雄莫问出处！例如，我们中医界的大家，不要说他一定是学院派还是民间派的，我们不在乎他（她）是什么派，我们只在乎他（她）是一个既有医术又有医德的大医！首先看他们是不是真正地在做中医的事业，第二看他们有没有临床的实际效果，第三看他们有没有传统中医的理论水平，就问这几个，不能求全责备。只要他们走在中医正道上，有临床效果，哪怕理论差一点也不要紧。如果他理论很好，临床差一点也可以，也是人才，因为人不能十全十美，有些人是理论比临床强，有些人是临床比理论强，各取所长。我讲这个意思就是我作为大学校长，要有胸怀包容他们。还有，对于各家民间学派，我觉得北中医要有胸怀，除民间医生外，还有道医、佛医、藏医，所有这些，只要从事这些事业的人，是敬业的，有医术的，有医德的，我们北中医都应该搭建一个大的舞台，让他们来展示各自的学术和才华。

朱良春：有一个福建东南卫视的制片人，叫黄剑，他很了不起。他这几年一直在基层跑，采访的都是名不见经传的民间医生，但是各有独到的绝技。他就收集中医最原始、最根本、最纯正的东西，拍了 3 年，访问了几百个中医大夫，包括国外那些有本事的。有些人在深山老林的树洞里头打坐，可以 1 个月不吃饭、不动，这种人他都访问过。有机会他可以给你推荐一些民间有真才实效的人。

徐安龙：这个真是不得了，黄剑值得我认识。

朱良春：看看他能不能提供一些片子资料，他也可以给您推荐具有一技之长的人。

徐安龙：真是高人在野呀！我们国家自古以来，往往是"礼失求诸野"。纵观五千年的历史，很多高官厚禄的人，能留下来有价值东西的不多，反而是民间各个领域的大家很多；甚至有些人是在宫廷落魄，流落民间，反而成了千古流芳的名人。孔子本身就是一个曾经想通过仕途实现抱负，但是多次尝试没有他的用武之地；结果在民间，通过教授弟子，整理古籍，建立了儒家学说。屈原也是一再被贬官，最后被罢官放逐，成为划时代的诗人。司马迁被宫刑后，成为中国通史第一人，开启了一个史学新时代。说这些，我的意思就是要表达山野村夫中也有高人，如果我们敞开胸怀，把这些高人请到北中医，给他们一个舞台讲课或带学生，这对我们的学生是多么的大幸啊！

朱良春：这就是开了一个最宝贵、最有价值的方便之门。

徐安龙：方便之门，这个说得好。就是佛学里面常讲的方便之门。

朱良春：对对对！

朱幼春（朱老的小儿子）：合肥还有一位许跃远。

朱良春：许跃远是搞象脉学研究的。

朱幼春：扁鹊脉法，摸了脉就像看到一样。

朱良春：他那个真了不起，就凭这 3 根指头，能够知道患者的过去和未来——你身上从前哪里开过刀，他一把脉都知道。

朱幼春：现在是南京中医药大学新医学院的副院长，被南中医邀请过去了。

徐安龙：我们也应该过去礼贤下士拜访。

邱浩：他在北京讲过很多次课。

朱幼春：象脉学现在越来越成熟了，我参加过许老师四期学习班。尽管他是西医出身，对脉学和针灸、中药都有很深的造诣。

朱良春：这个人了不起！一期学习班他收费是4900元，幼春报到的时候填写了名字：朱幼春。他一看，籍贯是南通的，问你跟朱良春是什么关系？幼春说我是他儿子，他马上说：免收学费。这个人办班不是商业性的，还是想做学问，培养人才。所以天下之大无奇不有，中国流传在民间的宝贵的东西太多了！我有一个同学姜春华教授，他假设不去世，也应该是一名国医大师；沈自尹院士，就是他的学生。姜春华就讲过一句话："中医到处都是宝，看你会找不会找，如果你会找，一定是乐陶陶。"

徐安龙：我现在已经感觉乐陶陶了。我才刚刚开始找，就已经乐陶陶了。

朱良春：中医流落在民间的东西太多了，像徐校长能有这么博大的胸怀和热忱的精神，回去以后一定会有很大收获的！

徐安龙：谢谢您的肯定和鼓励！我其实是一个外行，只是小时候对国学感兴趣，加之被中医感动过——因为家乡有位老中医救过我的命，从那时起，我心里就埋下了对中医良好印象的种子。也正因为这样，才愿意应聘北中医的校长。但是现在来到中医界，我要从学生做起，从第一层做起，去向每个值得我学习的人请教，包括邱浩。邱浩这一路跟我在一起这么久，他是知道我也向他学习了许多中医的知识；同时不管是谁，他见证了我都愿意学习请教。

朱良春：邱浩了不起，年纪轻轻，在中医经典、文化脉络方面有研究，古典文化和中医方面的根基很厚。他注的几本书我看了以后，十分敬佩，他是一个不好名、不好利，埋头工作的人。甘于寂寞这种精神了不起，这样会成为大家的。

徐安龙：我也是这么看好他的。要坚守，要坚持！最困难的时候快要过去了。我想只要他坚守得住，成大家是必然的。

朱良春：我们合个影。

（合影过程略）

朱良春：80年代姜春华教授就说了，现在我们国家的中医学院是很难培养出真正的中医人才的。

朱建华（朱老的女儿）：我爸爸这两个得意门生的命运，真的是中国教育制度弊端造成的。

徐安龙：朱步先在英国，我以后可以去请他。

朱建华：在英国，我与幼春弟在他家待了一天，他带我们游览了好几个地方。他在家除了半天门诊外，就是闭门读书、写作，传播中医文化，现在写了几本很好的书，我说你的经验不写出来太可惜了！这是我们国家的损失，这么好的人才就这么流走了，他们都是在国内想做一番事业，但被逼无奈才走的。当初晋升职称，朱步先考了医古文，但说还必须考外文。谁能料到他日后在英国是用英语与患者交流的！

（为了让朱老休息一下，我们去他家楼上参观了他的珍贵历史照片和相关材料）

徐安龙：朱老，今天最后耽误您几分钟，表达一下我的感谢，衷心感谢您对我的指点与接待！同时表达一下我的决心，一定要把中医事业做起来，做好！在您家楼上参观时跟幼春大夫也讲到了：虽然目前我不知道能不能把中医事业做得成，但至少我的决心是在的，义无反顾！做不做得成，第一要靠国家政治大环境和政策，第二要靠北中医的师生员工和中医界的同仁支持；第三要靠我本人不遗余力的努力。这三个方面，天时、地利、人和，如果顺缘都能合在一起，这个事情就能做成！我会尽量把这三大条件创造好，包括我怎么跟政府打交道，为什么这次来拜访国医大师，我准备写成战略报告，把这次跟国医大师的访谈编成一本书，通过这本书向社会展示，中医存在什么问题，中医发展前景在哪里，用一个访谈录的形式写出来，到时候整理好了会给您看，您的那句话"经典是基础，师传是关键，实践是根本"就是采访您的题目。我跟几位国医大师访谈，他们每个人都有一句精辟的话，每一句精辟的话就是我这一章跟大师访谈的题目。包括我跟陆广莘教授见面聊，他就讲中医跟西医为什么不一样，他说西医是一个对抗的医学，中医是一个呵护整体生命的医学，这两个是不一样的，各自特点讲得很清楚。贺普仁老先生说的医德医术的问题，他讲：一个人能成为大医，医德的因素占了90%！他说因为只有医德高尚的人才有机会，才有机缘学到好东西，才有可能得到好中医的传授。

朱良春：医乃仁术。

徐安龙：仁者必高寿。看您气色不错，现在这个状态，97岁很不错了。您多保重，我们就告辞了。

邱浩：朱老，我们去广州看望邓铁涛老前辈，邓老向您问好，祝您健康长寿！他比您大一岁。我们还要到南京去看望干祖望干老，他今年100多岁了。衷心祝福您健康长寿！祝福您这一辈的老前辈们都能顺享期颐，花甲双逢。

徐安龙：花甲双逢，健康长寿！

2013 年 8 月 6 日

中医要有"神仙手眼、菩萨心肠"

南方日报　陈枫　曹斯

广东省中医院　宋莘　宋莉萍

他被弘一法师称为"善疗众病"的"大医王"，90多岁还在看病，救助贫苦患者。

他曾被称为"五毒医生"，善用蜈蚣、壁虎、蝎子等虫类药治疗风湿病和癌症，屡有奇效。

他安居江苏古城南通，不以位高职显，而以仁术服人，名扬天下，不顾年迈为广东带徒，远程指导抗击"非典"，深得杏林敬重，被誉为"心似佛而术近仙"。

96岁的国医大师朱良春，气度儒雅，和沐如春。在广东省中医院青年弟子陈党红的出师仪式上，他欣然接受专访，谆谆寄语，还专门在赠给弟子和本报记者的书上，郑重印上75年前恩师章次公送的印章："儿女性情，英雄肝胆，神仙手眼，菩萨心肠"，寓意深远。

问道者

吕玉波（广东省中医院名誉院长、广东省中医药学会会长）

陈达灿（广东省中医院院长、朱良春弟子）

陈党红（广东省中医院医学博士、朱良春弟子）

成才之道——研习经典还须以道论医

吕玉波：中医界有一个"朱良春现象"，说的是您安居一隅却名扬全国，成为公认的中医泰斗。请问您老有什么成才的奥秘？

朱良春：我曾经概括了三句话，叫"经典是基础、师传是关键、实践是根本"。望文生义，一个是学好经典，一个是做好师传，最后一个更重要，就是临床实践。只有三者结合起来，才能成为一个完整的、全面的好医生。

任何一门科学都需要继承、创新两方面，历代卓有成就的医家，仓公、扁鹊、华佗、张仲景、孙思邈、金元四大家、李时珍以及清代的温病学家，都有师承，都是精研经典的，才能成为一代名医，在学术上推演发扬、革新创造。中医药学，如不熟读经典、跟随名师、深入实践、融会贯通，是不可能得其精髓而有造诣的。

陈达灿：据说您是因为生病而立志要学中医的？

朱良春：我学医是因为生病才萌发的。读中学时，得了肺结核，辍学了，后来吃中药吃好了，我因此决心学习中医。我开始跟孟河医派御医马培之先生的侄孙马惠卿先生学医。马先生当时已经近60岁了，教我们读经典的是大师兄。我们读书比较辛苦，都是读木板的书，没有句点。大师兄帮我们圈点、断句，会背了，再圈点下面的。"书读百遍，其义自见"，对主要的、精辟的、好的段落一定要熟读。慢慢地其内涵精义就理解了。

说起熟读经典，我认为，《黄帝内经》（以下简称《内经》）并不是纯粹的医书，里面有许多道家的思想，是道与术的结合体。《内经》的很多东西都是从《易经》当中来的。道是中华文化的终极之理，是最高的，所以必须以道论医，也就是从哲学、传统文化的角度来学习解读《内经》，才能读懂、读通、读透。

中医经典是取之不尽、用之不竭的宝库。还有很多宝藏没有被发现，没有被阐明。举个例子，《内经》的《灵枢·五色篇》说，"阙上者，咽喉也"，阙，两眉之间谓之阙，也叫印堂。这6个字，看似简单，却很管用。20世纪50年代后期，我们江苏南通白喉大流行，一下子发病4 000多人，白喉血清供应不上，这样西医就基本没办法了，只有求助中医和针灸。那时候，我当院长，一方面用中药如《白喉忌表抉微》神仙活命汤、养阴清肺汤等，同时根据这6个字，用短针在印堂上一寸向下平刺"阙上穴"，留针，用胶布粘起来，既不疼，也不出血，止痛快。针刺了之后，半个小时咽部疼痛、不适的感觉就好多了。半天后开始退热，第二天，白喉伪膜开始脱落了。于是许多的白喉患者都来找我们中医治疗，一共观察137例，痊愈133例，白腐脱落平均不超过3天，退热平均2天。这个例子说明，《内经》里很多精辟的东西，我们发现得还很少，需要我们不断探索。

师承之道——恩师赠印寄望菩萨心肠

陈党红：师传是关键。您的恩师章次公先生对您影响很大，他赠给您的这方印章"儿女性情，英雄肝胆，神仙手眼，菩萨心肠"，16个字，有怎样的寓意？

朱良春：中医古代的教育模式就是师带徒。徒弟和老师朝夕相处，耳濡目染，对学生的影响是比较大的。有的老师善于表达，会把经验很完整地表达出来，有的不善于表达，言简意赅，就说这么一两句话，全靠你去理解、体会。

章次公先生是我终生难忘的恩师，他是镇江人，大我13岁，不到 30 岁就是当时上海的名医了，1955 年到卫生部当中医顾问。他是一个革新家，在 1929 年就提出"发皇古义、融会新知"的观点。他有"小孟尝"的美誉，经常收留一些有困难的亲友，吃住在家，碰上求救的学生，身上未带钱，二话不说就把自己的高档皮袍子典当了去。他非常体谅穷人，被称为"平民医生"，这对我影响很大。

章先生对学生非常客气，不叫我朱良春，而叫我"朱世兄"，很亲切。1937 年，抗日战争爆发，上海是孤岛，我的生活来源断了，章先生就介绍我到红卍字会医院坐诊，我就半天给难民看病，半天到章先生那里抄方学习。工薪 12 块钱 1 个月，包括交通费我共用去 8 块钱，多 4 块钱就买书。

1938 年我毕业时，章次公先生送我这方印章，当时我不能完全理解，就问老师是什么意思。老师说这 4 句话是教你做医生的 4 个准则。第一，儿女性情，就是对待患者要像儿女对待自己的亲人一样温和、温柔，要体贴患者；第二，英雄肝胆，治病要有胆识，该出手时就出手，该用大剂的要用大剂，不要优柔寡断，错失时机，当用则用；第三，神仙手眼，你要明察秋毫，见微知著，看到很细微的症状，就要预计到在什么情况下会出现什么病，要看得清、辨得明；第四，菩萨心肠，要关心、体贴患者，像菩萨那样慈悲。不但做医生这样，做人也应该这样。

到现在 70 多年了，我谨遵师训，但离章先生的要求还很远。我现在也没有放松学习，每天用眼睛的时间还有十几个小时，务求"每日必求一得"。我这个人很愚钝，人家过去说我是书呆子，不抽烟，不喝酒，不打牌，很少参加娱乐活动。娱乐在哪里，在书里头。我感到，书中有无穷无尽的东西，值得我们去领会。

学术之道——胆大心细虫药治病救人

陈达灿：您善用虫类药，治疗痹证、肿瘤等疑难杂症，1978 年就著述出版我国第一部虫类药专著《虫类药的应用》，用药可谓"胆大心细"，前几年跟您整理再版这本著作，受益很大。您一开始怎么敢用这些"毒药"？

朱良春：中医用虫类药有悠久的历史，《神农本草经》中 67 种动物药中虫类有 28 种，到明代李时珍《本草纲目》就收载了 461 种动物药中虫类药已有 107 种。过去一些医家担心动物药有毒性，动物的异体蛋白质确实能对一些人体造成过敏，但这些溶血性毒素、神经性毒素在动物死后就分解了。事实上，动物药富含酶、多肽、氨基酸等，中医称之为"血肉有情"之品，具有穿透剔邪、通经活络、熄风定惊等作用，非草木药所能比拟。

虫类药具有较猛的破积化瘀作用，现代药物实验证明有一定的抑制癌细胞作用。在临床治癌过程中，我常用到壁虎、䗪虫、蝉蜕、蟾蜍、地龙（蚯蚓）、僵蚕、蝼蛄、全蝎、凤凰衣、蜈蚣等虫类药物。如䗪虫，是一味平和的活血化瘀药，特点是破而不峻，能行能和，虚弱者也可用，可治疗慢性肝炎、肝硬化。

又如蜂房，古书讲它是一种攻毒疗疮的佳药，我发现它还能温肺肾，止咳化痰。常将蜂房末 3 克（小儿酌量）、鸡蛋 1 个（去壳），放在锅内混合，不用油盐炒熟，饭后一次吃下，每日 1～2 次，连吃 5～7 日，对久咳不已的慢性支气管炎效果不错。虫类药的应用有广阔前景，要不断探索实践，通过人工培育保证药源，注重剂型改革，方便应用以提高疗效。

传承之道——尽智竭力倾授同道以知

吕玉波：朱老，很感谢您 2001 年起不顾年事已高，坚持南下，为我们广东带徒，现在有一批学生都成长起来了。您打破门户之见，治学兼收并蓄，重视收集民间单方验方，对于李可等老中医的探索突破也大力支持，这种胸怀，让我们特别佩服。

朱良春：中医药是中华国粹，不能在我们这代人手上断掉。过去有些老中医比较保守，所以我提出来"经验不保守，知识不带走"。知识你带到马克思那里去，有什么意思？我们这一批老中医，尽我们的所知所能，竭尽全力传授。我们是同道，可以相互交流。我们懂的，当场答复你；我们不懂的，回去查查书，再思考，然后答复你。

中医的生命在于实践，检验实践的水平是看疗效。不管你是西医中医，是哪一科的，没有疗效的医学都是空的。中医强调辨"证"论治，西医是辨"病"，各有所长，要结合起来。我发现，许多有成就的中医都有点"偏执"。金元四大家就是四个大"偏执"，各有各的主打观点。

李可先生是山西灵石县的老中医，自学成才。我 20 世纪 60 年代在《中医杂志》上发表《虫类药的应用》文章，他看了，受到启发。乡下的虫子很多，屎壳郎、全蝎、蜈蚣、蚯蚓、䗪虫到处都是，他就收集这些东西，一用，效果很好。直到十几年前，我们遇到，他满头白发，还拉住我的手叫"老师"，我说，不敢当，我现在用药谨慎，不像你那样胆大有魄力。

李老是扶阳派，善于用附子、干姜、肉桂、细辛，都是大剂量，附子多的时候用到 500 克，大大超过药典规定的量，用于回阳救逆，抢救心力衰竭患者。前几年有些争议，但我也吃过他的药，感觉他在这方面是有丰富经验的，配伍得好，特别是危急重症，屡起沉疴，是值得我们学习的。他今年去世了，我很伤心。

《千金方》说："人命至重，有贵千金；一方济之，德逾于此。"我常说，世上只有"不知"之症，没有"不治"之症。事实上大部分病症还是可辨可治的，关键是找到"证"的本质。如果说不能治，那是我们尚未认识确有疗效的"未知方药"的缘故，但总会找到。我对中医发展充满信心，要敢于去攻克疑难重症，不要迷信权威，必须兼容并蓄，融汇百家之长，允许争鸣探索，才能进步。

《南方日报》2013 年 11 月 12 日

千里谢恩师
——拜望国医大师朱良春教授

深圳市中医院　张剑勇　李志铭

　　古人云："一日为师，终生为父。"2013 年，年逾古稀的广东省名中医李志铭教授听说恩师朱良春教授腰部受伤，身体欠佳，心急如焚，不顾自己患有高血压病，又有"恐高症"，破例乘飞机去南通探望阔别 20 年之久的恩师，令我非常感动。

　　这天正好是圣诞节，李志铭教授带我冒着寒风，怀揣赤诚之心，专程前往江苏省南通市拜望国医大师朱良春教授。在朱良春子女的陪同下我们终于见到了倾慕已久的国医泰斗。朱、李二位是"忘年交"，相知有 30 余年，鸿雁传书，感情笃深。我是 10 年前在厦门全国中医风湿病学术会议上有幸第一次聆听朱良春讲课，老先生的《虫类药的应用》及益肾蠲痹法等学术思想一直指导我风湿病临床治疗。这次我又荣幸地到江苏南通北濠河畔老先生府邸，感受大师风范，聆听谆谆教诲，心情很激动。

　　朱良春大师已经走过了 70 余载医学生涯。他聪慧过人、学识渊博、博采众长、继承创新，在中医学领域辛勤耕耘，勇于探索，取得了令人瞩目的成就。即将 98 岁高龄的朱良春精神矍铄，气度儒雅，思维清晰，平易近人。其纵贯古今之学识，浩荡宽广之胸怀，菩萨仁善之心肠，总让人生出无限敬意。步入会客厅里，有一幅著名国画大师范曾先生 28 年前赠予朱良春的"李时珍采药图"国画，并配对联一副,上联是:得失塞翁马;下联是:胸怀孺子牛。客厅还悬挂有著名书法家武中奇先生的条幅:杏林春暖、琴心剑胆。这是朱良春一生为人、行医生涯的真实写照。

此次会面,朱良春和李教授皆十分高兴,两人相握的手久久不愿松开。李志铭教授除了精通医术外,在书法、绘画上也有很高的造诣。他常常以医论道,以画会友,他们就是"心有灵犀一点通"的挚友。他们虽是师徒,但情同父子。李教授事前画了一幅红松树,赠予朱良春。我不解地问:"松树不都是绿色的,为何要画成红色的?"他解释说:"画为心意,朱者,红色也;松树表示万年长青。宋代大文豪苏东坡曾画过一幅红色的竹子——朱竹,寓意甚深。"两人清茶言欢,谈笑风生,一番切磋后,朱良春即兴赋诗一首题上:"红松坚直挺,夕阳更艳鲜;友情胜手足,千古传杏林"。只见他神情专注,气宇轩昂,运笔自如,苍劲有力。他们谈兴甚浓,意犹未尽,朱良春又补题了:"癸巳冬月,志铭挚友携剑勇主任远道来访,情谊殷殷,并馈赐法绘红松一幅以作纪念,虔诚之心,感人至深。"他对晚辈的厚爱、提携及平易待人之心跃然纸上,让人无限感慨!

朱良春先生继承并发扬了中医界的传统美德,尊师爱徒,尊敬同道,提携后学,诲人不倦。他把"经验不保守,知识不带走"作为座右铭。这种高风亮节,无私奉献的精神将是世人的楷模。

在朱良春先生三楼的会客厅里挂满了名人字画、获奖证书、领导题词、合影照片,还摆放着纪念性的工艺品,琳琅满目,美不胜收。南通素有"博物馆之城"的美誉,我看朱老这里大有中医博物馆之家的气势。其中有一张朱良春敬侍章次公先师之合影我印象更深刻。朱良春牢记先师遗训"发皇古义,融会新知",终成一代宗师。先生是医圣张仲景所倡导的"勤求古训、博采众方"的忠实实践者。胸襟博大，视野开阔，治学兼收并蓄。他平时注意搜集民间验方，从中汲取丰富的营养，处方不拘一格，常常把一些民间验方以至刚发掘出来的草药加进去，出奇制胜，往往收到意想不到的效果。但他也谆谆告诫我们，学问应当与时俱进，重视对西医的学习，力求中西医的逐渐沟通。

朱良春国医大师在 95 岁高龄前，除了常规的出诊外，还经常应邀到海内外讲学、研讨，布道神州，遍洒甘露；他不仅纵行南北，还在北濠河畔笑迎八方来访者。在他的寓所里，来此"取经"的高徒络绎不绝。这里，不仅来过新加坡学员，也曾住过广东的高徒，还有北京、上海优秀中医临床人才培养项目的学员登门来访。近两年由于摔伤导致腰椎压缩性骨折行动不便，先生才谢绝了外出讲学、会诊；闲暇时间主要用于整理文稿和复信，更多的是在考虑中医事业的传承。2013 年他不顾年事已高，举办了传承学术思想、临床经验的学习班。朱良春的患者遍天下，弟子遍天下，朋友遍天下；真正以德服人，以术服人，是一位心似佛而术近仙的中医长者！

时间不知不觉地过去了，我们破例享受了"超高规格待遇"，李教授仍依依不舍，感慨万千，也情不自禁赋"良师颂"赞曰：

朱衣有道道更灵，
良医高术术济民；
春风化雨雨沧海，
寿仁为师师杏林。

《中国中医药报》2014 年 2 月 13 日

朱良春：中医本有佛心禅意

　　岁月没有在朱良春脸上留下痕迹，5 年过去了，他还是那么神采奕奕，那么健谈，甚至连他的字都还那么有力。只是近年来因腰伤体力略减，才放慢了生活的节奏。

"中医已融入我的生命"

　　"每天不做点与中医有关的事，就像缺少点什么。过去如此，近年更是如此。中医已融入我的血液和生命！"已 97 岁高龄的朱良春笑着告诉记者。

　　"父亲被评为国医大师时，坚持每周 3 次上门诊，直至近年腰伤他才将重心转移到学术经验的整理和传承上，但仍很忙碌：整理文稿、讲课、写信、题词、答疑、会见来访的宾朋，占据了大量时间。"女儿朱建华说。

　　2013 年 4 月，在"国医大师朱良春学术思想暨临床经验学习班"上，朱良春亲自主讲，并进行长达 1 小时的释疑解惑。同年 5 月，在国家中医药适宜技术网络推广会上，他向全国数百家中医院专家讲解了《痹证治疗的三个环节和三大主症》。代表其学术思想的《国医大师朱良春治疗危急重症经验集》《虫类药的应用》等著作也相继出版。

此外，他还时常坐镇家中，指导子女、徒弟遣方用药。大家遇有疑难不决时，随时向他请教。

朱良春的朋友很多，造访者上至政要高官，下至平民百姓，还有书法家、画家等各界名流，更有中医界、新闻出版界的挚友和后学。他似乎有一种强大的气场，吸引着四面八方的来客。这主要缘于其独特的人格魅力——随和、宽容、睿智、善解人意，不以大家自居，以德服人。

"儒道佛兼备取其用"

朱良春不仅医术高明，其宽广的胸怀、包容的心态以及长寿之道，也一直为人所称道，5 年来记者数次追问如何能达到这种境界。2013 年底，他亲书国学大师南怀瑾的语录送给记者，给出了答案：

人生之最高境界——佛为心，道为骨，儒为表，大度看世界；技在手，能在身，思在脑，从容过生活。

"中医本有佛心禅意，人生更要儒道佛兼备取其用。"这是他近年的体悟。

早年朱良春崇拜的弘一大师曾赐他墨宝："不为自己求安乐，但愿众生得离苦"，大师提倡的佛家仁慈恻隐之心，使其深受教益。他表示："天道酬勤，天道也酬善，只有大爱无疆，多做善事，才会心胸坦荡，才会有睿智强大的内心，并生出无限的幸福感，也才会有好的回报。而治病救人，正是积善成德的最好体现。"几十年来，他将这种信念融入到每一次出诊、每一次把脉，甚至每一次抬眼凝望患者时慈悲的眼神中。

"儒家要敢于担当拿得起，道家要知足常乐想得开，儒道两家看似矛盾，但还是能兼备求其用。要以积极入世的态度做事，以超然出世的态度做人。比如我们对中医用情很深，甚至成了深沉而持久的信仰，那么就能为之不遗余力（儒），就能为之忍受很多（道）。"

如今，怀着佛家的慈悲、儒家的担当、道家的豁达，朱良春仍续写着感人的故事。几年来，他对前来求教的中医学子皆不厌其烦、真诚相授，始终坚守着"经验不保守，知识不带走"的诺言。

读《中国中医药报》，关注中医药界的大事、喜事，也是他重要的事情。前不久，国家卫生和计划生育委员会副主任、国家中医药管理局局长王国强到家中看望他，他说道："国学是中医的根基，只有融入中医教育，才能获得深入中医堂奥之钥匙，不至中断医道之文脉。"

"中医已伴随我近一个世纪！"过去 80 余年，朱良春践行着对中医的爱；如今，他最大的愿望就是在以后更长久的岁月里，保养好身体，以尽献对生命、对中医的爱，永不停息！

《中国中医药报》2014 年 3 月 19 日

请教国医大师朱良春
——关于风湿类疾病答疑记录

广东省中医院　何羿婷　潘峰

时间：2014 年 8 月 12—13 日

地点：江苏省南通市朱老家中

参与者：朱良春、何羿婷、潘峰、朱建华

整理人：何羿婷（广东省中医院主任医师）

潘峰（中医博士生，广东省中医院副主任医师）

何羿婷：朱老，您好！这么多年跟师焦老学习了一些东西，然而焦老不在了，临床上经常遇到一些问题解决不了，所以特来向您请教。平时我常读您的书，也时常和潘峰交流，当然更想当面向您老请教。比如说，您治痛风特别有经验，我们现在治疗痛风的主导思想就是按照您提出的"泄浊排瘀"法，以您那个"泄浊方"为底方。配伍桂枝芍药知母汤，或四妙，或宣痹汤。有一个单位的几个人吃了效果挺好，现在单位有人得痛风就介绍给我看。如发病部位有些红肿，但舌苔不是很黄腻，舌苔稍微有点黄的患者就用宣痹汤，效果特别好。有位老太太肿得很厉害，全部用的中药，没用其他药，效果也不错。我认为有些患者，因为下肢的病变，大部分尺脉都弱，就加点补肾的药，效果确实会好一点。但是，个人认为治疗中有些方面可能还是欠妥，比如痛风止痛很容易，但是尿酸不容易排出去。

有的患者尿酸能降，有的患者的尿酸却降不下来，其他症状都没了，肿痛全消了，可尿酸就是降不下来。我觉得这个问题挺头痛的。

朱良春：降尿酸，有一味药是土茯苓，但一定要用大量，什么20克、30克没有用，最少50克，80克，乃至100克都可以。它没有毒性，没有不良反应，能够降尿酸，能够化湿瘀，还能解毒。同时要配合金银花，当然萆薢、薏苡仁、威灵仙，这几味药都要用上。

何羿婷：对，对，这几味药常用，但是金银花用得少。

朱良春：遇到红肿的，金银花也要用到50克。

何羿婷：那如果用忍冬藤呢，还要用金银花吗？

朱良春：那当然，忍冬藤价钱比较便宜，金银花比较贵，可以各用30克。

何羿婷：如果红肿热痛已经没有了，只是单纯降尿酸的话又该如何选药呢？

朱良春：金银花可以不用。毕竟这个是清凉解毒，而清热解毒主要是土茯苓。

何羿婷：平常我们用您那个方子，萆薢、土茯苓都用了。

朱良春：是否量不够。

何羿婷：可能量不够，最多用到45克，确实就没有用到80～100克。

朱良春：有时候肿，一定要加利水的药，泽兰、泽泻各30克，这个利水消肿相当好。也可以嘱患者用玉米须泡茶，当水喝，排尿。

何羿婷：要吃多长时间呢？

朱良春：没有症状就不要用了。

何羿婷：嗯，您认为土茯苓配合利水消肿的药都可以。

朱良春：对。

何羿婷：最近几个痛风的年轻患者吃药控制了病情，但因应酬多，喝了啤酒，吃了海鲜，结果又复发了。

朱良春：一定要忌口，不忌口是不行的。

何羿婷：这些患者病情很反复，我有几个患者刚开始尿酸降下来了，过几个月尿酸又上去了。

朱良春：肯定是没有忌口，这个嘴又没管住。

何羿婷：朱老，临床上我觉得干燥综合征治疗起来也比较棘手。这个病一般阴虚居多，而且难恢复。我们按照中医相应理论去治，效果却不满意。我平常是这么做的，您看合不合适。如果一派阴虚象，滋阴的话，六味地黄丸、二至丸、知柏地黄丸，甚至参麦、石斛也是大量用，但有些患者效果就是不好。我们曾经会诊过一个患者，他其他症状不明显，就是嘴唇干，试用了各种方案，都无效，最后只能叫患者擦些润唇的东西。

朱良春：唇属脾，这是脾中有郁热，郁伏在脾里面。滋阴的药，一般对肝火胃热比较好，但脾有热，等于是一堆火在里面，上面都是灰，你用滋阴的药等于把水浇上去，好像是把火盖住了，但其实里面还在闷着烧，致津不上承，而脾主升，津液上不来，肯定会口干。你必须要清除埋伏在里面的火，要釜底抽薪，也就是清脾，清脾里的郁热。古方里有一个泻黄散能泻去脾中的伏火，另外加点人中黄、人中白更好。

何羿婷：大概多少量？

朱良春：人中黄、人中白一般 8～10 克就够了，量不要大，它能清脾经的郁火。嘴唇干，当然也要加一点养阴的药，西洋参、石斛、生地黄都可以。

何羿婷：好的。来之前我拟了一张单，还有好多问题都想向您

276

请教，朱老，真是太打扰了。

朱良春：没有，没有。

何羿婷：干燥综合征眼干主要用什么药？

朱良春：眼睛干要用养肝的药，枸杞子、菊花、石斛、决明子、谷精珠。

何羿婷：当时我记得焦老喜欢用桑叶、杭菊花。

朱良春：这也是对的。

何羿婷：当时跟焦老的时候没经验，跟少了，学得不够。现在看的病多了，遇到的问题也多了，只能请教您老。鼻子干用哪些药好些？

朱良春：干燥性鼻炎，鼻子干，辛夷一定要用，还有苍耳子，再加点养阴的药，这两味药对鼻干效果比较好。

何羿婷：您记得多年前我请您看过一个小孩，这个小孩各项检查都是正常的，就是关节痛，您会诊之后，其他检查都没看，指出先调脾胃，结果效果特别好。可见，您都是依据中医基础理论来诊治病证的，而我们的中医理论学得太欠缺了。

朱良春：学到老，学不完。学问学问，在学习当中就是问嘛。

何羿婷：另外，有个强直性脊柱炎的问题想请教您。强直性脊柱炎多为男性和年轻人犯病，它的主要病机是肾督两虚，而年轻的男孩应该是肾气最旺盛的时候，为什么这个阶段却容易发病呢？

朱良春：我认为，一方面与先天禀赋不足有关，肾为先天之本，先天不足，肾气、肾精亏虚，督脉失养，就容易患此病；如果后天喂养得当，水谷精微充盈，或可减少发病。另一方面与现代人的生活、工作习惯有很大的关系，乃至于包括学生在内，现在学生负担也很重，熬夜、用电脑，一直到深更半夜，这样容易造成肾气亏虚，损伤肾精，这个肾虚，肾阴虚是一部分，进而耗散阳气，见到肾阳虚的更多，都是怕冷，舌质比较淡，这样的人消耗太多了，好像灯里头没有油了。一个是生活学习节奏比较快，每天晚上要零点或凌晨1～2点睡；第二个是饮食因素，都是吃一些火锅、烧烤、煎炸炙煿之品，这样就容易发这个病，如果他生活规律，每天晚上10～11点就能睡，饮食合理，清淡一点就可以少生这种病，即使生了病也容易好，但很多人都不注意这点。

何羿婷：生活不规律，消耗得过多，加上先天不足，就容易把灯里的油耗完。人到了中老年本身肾气就已亏虚，但发这个病的却反而少了，请问，您怎么看？

朱良春：中老年发病少，是生活规律，生活稳定，工作稳定，饮食习惯也逐渐向健康方向发展，暴饮暴食少了。十多年前，山东威海和青岛卫生局的中医协会组织邀请我去讲讲课，看看病。去了之后，发现好多患者都是抬来的，自己不能走路了，有不少甚至肌肉都已经萎缩了。我就问，你们这儿怎么那么多这种患者。他们说，发了病治不好，最后就都变成这样了。我说，这个病到了这种阶段就很难恢复了，畸形加骨质破坏，要修复、恢复功能，确实很困难。

多吃海鲜的地方容易发风湿性疾病，地区性明显。比如青岛、威海这类地方风湿、肩周炎都很多。那里都是吃海鲜，天天吃，其实海鲜应尽量少吃，甚至不吃。从中医的角度说，海鲜都是发物，但究竟是什么道理，我至今还没弄清楚。像南通地区靠黄海，类风湿关节炎比较多，强直性脊柱炎还不算多。强直性脊柱炎还是按照益肾壮督，蠲痹通络，一个治本一个治标进行。我的经验认为穿山龙很好，这个药医院一定要有，对于慢性肾炎、尿毒症都可以重用。

何羿婷：一般重用到什么程度？

朱良春：一般用到 50～80 克才有效，20～30 克没有用。穿山龙东北出的最多，在哈尔滨用得多，但是他们一般用 15～20 克，量太少。我 30 克以下没用过，40 克有点效，50 克效果很好，所以我们一开始就要用到 50 克。对于疼痛，用制天南星。生天南星我们也用，但是很少用。

何羿婷：制天南星一般也是 30 克？还是多少克？

朱良春：你们那个地方（两广地区）可用 20 克。你们那里一般开 5 天药是吗？

何羿婷：7 天。

朱良春：哦。吃了没什么事，再加到 25～30 克，这个药也可以用到 40 克。

何羿婷：这个药是要先煎吧？

朱良春：制过的不一定要。

潘峰：煎 1 个小时，我刚开始回广州用过，一些患者没什么反应，少数几个患者还是有反应的，不知道是不是那个批次的天南星制得不好的原因？

朱良春：有什么反应？

潘峰：他就是觉得喝了这个中药老是想吐，老是不舒服。

朱良春：这是天南星炮制得不好。

何羿婷：这个我们会跟医院领导汇报。

朱良春：我的学生徐凯主任，用这个药治疗肿瘤的骨转移，效果极好。

何羿婷：止痛的效果挺好。

朱良春：本来肿瘤科麻醉药用得很多，用了这个药，麻醉药的量显著地减少了。

何羿婷： 好的，谢谢朱老，您先休息，我们明天继续来请教。

第二天

何羿婷： 朱老，我还想问下硬皮病的问题。平时我们按中医理论，从肺论治，肺主皮毛；还有从脾论治，培土生金；也有从肾的角度，去温煦、滋润；还有就是活血祛瘀。理论呢，我们都好像知道，但是效果却没有强直性脊柱炎或类风湿关节炎明显，我也是很困惑。

朱良春： 硬皮病是一种顽固的疾病，起病不是太快，面部表情慢慢消失，不能笑了，很多都是从脸开始，到四肢，到胸部。最严重就是到胸部，影响呼吸。我在临床上也看了一部分，一部分是有效的，一部分也没办法。因为来的时候已经呼吸急促了，手指僵硬了。我们风湿病医院建院的第一年，我看过一个无锡的患者，在门诊看过几次，还可以，他就想在我们这里住院。住进来以后，这个患者情况越来越差，当然他自己知道这个病很重，北京、上海的专家都看过了，没办法，大量激素都没有作用。已经到晚期了，气血津液经脉都亏虚、堵塞，这时只有加大中药剂量：扶正，提高免疫功能，加强活血化瘀，益气、生津、通络，改善症状，经这样治疗后，好像有所好转，但是始终不能截住疾病发展，病变一步一步发展，最后呼吸急迫。这个时候，我们发了病危通知，家人就希望我们能送他回家，他唯一的愿望就是死在家里。我们派了医生护士带上抢救设备护送他回去，总算维持到进了家门半小时后去世。这个患者给我印象非常深刻，心里很难过，看着他一步一步走向衰竭。还有几例患者，属于中度，治疗效果还可以，吃了药可以维持，能阻止疾病的进展，慢一点，维持得还可以。这当中我们同时使用了北京健生药业的金龙胶囊。这个药都是鲜动物药，其中有壁虎、金钱白花蛇，我感觉将这个药加上去效果可以，因为它毕竟是鲜品动物药，活性成分保护得比较好，能量还是比较大的，可以代替激素，而没有激素的不良反应。常人一般一次服 4 粒，对于这些患者，我让他们服 6 粒，一天 3 次，当然这个价格比较贵。

何羿婷：我还想了解您觉得以怎样的治法治则更好点，除了辨证论治？

朱良春：还需要重视综合治疗，要益气养血生津，活血化瘀通络，有时候还要加点温阳的药，比如说淫羊藿、鹿角胶、巴戟天。不加温阳的药，光用这些活血、养血、通络的药，还不能起效。外治呢，我们风湿病医院买了个雾化器，药物煎成药汁，倒在罐子里，有一个喷头，把液体雾化，这样有一个好处，除了面部，哪里皮肤硬了就喷哪里，这样局部就能保持不那么硬了。另外，包括推拿之类的，都应该配合，要做到综合治疗。像这种患者，穿山龙要用到 50 克或 80 克，黄芪 80 克，当归、赤芍、桃仁、川芎、丹参、䗪虫、水蛭，这些都要用，再配合辅助治疗。还有一点很重要，就是心理治疗，要鼓励患者。对这些疑难杂症的患者，看他们来时愁眉苦脸的样子，我就看出是重病患者。首先，要开导他们，鼓励他们，我把这个称之为"话疗"。第一步，我用"话疗"来鼓励患者，提高他们的信心，这样患者吃药效果会比较好。如果患者失望了，没有信心了，再好的药也没用。所以我对这些患者先"话疗"，然后再药疗，还要配合食疗，要让他们多吃一些营养品。但是要注意少食海鲜。

何羿婷：好的，谢谢朱老！还有一些自己治不好的病，也都想向您学习学习，比如白塞综合征。我一般也是在中医理论的指导下去治的：肝开窍于目，舌为心之苗，脾开窍于口等，从肝脾心三经来治疗，用得比较多的方药像三才封髓丹、甘草泻心汤。但是有时候我感觉这种湿热非常难清，比如说口腔溃疡、阴道溃疡等，总是会反复，起初用药效果很好，稍一不注意，就又会复发，我想请教这是什么原因，是用药的量不对还是其他缘故？

朱良春：这个白塞综合征就是《金匮要略》里的狐惑病。我感觉这个病还是要辨证用药、整体考虑，不能只看口腔、阴道之类的局部，要从整体看。一个患者来了以后，局部的症状要注意，但是更重要的是整体的情况，整体可以使这个病得到全面的调整。因为生病，就是人体的阴阳气血失掉了平衡，哪里不平衡，就在哪里发病。我们中医，以达到平衡为最高的目标，所以我们就是要进行调节，调节他的营养，调节他的气血，疏通他的经脉，可以达到整体的调整。以整体的调整来影响局部，我感觉疑难杂症就应该从这个思路来考虑，这样疗效就可以提高。

何羿婷：原来是因为我们看病，更重视于某一个方面，没有看到它真正的本质，所以治疗效果才不够好。

朱良春：我感觉狐惑病就是整体的阴阳失调，不能见病治病，要见病知源、追根究底来进行治疗，这样才是治本之道，治病必求其本。

何羿婷：对，就是好讲难做，做起来总是不好！（笑）

朱良春：山西科学技术出版社有位郭博信，他写过一本书，书名叫《中医是无形的科学》。他和我是朋友，他也快 70 岁了，但是他一直称呼我老师。他是山西大学中文系毕业的，后来开始对中医感兴趣，为了继续中医之路多次放弃了从政的机会。1978 年通过了中医师资格考试后曾在山西临汾医院中医科任主任，后还是为了有机会与老中医接触并学习被调到山西科学技术出版社担任医卫编辑室主任，后升任为该社总编辑。他在任职过程中出版了许多中医方面的书籍，包括李可的书。后来他拜李可同志为师，在中医道路上学习，潜心钻研，退休后自己开诊所，为了验证中医的疗效和科学性，他 10 年免费为患者看病。郭博信自身文学功底深厚，加上李可同志又有爱才之心，很愿意教他。两人当时一个在山西太原，一个在灵石县，相距两百多公里，郭博信每周日一大早就从灵石县乘公共汽车到太原，李可同志给患者看病，郭博信就在一旁抄方，抄方的过程中积累的病历都是宝贵经验，他后来越读越精，解决很多疑难杂症。他不是扶阳派，他认为扶阳不能解决所有问题。所以他该扶阳的扶阳，该益气的益气，该滋阴的滋阴。他有个特点，就是善于钻研。他写了一本书，记录了他实践的经验，很受启发，可以买来看看。我感觉现在出版部门出了很多很多的中医书，有些非常的滥！

何羿婷： 没错！

朱良春： 像彭坚的，像郭博信的，这样有价值的书啊，太少了！

何羿婷： 没错！这样的好书太少了，这些才是真正的临床经验的总结。

朱良春： 所以前几年在外地讲学，我经常提到彭坚，后来郭博信出书了，我也提到这个郭博信。写书就要写这样的书，才有可读性，实用性。

何羿婷： 是的。

朱良春： 编书要有实用性，否则废纸一堆，浪费人的金钱和光阴。我建议你去看一看那本《中医是无形的科学》，山西科学技术出版社的。

何羿婷： 好的，郭博信写的，我回去就查这本书。谢谢朱老！

朱良春：你和潘峰要把这中医传承下去。

何羿婷：行！我们一定努力。

朱良春：你们都是正宗的，嫡传！

何羿婷：确实是嫡传！

朱良春：焦老和我也是几十年的朋友，志同道合，焦老是个很正直的人。只可惜焦老去世得太早了。假设我们是"南朱北焦"的一代，你们就是"南朱北焦"的下一代，要传承下去，发扬光大！希望寄托在你们身上。

何羿婷：（对潘峰）我们要加油！

朱建华：你们吕院长在全国率先为医疗骨干拜名师，为中医药事业的传承作出了重要贡献。

何羿婷：是的，我们责任重大，一定不负重任。

朱建华：把"南朱北焦"治疗风湿病的经验很好地在你们广东省中医院乃至全国传下去。

潘峰：我们一定会加油的。何老师请教了这么多问题，我听了外公的讲解，觉得获益匪浅。我自己回到医院临床工作一段时间后，也觉得有一些困惑和瓶颈想请教外公。比如治疗干燥综合征您有什么好经验吗？

朱良春：口干眼干，养阴要加益气药，如西洋参、石斛、麦冬、黄精、玉竹等之类的药。

潘峰：我也用了这类药，可是在临床发现有些患者用益气养阴药后，却改善不明显。

朱良春：治疗要有耐心，同时要抓住辨证论治。我在治疗干燥综合征患者时，除了使用养阴药物，也会加用决明子。这个药对口干、眼干、黏膜干燥都有好处，常用量 15～20 克。生地黄也是好的，但是大量不行，大量用了它就偏寒。眼干，可用谷精珠、密蒙花、桑叶、枸杞、菊花等。黏膜干，可加玉蝴蝶，它能够保护黏膜。

潘峰：还有牛皮癣性关节炎，我治疗的一些患者服用药物后，有所改善，但仍欠理想。

朱良春：治疗该病，除了用常规的那些药和虫类药，还应加制白附子 10 克。南通大学附属医院内科李主任的儿子就是得的这个病，他在南京工作，很多年没能治好，慕名专程来找我，我给他开了个方子，让他先服 10 剂，有效就继续吃，他居然 3 剂就大有好转，不痒、不需要抓了，皮损一块块地都缩小了。他服了 20 剂就好了。

潘峰：真神了！外公您开的什么处方？

朱良春：我开的处方是（边说边写）：痹通汤加制白附子 10 克，白鲜皮 30 克，地肤子 30 克，蛇蜕 12 克，蝉蜕 15 克，荆芥 10 克。祛风，量不要大，比如紫背浮萍，一般用来发汗，其实它又可祛风止痒。加徐长卿 15 克，还要加生地黄 20 克，养血祛风，紫草凉血止痒，一般要用 20～30 克才有效。

潘峰：我一定要好好研究研究，我们真是太幸福了，得天独厚，有国医大师的直接指导，我们一定会好好努力的。之前我们也和何老师一起聊到，外公您治疗风湿类疾病，特别是像强直性脊柱炎时，提出这个病的核心病机就是"肾虚督痹"，所以治疗从"益肾壮督治其本，蠲痹通络治其标"入手。我个人很受启发，我博士课题的思路，就是从奇经八脉的理论来探索研究您治疗风湿免疫类疾病的理论源头，之后还会有很多问题向您请教探讨。

朱良春：学习中医，就要这么学，有什么问题，带着问题来，老师不一定很有系统地解答，但是我这里有个小仓库，你要点什么，我就拿点什么。（大家笑）

国医大师朱良春的人格魅力将影响我一生

南京中医药大学第三附属医院名医馆　谢英彪

国医大师朱良春是南京中医药大学的终身教授，我是南京中医药大学第三附属医院暨南京市中医院的主任中医师，兼任南京中医药大学国家中医药管理局重点学科"中医养生学"学术带头人，特将本人与朱老的交往撰写成文。

我与朱老在西安邂逅

1963年，我在南京市中医院毕业实习时，朱良春老中医开始成为我的偶像，用现在的话说我就是他的"粉丝"。当时拜读了在《中医杂志》上连载两期的虫类药运用经验，深深地被朱老独特的见解和经验所折服。我们的老师傅宗翰、谢昌仁也常提到南通的朱良春是一位宽宏大量，团结同道，具有真才实学的专家，心中更加敬佩朱老，只是无缘相见。

1982年，我的一篇论文被"纪念孙思邈逝世1700年学术研讨会"录用，到西安参加了会议。在所住的宾馆，得知仰慕已久的朱老也出席了这次会议，当时真是"心花怒放"，我约了南京中医学院的王小平老师一同敲开了朱老的房门。朱老听了我俩的自我介绍后，笑容满面地把我俩让进了房间，叫我们坐在沙发上，他自己坐在床边，高兴地说："能在西安遇到江苏的老乡，是我们有缘噢！中医的

286

传承就看你们了！"第二天，我又约了南京、上海的几位中青年医生向朱老提出了要合影留念，朱老欣然接受。合影前我们多次提出，朱老是前辈，又是院长，一定要坐在椅子上，我们学生辈的人站在他身后照相，朱老坚决不同意，他说："我个子高，站在后排。"大家拗不过，只好按照朱老意见，大家站成二排，留下了一张值得永远珍藏的合影。会议第三天，安排参观、考察药王山，我们几个年轻医生一直围着朱老登山，朱老当年大约 64 岁，上台阶时从不让我们搀扶，我们抓住这次难得的机会，接二连三地向朱老请教学术上的问题，朱老总是不厌其烦地一一解答。当参观药王山的石刻碑林时，朱老更是谈古论今，娓娓道来，生动风趣地当起了"导游"，连石刻上一些生僻难认的字也帮我们纠正发音，这哪是参观考察，简直是给我们上了一堂生动的医学史、中医药学的课程。当时真有"听君一席话，胜读十年书"的感觉。朱老的循循善诱、诲人不倦、没有架子、平易近人、和蔼可亲的形象和博学多才、深厚的文史功底，给我们留下了深刻的印象和美好的回忆。

朱老三次为我赐序

2010 年 5 月我主编的《中医膏滋方临床应用荟萃》一书，38 万字，由人民军医出版社出版。朱老在序中语重心长地指出："对于膏方理论、熬制工艺和临床应用，需要很好地传承、研究和创新。怎样开好一张合格的膏滋方？熬制出一料高质量的膏滋方？培养出一批高素质的膏滋方人才？传播好博大精深的膏滋方文化？这些都是摆在我们面前的一个个急待解决的问题。"朱老分析该书"具有突出实用、力求全面、强调精良、注意新颖、凸显辨证、规范标准、填补空白、荟萃精华"等八大特点和亮点，体现了作者深厚的中医功底和丰富的临床经验。并随信附来他在 94 岁高龄时亲笔题写的"谨察阴阳而调之以平为期"的刚劲有力的条幅赠送给我。这是国医大师对晚辈的厚爱和肯定。

第二次赐序是我于 2012 年主编的《常见病中医临床经验丛书》，共计 10 本，300 万字，由 13 位在临床一线的中年专家担任分册主编。朱老在序言中说："他们在繁忙的临床、教学、科研工作中，挤出时间，撰写出这套高质量能反映中医药治疗常见病特色的专著，实属不易，可喜可贺也！"并在序言中肯定该书作者热爱中医，钻研中医，在专业技能上具备了"三能"：一是"能治"，在自己的专科专病领域能熟练地运用辨证论治，结合现代诊断技术，创立了具有中医特色的治疗方法；二是"能讲"，他们在课堂上、学术讲坛上，能讲出有独到水平的新见解、新经验；三是"能写"，这套高质量专著便是他们善于临床经验总结的一次体现。我和每个分册的 13 位已取得高级职称的主编，看了朱老的鼓励无不为之动容。朱老的"三能"也是每一位中医临床医生毕生努力的目标。

2013 年，我从医 50 周年，独著了《从医 50 年》一书，朱老在他 96 岁高龄时再次为该书赐序，他在序言中写道："谢英彪虽年逾古稀，仍勤于临床、教学、科研工作的精神值得中青年中医学习，特别是谢教授毫无保留地把自己从医半个世纪治疗常见病、疑难病的临床经验整理、总结、传授给中医同道的做法值得提倡。谢教授在传承中医国粹，发扬大医精诚方面为老中医做出了表率。"并希望每一位老中医在身体健康允许的情况下，能拿起笔来，把自己多年积累的学术思想和临床经验整理出来，传授给后辈，让中医医术传承下去！这是朱老对我的鼓励，更是今后工作的动力。

三次赐序，占用了大师大量的时间和精力，他将我等后辈视为挚友，给予提携，使我看到了朱老独特的人格魅力——仁爱、宽容、善解人意；从不以大师自居，以德服人。说他是中医界德艺双馨的楷模，是彰显大医精诚医德医风的标杆，一点也不为过。

《杏林报》2014 年 9 月 12 日

见证中医沧桑巨变，铸就一代大医风范

——国医大师朱良春先生传承创新的座右铭

河北省中医药科学院　曹东义

　　年近百岁的国医大师朱良春先生，见证了中医的辉煌历史、近代坎坷以及现实作用，看到了中医未来的巨大价值。他以自身传承创新的学术成就，实践了"发皇古义，融会新知"的思想，今年8月10日被中央电视台《座右铭》栏目播出，他以当代大医的代表，成为杏林学子追求的典范。

有别于坎坷风潮，成就在道术并重

　　朱良春先生承接中医历史，经历了近代坎坷的发展道路。中医学术的沧桑巨变，在他身上也有很深的烙印。他学习医学的1934年，余云岫《灵素商兑》已经出版十多年，"废医验药"是当时风尚，《伤寒论》方药受重视，《黄帝内经》阴阳五行受质疑，"中西医汇通"已经悄然转向"中医科学化"。南京政府第一次卫生工作会议通过"废除中医案"，激起中医药界求生存的斗争，仍然在风起云涌的过程之中，朱良春先生虽然不处于风口浪尖，但是时代的风潮不会让江苏省镇江市成为避风的港湾，也不可能不影响临近上海的南通城。

　　朱良春先生"逆潮流而动"学习中医，既不是家学祖荫，也不是父母之命，而是他自己的主动选择。朱老与鲁迅生活的地方相差

290

不远，都身患肺结核，却有一死一生阴阳两界的巨大不同。他劫后余生，得益于中医救助，休学一年之后，改学中医，这次选择改变了他的命运，也为当代中医增添了一段传奇。一开始学习中医，他投奔传统中医积淀最深厚的孟河，跟随太医后人马惠卿先生抄方一年，成为杏林传人。跟师中途改投苏州国医学院，由传统迅速步入现代，系统学习中医知识，也开始接触西方医学。1937 年淞沪大战硝烟未散，他只身来到上海，追随章次公先生临证实习，得名师指点，勤工俭学在红卍字会医院治病救人，然后于 1938 年在上海中国医学院毕业，开业行医。

在国难当头，民不聊生的时代，他依靠中医学练就过人胆识，救治登革热、霍乱等烈性传染病而声名远扬。抗战胜利后，办全日制中医学校，这个时期的中医教育，正在经历时代变革，他们自编教材，授人以渔，教学相长，也使自己根基更牢。历时 4 年，培养出 20 多名毕业生，交给新中国。

中华人民共和国成立后，朱良春先生由私人诊所升级为联合诊所，再由私立中医院到公立中医院，靠的是过硬的真本领，有胆有识，有为有位；培养中医学徒，为西学中讲课，到全国各地参加学术会议，编教材，作报告、讲座；改革开放之后，又创办研究所、医院，研究新药、转化成果，成为国医大师。

朱老一路走来，引领时代中医到现在，他始终站立潮头。他告诉后人："经典是基础，师传是关键""术无道不远，道无术不行"，发展中医必须道术并重，绝对不能"废医存药"。"发皇古义，融会新知"是独立发展中医事业必须遵循的原则，也是半个多世纪苦苦探索，"日求一得"的必然结果。

跨时代传承中医，"朱家军"承先启后

朱良春先生学中医的时候，虽然没有家学渊源，但是他很快就把根基建立在历史的传统之上，拜师再拜师，学习再学习，把师传与学历教育很好地结合在一起，充分吸收两者的长处，打下坚实的基础，学术素养非同一般。

中医发展几千年，关键在于有传承。没有传承，就没有流派，也难以做大做强，成不了事业。朱良春先生尊师重道，既有很好的继承经验，也身体力行把自己的心得体会和盘托出，到处讲座都是"干货"。他常说："知识不保守，经验不带走。"一定要把中医学的火种，播撒在祖国的山山水水，使之万年常青。

言教不如身教，朱良春先生用自己的学术成就、中医文化的深厚底蕴，把几个子女"化成"中医传人，并且让他们在实践之中发挥自己的所长，逐渐成长为时代的精英。朱老的亲炙弟子、私淑弟子遍布神州大地，难以一一尽述，他的学术影响力堪称一座时代的丰碑。

有学者总结朱老的成功经验，说他是独特的"朱良春现象"。我们不难看出，传承有序的"朱家军"，绝对不仅仅是"现象"，而是辛勤耕耘的必然收获，是中医当代传承的有效方式，是向社会展示中医魅力极为亮丽的成果。

有胸怀育"三枝花"，敢担当率先创业

章次公先生具有伯乐的智慧，他给即将开业行医的徒弟、年仅21岁的朱良春一方印章，上面的文字可谓别出心裁："儿女性情，英雄肝胆，神仙手眼，菩萨心肠。"这不是一般的赠品，也不是一般

中医可以接受的礼品，这是凝聚那个时代中医使命的嘱托。章次公先生解释说，作为一个医生，态度要温和，诊断要周详，用药要果断，既要胆大，又要心细，还要关心患者，同情患者，爱护患者，这样才算是一个好的医生。这不是"大医精诚"那样的豪言壮语，但是它让人达到的境界，一点也不亚于"大医精诚"的内涵。不同的只是时代变了，中医的使命却没有变；说话的人变了，接受这个使命的人也是一个新人。章先生又说："医虽小道，乃仁术也，要以身尽之，方能竟其业，否则罪也。"

疾病是复杂的，医学的探索没有止境。司马迁《史记·扁鹊传》说："人之病，病疾多；医之病，病道少。"张仲景勤求古训、博采众方，为的也是不断丰富诊疗理论与经验。

朱良春先生为了更好地解决疾病诊治问题，不仅深入研究前贤的著作，比如他早年就对《千金方》做过系统研究，抓紧学习力争"每日必求一得"，而且还对挖掘民间经验用心、用情、用力，因此才能与民间中医成为朋友，得到他们赖以生存的"秘方""绝活"。

挖掘民间中医经验，是一个杏林寻宝的过程，不仅靠运气，还要有慧眼，更要有胸怀。没有过人的智慧，发现不了"三枝花"；没有过人的胸怀，也培育不出"三枝花"，容不下"三枝花"。

朱良春先生把大字不识的耍蛇人，变成医学专家，成为中国医学科学院的特约研究员，享有一系列荣誉，而他把自己的整理过程、研究工作的辛苦与成就，都作为幕后的默默奉献，这种胆识、胸怀不是一般人所能具有的。

清代名医徐大椿《医学源流论》曾经说过，医生是"重任也，精艺也，贱工也"，不是人人都可以成为一个好医生的，更不是轻易就可以成为医学大家的。

朱良春先生支持子女创业，尽管有国家政策的号召，是适应时代发展的先锋，但是其中也潜藏着巨大的风险，既有政治的难以预料，也有专业的下海呛水，但是他一路走过了险滩无数，不仅建立了研究所、医院，有了一个可持续发展的平台和团队，也为大家树立了一个不畏艰险，敢于成功的典范。

中医药是博大精深的事业，它在服务大众的同时，理应成为社会精英阶层，是值得信赖和效仿的标兵。古人所谓"不在朝廷之上，便在医林之中"，足以说明做一个中医的价值，值得有志青年去奋斗。中医药像一棵硕果累累的大树，它丰盛的果实可以哺育天下众生，成功的中医人应该为人们展示其养生治病、发展事业的美好前景，中医学巨大的潜力，应该成为吸引众多学子的"显学"，而不是濒临灭亡，时时让人拯救的"绝学"。

善融合病证结合，立卓然疗效超群

毫无疑问，中医进入现代社会之后，面临着巨大的考验，需要接受科学共同体的拷问、质疑，必须用西医能够听懂的语言说明自己的科学性，证明自身的学术价值。在中西医汇通、中医"科学化"思潮的逼迫下，能够尽早提出"辨证与辨病相结合"的大原则，是古老中医融入现代社会，与西医在一个平台上合作的必然选择。朱良春先生在这个转变的过程之中，最早或者较早提倡"辨病与辨证相结合"的学术主张，这是非常难能可贵的学术见解。朱良春先生在提出这一见解的时候，不仅发表在《中医杂志》上，供全国中医界学习参考，而且还在他当院长的南通市中医院落实在临床行动上，理论探索与实践验证相结合，指导了一个时期的医学实践，也是行之有效的战略策略。

朱良春先生说："中医辨证，西医辨病，各有短长，因此必须给予有机的结合。证候是机体的病理反应，疾病是症状产生的原因，二者有因果关系。临床实践证明，证病紧密结合，对于发挥中西医诊治疾病的集合优势，探索临床诊治规律，提高治疗效果，推动中西医结合，具有重要的意义。"

在运用辨证与辨病相结合的过程中，很多基础理论不牢固的中医，受西医理论影响而不能坚持中医辨证，出现了"对号入座"的倾向，把这个方法简单化、庸俗化了。因此，1979 年朱老发表了《关于中西医结合工作的几点看法》，语重心长地提出："要注意的是，在辨病的同时，切不可放弃辨证，我们不能机械地像去电影院似地'对号入座'，而要如帽子店、鞋子店似地对号发货才行。也就是说，我们既要针对某一病的共性，还须在人体不断适应的条件下联系其表现的情况，认识到不同受激的人体反应，重新建立一套以唯物辩证法为指导的中西医融会贯通的诊疗方法。"

坚持中医辨证论治体系的传统，是朱老一贯的主张，也是他取得医学成就必不可少的条件。比如，治疗类风湿疾病，他发明的益肾蠲痹丸，就是在辨证的基础上，抓住了患者正气虚损这个关键环节，以此为基础进行治疗，把辨证论治与专方专药相结合，既有固有的成熟经验，又彰显了中医辨证论治的特色。因此，这就使其卓然独立于杏林，成为一代大医的代表。

求至善自强不息，带高徒誉满杏林

"止于至善"不仅是中华文化的优秀传统，也是朱老努力践行的目标。那么，何谓"至善"？这很难有一个标准答案，不同的人必然有不同的理解。

295

以人为本，是国家和民族文明的标志。"善莫大于救人"，以高尚的医德治病救人，是一个让人敬重、值得人们学习的境界。

毛泽东说过："一个人做点好事并不难，难的是一辈子做好事，而不做坏事。"朱良春先生治病救人一辈子，做了数不清的好事，至耄耋之年仍然为中医事业奋斗不止，他与邓铁涛等著名中医学家发起名师带高徒的学术传承活动，"名师高徒聚首南通，传承中医为我中华"，豪迈的言行得到国家中医药管理局等领导的高度赞同和支持，全国首届著名中医药学家学术传承会议于 2005 年在南通召开，标志着中医师带徒学术传承进入一个新的时期。

朱良春先生多年以来，出版学术著作，发表论文，在海内外各地讲学传经送宝，前来拜师学习的中医遍及国内各个省市，足以说明朱老的学术影响力之深远，绝对不限于南通，也不仅仅属于江苏，而是享誉全国名满杏林。朱良春先生是中国的国医大师，是中医界的泰斗，是这个时代的先锋模范和旗帜，也是广大中医学人敬仰和追随的"医星"。

我们看到，朱良春先生走过的路，是一条奋斗不息、止于至善的路，是一条值得后人效仿的成功之路，沿着这条医路前行，中医药事业才能不断做大做强，才能造福于广大民众，引领世界健康事业，共同奔向美好的前方。

《中国中医药报》2015 年 8 月 28 日

1941·青年朱良春

南通周刊 王晓俭

2014 年，南通图书馆原古籍部主任、副研究员刘道荣在上海玉佛寺弘一图书馆查阅资料时，无意中发现了一本 20 世纪 40 年代由南通人编著的佛学杂志《慧灯月刊》，上面更刊有如今已是国医大师的朱良春免费为百姓治病的栏目。这背后有着怎样的故事，记者与刘道荣一起来到了朱良春先生的家中……

初春的北濠河，静寂而缤纷。98 岁的国医大师朱良春先生，就这样逆着窗外北濠河的阳光，看着报纸，等我们来。

我们带去了 20 世纪 40 年代的佛学杂志《慧灯月刊》，上面刊有朱良春先生主持的《医药信箱》栏目。朱良春先生拿过杂志，只看一眼，便脱口而出："我记得！我记得！这是 1941 年在南通创办的。"那一刻，万籁俱寂，鸟笼里的画眉也噤了声。

先生的记忆力真是好，他仿佛用一根无形的时光轴，带着我们，穿过客厅墙上范曾先生 28 年前赠予的国画"李时珍采药图"，穿过 30 年前武中奇先生题赠的条幅"杏林春暖 琴心剑胆"，穿过 70 年前弘一法师为他书写的横匾"为大医王 善疗众病"，终于，落到了 1941 年。

那一年，朱良春先生 24 岁。

开诊所

朱良春先生说："1941 年的时候，我已在南通仓巷 8 号（现文峰大世界南路口）开了一家诊所。当时南通沦陷，被日寇占领。我学中医，一是因为自己的肺结核是中医治好的，二是想为广大百姓解除病痛。"

朱良春先生在南通商业中学读初中的时候，感染了肺结核，因病休学。肺结核，俗称"痨病"，是那个时代的"白色瘟疫"，一旦有人罹患此病，无异于宣判其死刑。朱良春先生用中医治疗了 1 年，终于痊愈。朱良春先生说他本来希望在商业中学毕业后，能去银行、邮局等处谋个会计的工作，这场病让他萌生了转学中医的想法。朱良春先生初拜孟河御医世家马惠卿先生为师，背诵古典医籍，跟随临证抄方；继而报考苏州的国医专科学校。1937 年抗日战争爆发，学校停办，朱良春先生不肯半途而废，在淞沪大会战的余烟下，转入上海中国医学院，师从上海名医章次公，"蒙章师介绍，我半天为难民义诊，获得较多实践体会，半天在章师处实习，得到亲炙，学乃大进。"1939 年，朱良春先生拜别恩师章次公，回南通独立行医。

那时他不是大医王，而是小青年。看中医，人们往往挑岁数大的，觉得越老越好。1940 年 6 月，"登革热"疫情在南通蔓延，西医效果不佳。朱良春先生用从章次公先生那里学来的清瘟败毒之法治疗，只两个方子，或单行，或配以汤药，表里双解，三四天即可见好，解救了大批患者，也验证了中医药治疗外感热病的良好效果。

朱良春先生的名声，其实自 1940 年便开始叫响了。

佛境界

朱良春先生说："佛学杂志《慧灯月刊》是南通人高根深 1941

年创办的。1941 年，南通处在日寇和汪伪政府的双重恐怖之下，高根深对日本人满怀仇恨。后来他认识了上海佛学杂志《觉吾情》的主编、弘一法师弟子陈海量居士，受他启发，高根深自费创办了《慧灯月刊》，每月一期，每期四五百份，免费发放。"

《慧灯月刊》社址在南通西门外张小巷 6 号（现人民西路），内容有政论、诗文、通讯、慈善、医药等。刘道荣认为，日军占领时期，一切反日言论都被查禁，办佛学杂志则深藏不露，正是另一种与日寇展开斗争的手段。

从第四期开始，朱良春先生在《慧灯月刊》《医药信箱》栏目中，答复寻医问诊，提供"实用家庭小药囊"。杂志介绍朱良春先生说："事变之后，医师之多，有如雨后春笋并发，即素不习医，而略知药物，及事看护者，亦高树旗帜，招揽病者，真能深入医学抱利人济世之心者，能有几位？朱良春先生由儒而入医，执菩萨戒，学菩萨行，故本刊乐为读者介绍。"

"执菩萨戒，学菩萨行"，1941 年的朱良春先生，便以一颗佛心，以医术普济众生。

那时，朱良春先生上午门诊，下午出诊，诊金不计，并在门上贴一纸条，写着："贫病施诊给药"。在《慧灯月刊》上，亦刊有"朱良春医师敬送痢泻散，此散专治水泻、赤白痢，一服即愈，病者请来索取"之句。凡人力车夫等贫苦人，到朱良春先生处，一律免费看病。看完病后，朱良春先生往药方上盖一个章："朱良春施诊给药"。穷人拿着这张药方去瑞成堂药房取药，一律不收药钱。朱良春先生与瑞成堂有约，每年的端午、中秋和春节，瑞成堂结算时向朱良春先生收钱。

"中医本有佛心禅意，"朱良春先生说，"高根深办佛学杂志，是在精神上解除人民的痛苦；我在杂志上施诊给药，是在肉体上解除人民的痛苦。"

因为经费有限，《慧灯月刊》只办了两年便停刊了。高根深离开南通到外地做了老师；而朱良春先生在南通，整整 70 年，一双妙手，让无数垂死之人起死回生，直至被国家评为首届国医大师，依然坚持出诊。

朱良春先生的境界，诠释着中医已不是一种谋生手段，更是一种仁术了。

大胸襟

在《慧灯月刊》杂志中，还有朱良春先生在上海中国医学院的老师章次公写的文章。朱良春说："章次公先生是我一生尊敬的老师，当年是我请他为《慧灯月刊》写文章的。"至今，朱良春先生会客厅主墙上还挂着他与章次公先生的合影。

章次公原名章成之，因师从章太炎，并出于对太炎先生的敬仰，取"次公"为字。章次公先生看病时，小小诊室总挤着十个八个学生。章次公先生不收学生一分钱学费，还帮学生解决住处，但是学生得一丝不苟地学习。青年朱良春就是在章师那儿，捧着《黄帝内经》《金匮要略》《本草纲目》《温病条辨》，夜夜秉烛，字字苦读。

朱良春先生曾对慕名来学医的学生说："你们刻苦学习，就是对老师最好的报答。"

章次公先生对青年朱良春说过一句话："发皇古义，融会新知。"朱良春先生后来把这句话一次次说给自己的学生听。他还说："我一贯主张'经验不保守，知识不带走'。我一个人力量有限，如果多一些医生使用我的方法，就可以救治更多的患者。"一般医书发表的处方，只写上五六味药，然后一个"等"字，把关键几味略去，那是个人保护知识产权。而在朱良春先生的很多医学著作里，却写满了一张张完整的处方。故不管是应邀官方讲学，还是单位讲座，很多人都自费从四面八方涌来，从过道一直延伸至门外。

课后那些博士、医师眼睛亮亮地说朱老讲的全是真东西。当然！朱良春先生把真东西抖搂出来，台下眼睛怎么能不亮？青年朱良春当年看章次公先生诊病，不也是这么眼睛亮亮地盯着？老师章次公先生去世 20 周年、40 周年和诞辰 100 周年，朱良春先生为老师举行一次次纪念活动，出版一本本纪念文集，他始终只认为自己是章次公先生的一名二十来岁的学生，只想做好学生应该为老师做的事。

又要说到朱良春先生家中的题字了——为朱良春先生题字的名人真是多啊！——这一次，是康有为的学生、书法家萧娴 92 岁那年为朱老写的"春无限"3 个字。这不正是中医学、中国文化薪火相传的最好写照吗？

《南通周刊》第 12 期（2015 年 3 月 20 日）

央视聚焦国医大师朱良春的座右铭
"发皇古义，融会新知"

中央电视台　徐大为

　　他是年轻中医学者眼中的恩师，他也曾被一些医生称做中医界的"叛逆者"，他偏居江苏南通这座小城，却将他的名字写进了中国现当代中医史，名扬天下。他就是98岁高龄的国医大师朱良春。今天在央视的《座右铭》节目用长达11分钟的时间，聚焦全国首批30位"国医大师"之一的南通人朱良春，让我们一起分享老先生秉持一生的8个字：发皇古义，融会新知。

　　在朱良春先生家里会客厅的墙上，挂着一幅老先生视为珍宝的8个字：发皇古义，融会新知。

　　朱老告诉我们，发皇古义，就是要把古代传统的精辟的东西充分弘扬发挥出来，也就是继承。融会新知，则是要随着时代前进，要接受新的知识，要吸纳现代好的东西为我所用。为朱老题写这幅字的人，正是他的恩师，一代中医大家章次公。

　　1938年，年仅21岁的朱良春从上海中国医学院学成毕业。离别前，章次公特意为他写下了学校校训——发皇古义，融会新知。

　　朱老深情地回忆说："我回来以后反复看，反复思考。我认为这8个字老师送给我是有深刻的内涵意义的。"

　　回到江苏南通的朱良春，开了一家中医诊所，独立门户行医治病。没过几年，他就得了个"五毒医生"的外号，这是为什么呢？

介绍虫类药

朱良春的二女儿朱建华告诉我们：父亲在临床上用虫类药，用得很多，他不但总结了前人运用的经验，而且拓展了前人的应用范围，给予它很多新的用途。

原来，当时中医界有个说法叫"非严谨者不能御毒药"，很多中医对此都有所顾忌。

朱老说，古人就讲，虫类药是有灵性的。所谓灵性，就是动物蛋白质，它有它的特殊生物活性。很多医生为了安全起见少用或者不用，章先生不是这样，当用则用。

朱良春牢记师训，汲取章次公先生等多位大家所长，再加上自己大胆的实践，发现了虫类药很多新的功效。1941年，南通地区爆发"登革热"疫情，朱良春遵次公先生处所学开的虫类药方子，收到了奇效。

朱老侃侃而谈及，当时的西医治疗登革热一般得要一个礼拜左右才会完全好，而我用中药3天就缓解下来了。于是"五毒医生"的雅号就是在这之后逐渐传开的，患者和同行们佩服他用虫类药治愈了众多疑难杂症。

当时患者看到处方上写着蜈蚣也有点不敢吃，后来硬着头皮吃了，感觉人舒服多了，两三天病就好了。于是朱老的声名也随之传开。

现在，朱良春的7个儿女中，有5个从医。跟朱老一样，儿女们在行医时，也时刻谨记"发皇古义，融会新知"这8个字。比如蜂房这味药，就有了新的应用。他们在临床上学了父亲的经验之后，也治好了很多遗尿症，这是古书上没记载的。无论大人小孩，我们把蜂房研成粉末，不放盐不放油，跟鸡蛋一炒，做成一个饼，小孩很容易接受，效果也挺好。

关于中西医结合

现在的中医医院，大夫除了传统的"望""闻""问""切"之外，也经常使用西医中的听诊器、显微镜和化验设备。虽说这些现在看来不足为奇，但在几十年前，朱良春刚开始在中医诊所引进这些现代手段时，甚至被人批评为中医的"叛逆者"。当时中西医之间分歧很大，两派在谁更科学的问题上争论不休、水火不容。

朱老回忆那时候（1949年中华人民共和国成立前）西医是瞧不起中医的，认为你们是古老的落后的东西，当然中医也不一定看重西医。那时候患者当中也有这种说法，内科病先找中医，外科病先找西医。就是各走各的路，你不搭理我，我也不搭理你。

但朱老的看法是，中医是一个宏观的整体的天人合一的医学，西医是越分越细，甚至要达到分子的水平。两种医学着眼点不同，应该中西结合，中西融汇才是发展的前途。

朱建华说，父亲很容易接受新事物，这也是他老人家最大的优点，他认为应该各取所长，目的都是为了人类的健康事业，为了解决患者的疾苦。

1952年，朱良春联合几位医界同仁开了南通市第一家中西联合诊所。在中医诊疗中，借用西医设备和手段，提高诊疗水平。可是，这也引来许多中医同行甚至是老同学的不理解。

朱建华忆及：父亲的老同学跟我开玩笑地说，你爸爸是中医界的"叛逆者"，我问为什么呀，他说因为他（朱良春）接受的现代医学知识太多了，有点离经叛道。

确实，那时朱良春就买了显微镜，自己能看大便里有没有虫卵，有没有隐血，能查血常规，这些他都会做。这样中西医结合提高了诊疗水平。

朱建华说，我们是吸收现代医学知识，但是还是姓中，用中医中药来诊疗。

这家中西医结合的诊所开业以后，每个大夫每天要看几十号患者，比单独的中医或者西医诊所的业务都要多。

由于疗效显著，中西医结合开始逐步被人接受。20世纪六七十年代，国内开展了大量中西医结合的临床与实验研究，目前，"中西医结合医学"已经是一门相对发展成熟的新学科。

行医77年，老先生始终践行当初恩师送给他的八字箴言——发皇古义，融会新知。

朱老深情地说到，继承是创新的源泉，没有继承就没有创新；创新是继承的延续延伸，我感觉把这8个字融汇起来，其中不但要继承前人的东西，还要吸取现代人的东西，就是说你不能保守，你不能故步自封。

虽说已经是"国医大师"，但是，为了能够与时俱进，已经98岁的朱老，每天还在坚持读书、看报。在他家里，随处可见摆放整齐的医书，大约有上万本。最久的已经保存了几十年，最新的刚刚买来没几天。

朱良春三女儿朱韧说：最记得几次到外地出差，他一空下来第一件事情就是奔新华书店，一买一叠。老先生那时候已经将近90岁，而且买回来他不是放在书架上，买回来都看。你们看（翻开一本新书指着上面的标记），这里面都是他看了以后做的注解，哪个地方最重要的，他都把它标好了，然后自己翻起来很方便。

关于新书

3 年前，朱老因为一次跌倒导致腰椎骨折，行动不便，无法出诊。但他闲不住，还经常通过书信，给全国各地的中医学者、学生和患者解疑释惑。最近，朱老正在整理一部新书——《朱良春全集》，计划分 10 卷、300 多万字，他要把自己近 80 年的行医经验总结成书，留给后人，继续践行"发皇古义、融会新知"这 8 个字。

我看到手稿很多都是老先生自己手写的。朱老小儿子朱幼春说：对对，这个也是书里面的一部分，他工作（写作）的时间比我们上班的时间还长。我们看到他两三个小时在那写，然后我们催了又催，休息一会，躺会儿吧，或者站起来动一动，有时候（催）几次呢，才说：好好好，他就这样沉浸在他的那个世界里。

我翻着书稿，看到修改处，如 35 页 4 行，从常知不足（这个是），改为知变。真是一字一句，他都能把它做到极致。

最后朱老动情地说："我有两句话，叫'经验不保守，知识不带走'。到我这个年龄，一般说可以享清福了，可以安下心来颐养天年了。但我感觉不是这样，我越老越觉得紧迫。因为人生短暂得很，到我这个年龄叫'去日无多，来日苦短'。所以我要抓紧时间，把《朱良春全集》整理出来，要把所有的经验完完全全地奉献于人民，做好一个老中医应该尽到的职责。"

多么了不起而又多么朴实的人民好医生！